전문간호사와 함께하는 임상추론

: 실무 사례 중심으로

한국전문간호사협회

KAAPN
한국전문간호사협회

전문간호사와
함께하는 임상추론
: 실무 사례 중심으로

첫째판 1쇄 발행 | 2024년 08월 30일
첫째판 2쇄 인쇄 | 2025년 12월 24일
첫째판 2쇄 발행 | 2026년 01월 08일

지 은 이 한국전문간호사협회
발 행 인 장주연
출 판 기 획 임경수
책 임 편 집 이연성
편집디자인 주은미
표지디자인 김재욱
일 러 스 트 유학영
제 작 황인우
발 행 처 군자출판사(주)
등록 제4-139호(1991. 6. 24)
본사 (10881) **파주출판단지** 경기도 파주시 회동길 338(서패동 474-1)
전화 (031) 943-1888 팩스 (031) 955-9545
홈페이지 | www.koonja.co.kr

ISBN 979-11-7068-172-4 (93510)
정가 30,000원

전문간호사와 함께하는 임상추론

: 실무 사례 중심으로

축사

간호가 전통적인 간호 업무를 넘어서 상급실무제공자로서의 역할을 확대해 나가는 것은 세계적인 추세입니다. 인구의 노령화로 복합질환을 가진 중증 환자의 비중은 점차 증가하고, 의료를 제공받는 소비자들은 보다 나은 서비스를 원하면서 기존 의사들만으로는 증가하는 의료 요구를 충족하기 어려워졌고, 기술 발달 및 의료분야 세분화로 임상에서는 전문지식을 가진 인력들이 조정자, 중재자로서의 역할을 해주기를 원하고 있습니다. 또한 COVID-19 팬데믹으로 인해 간호 및 간호의 전문성 강화에 대한 중요성이 강조되면서 많은 간호 인력들이 상급실무제공자로서의 역할을 준비하거나 수행하고 있습니다.

상급실무제공자인 전문간호사는 실무에서 대상자로부터 얻은 주관적, 객관적으로 수집된 자료, 즉 건강사정을 통해 대상자의 문제가 무엇인지, 이 문제를 해결하기 위해 추가적으로 필요한 정보는 무엇인지, 이를 통해 예상되는 대상자의 진단명은 무엇인지, 해결해야 할 문제의 우선순위를 결정하고, 중재할 방법을 찾아 적용하는 임상추론 과정에 익숙해져야 합니다. 전문간호사는 대상자의 문제를 파악할 때 간호학적 관점과 의학적 관점을 함께 고려해서 전인적으로 판단하고, 대상자 주변의 자원까지 확인해서 문제를 해결할 수 있는 중재 방법을 찾아냅니다. 기존의 간호의 범위를 넘어서는 임상추론에 익숙해지기 위해서는 전문적 지식 외에도 다양한 임상 사례를 경험하고, 추론하는 과정에 익숙해져야 합니다.

그동안 간호 및 상급 실무를 위한 많은 교재들이 발행되었으나, 현장에서 접하는 사례를 바탕으로 한 임상추론 도서는 거의 없었습니다. 한국전문간호사협회에서 2016년부터 매년 연수강좌를 통해 전문간호사를 위한 사례기반 임상추론 교육과정을 개최하면서, 임상추론 과정에 대한 지식을 축적해왔으며 전문간호사들에게 임상추론 방법에 대한 내용을 공유해왔습니다. 이러한 경험을 바탕으로 본 교재는 전문간호사들이 실무 사례를 기반으로 임상추론 과정에 대한 지식을 축적하고 문제를 해결해 나가는 과정을 기술하였으며, 이 과정에서 전문간호사의 역할은 무엇일지 정리한 생생한 현장 기반 교재입니다. 실무에서 상급실무제공자 역할을 하고 있는 간호사, 전담간호사, 전문간호사 등 많은 간호인력들이 활용 가능하며, 전문간호사가 되고자 교육과정을 밟고 있는 학생들에게도 큰 도움이 될 것으로 생각됩니다.

이번 교재는 22명의 전문간호사 또는 전문간호사 출신 교수님들이 참여하였고, 향후 더 많은 다양한 사례를 모아 임상추론 시리즈를 발행하려고 합니다. 책자를 만들기 위해 국내 실정에 맞게 임상사례 형식을 표준화하느라 한국전문간호사협회 교육위원회에서 오랫동안 기획하고 준비하였고, 22명의 저자분들이 사례를 제공해 주셨습니다. 또한, 저자들의 임상사례 원고를 표준화하고 검증하는 과정에서 편집위원과 감수위원의 지식과 재능, 귀한 시간을 기꺼이 내주셨습니다. 학계와 임상에서 두루 활용이 가능하니 많이 읽어주시고, 다음 시리즈도 열심히 준비하겠습니다. 이 책자를 준비하신 모든 분들, 특히 옥오남 교수님과 박정윤 교수님께 감사 인사를 드립니다. 멋진 디자인으로 책을 꾸며주신 군자출판사에도 감사를 드립니다.

2024년 8월

한국전문간호사협회 회장 **최 수 정**

서문

한국전문간호사협회는 매년 전문간호사를 위한 사례기반 임상추론 연수강좌를 개최해 왔으며, 이를 통해 간호사들이 최신 임상지식뿐만 아니라 임상추론을 학습할 수 있는 기회를 제공하고 있습니다. 이 책의 집필은 연수과정에서 다뤘던 사례를 포함하여 임상 현장에서 경험한 소중한 사례들을 공유하고, 이를 통해 임상추론 과정을 깊이 있게 탐구하고자 하는 마음에서 출발하였습니다.

전문간호사는 환자의 문제를 중심으로 임상적 판단과 의사결정을 내리는 과정을 통해 치료와 건강 회복을 돕고 있으며, 이러한 과정에서 정확한 판단과 합리적 결정을 위한 임상추론 능력은 필수적인 역량입니다. 이러한 임상추론 능력은 환자의 상태를 정확하게 평가하고 적절한 치료 계획을 세우며, 효과적인 간호를 제공하는 데 핵심적인 역할을 합니다.

이 능력을 효과적으로 학습하기 위해서는 다양한 실제 사례를 많이 경험하는 것이 중요합니다. 그러나 전문 분야가 세분화되면서 다양한 환자 사례를 직접 경험하는 것은 현실적으로 어려운 일이기 때문에, 전문가가 수행한 임상추론 사례를 공유하는 것이 최선의 학습 방법이 될 것입니다.

이 책에는 전문간호사가 임상 현장에서의 경험을 바탕으로 개발한 23개의 사례가 담겨 있으며, 주 임상문제를 중심으로 소화기계 2개, 심혈관계 5개, 호흡기계 2개, 신경계 3개, 면역계 4개, 소아 분야 3개 및 기타 4개로 분류하였습니다. 각 사례는 임상추론 과정에 맞추어 임상추론 모델의 6단계에 따라 재구성하였습니다. 1단계는 '대상자에게 있어 가장 중요한 문제는 무엇인가?', 2단계는 '대상자의 문제를 해결하기 위해 어떤 정보가 필요한가?', 3단계는 '대상자의 예상되는 진단명은 무엇인가?', 4단계는 '어떤 우선순위로 문제를 해결하겠는가?', 5단계는 '어떤 절차와 방법에 따라 문제를 해결하겠는가?', 마지막으로 6단계는 '대상자에게 필요한 F/U 계획은 무엇인가?'입니다. 다만, 일부 이미 적용한 사례를 재구성하는 과정에서 임상추론의 질문이 미래형이지만, 이에 대한 답변은 이미 적용이 이루어진 사례이기에 과거형으로 작성하게 되었습니다.

이 책의 완성은 결코 쉽지 않았습니다. 임상추론 과정에 맞추어 사례를 재구성하는 작업은 단순히 사실을 나열하는 것을 넘어, 각 상황에서 어떻게 문제를 인식하고 해결해 나갔는지를 체계적으로 분석하는 과정이었습니다. 각 사례를 모으고, 이를 임상추론 과정에 맞게 재구성하는 데에는 여러 번의 수정과 보완이 필요했습니다. 각 사례는 전문간호사들의 진지한 고민과 깊은 통찰이 담긴 결과물로, 이 책을 통해 독자들은 임상 상황에서의 문제 해결 능력을 키울 수 있을 것입니다.

이 책은 사례를 중심으로 임상추론 과정 질문에 대한 답변을 구체적으로 제시하였으며, 사례를 이해하고자 [알아보기]를 통해 상세한 정보를 제공하였습니다. 또한 삽화와 사진으로 시각화하여 사례에 대한 이해를 높이고자 했습니다. 임상추론은 모든 의료 전문가에게 필수적인 능력이며, 이를 통해 우리는 환자에게 최상의 치료를 제공할 수 있습니다.

이 책을 통해 독자들이 임상추론의 중요성을 깊이 이해하고, 실제 임상 현장에서 이를 효과적으로 적용할 수 있기를 기대합니다. 또한, 다양한 임상 상황에서 환자 중심의 임상적 판단과 의사결정 능력을 키우는 데 큰 도움이 되기를 희망합니다.

마지막으로 이 책이 완성되기까지 많은 도움을 주신 한국전문간호협회 회원 여러분과 이 책이 나올 수 있도록 지원해 주신 군자출판사 직원 여러분들에게도 진심으로 깊은 감사의 말씀을 전합니다. 그들의 헌신과 노력이 없었다면 이 책은 탄생할 수 없었을 것입니다.

이 책이 임상 현장에서 일하는 모든 간호사들에게 유익한 지침서가 되기를 기대합니다.

2024년 8월

저자 일동

(가나다순)

편집위원

성명	소속
강영애	서울아산병원
김숙희	남서울대학교 간호학과
박정윤	울산대학교 임상전문간호학
옥오남	성균관대학교 임상간호대학원
조선미	삼성서울병원

집 필 진

성명	소속
강영애	서울아산병원
권경민	성균관대학교 임상간호대학원
김나리	삼성서울병원
김숙희	남서울대학교 간호학과
김태은	아주대학교의료원
남지명	삼성서울병원
민자경	성균관대학교 임상간호대학원
박정윤	울산대학교 임상전문간호학
송아영	대전을지대학교병원
옥오남	성균관대학교 임상간호대학원
윤지선	서울아산병원
이선영	세브란스병원
이세영	삼성서울병원
정선영	건국대학교병원
조선미	삼성서울병원
채민진	삼성서울병원
최남경	삼성서울병원
최은석	서울아산병원
최은주	서울아산병원
한정희	서울아산병원
한지은	분당서울대학교병원
홍선영	삼성서울병원

Contents

소화기계

심혈관계

호흡기계

신경계

면역계

소아

기타

소화기계

01 내시경적역행성담도배액술 후 스텐트 이탈

02 식도절제 수술 후 문합부 누공

01

내시경적역행성담도배액술 후 스텐트 이탈

학습 목표

환자의 시술에 대해 이해하고, 시술 후 이상 증상과 검사 결과를 바탕으로 적절한 간호 계획을 수립할 수 있다. 구체적인 목표는 다음과 같다.

❶ 간이식 수술 후 시행하는 내시경적역행성담도배액술(endoscopic retrograde biliary drainage, ERBD)을 이해한다.
❷ 시술과 관련된 합병증을 확인하기 위해 시행하는 검사와 결과를 이해한다.
❸ 근거에 기반하여 ERBD 스텐트 이탈의 임상적 판단을 할 수 있다.
❹ ERBD 스텐트 이탈 시 제공할 수 있는 간호중재와 조기발견을 위한 환자 및 보호자 교육을 시행할 수 있다.

사례

64세 여자 환자가 B형 간염바이러스(hepatitis B virus, HBV), 간경변증(liver cirrhosis, LC), 간세포암(hepatocellular carcinoma, HCC)으로 생체 간이식 수술을 받았다. 외래 경과 관찰 중에 간기능 수치 상승되어 간(liver) 전산화단층촬영(CT)을 했으며, CT 영상에서 담관협착 및 간내외 담석증이 보여 내시경적역행성담도배액술(endoscopic retrograde biliary drainage, ERBD)을 위해 입원하였다.

당일 9시 ERBD를 통해 담관협착 부위에 스텐트를 삽입하였고(그림 1), 간내외담석은 일부 제거하였으며, 남아 있는 담석은 3개월 후 ERBD 스텐트 교체 시술 때 제거하기로 하였다. 시술 후 활력징후는 혈압 127/80 mmHg, 맥박 65회/분, 호흡 20회/분, 체온 36.8℃, 통증 수치평가척도(numerical rating scale, NRS) 6점이었다.

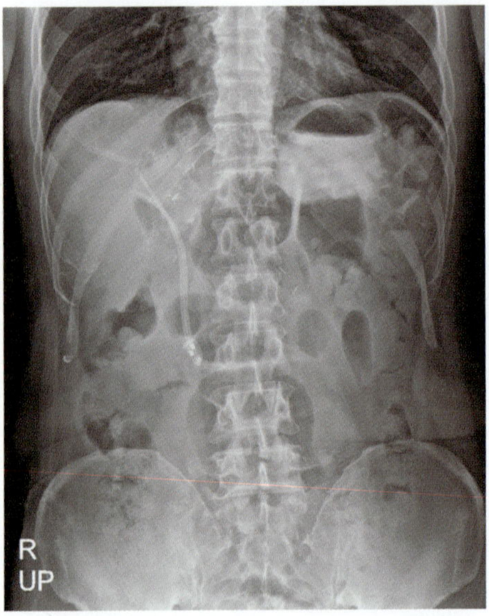

그림 1. 스텐트가 삽입된 복부 X-ray 영상

시술 후 간기능 수치의 변화가 있었고(표 1), 체온은 38.4℃, 지속적인 가려움증과 복부 통증을 호소하였다. 환자는 움직이면 배가 더 아프다고 하였고, 통증으로 인해 움직이는 것이 불편하다고 하였다. NRS 6점이고, ERBD 스텐트 삽입 시술 후 증상이 시작되어서 지금까지 지속된다고 한다. 환자는 아무래도 시술이 잘못된 것 같다고 하였다.

표 1. 혈액검사 결과

검사명	당일 시술 전	당일 시술 후
AST (aspartate aminotransferase)	51 IU/L	120 IU/L
ALT (alanine aminotransferase)	22 IU/L	50 IU/L
Total bilirubin	0.6 mg/dL	3.5 mg/dL

질문 1 대상자에게 있어 가장 중요한 문제는 무엇인가?

통증과 발열

시술 후 일시적으로 나타날 수 있는 증상일 수 있으나, 담관염, 췌장염, 세균혈증(bacteremia), 잔존해 있는 간내외담석증으로 인한 담관막힘, 시술 중 삽입한 ERBD 스텐트의 이탈로 인해 발생할 수 있어 주의가 필요하다.

질문 2 대상자의 문제를 해결하기 위해 어떤 정보가 필요한가?

혈액검사 결과, 복부 X-ray 영상

빌리루빈 또는 알칼리인산분해효소(alkaline phosphatase, ALP), 백혈구 또는 C-반응 단백(C-reactive protein, CRP) 수치가 상승되면, 담관염이나 췌장염, 세균혈증, 간내외담석증에 의한 담관 막힘과 관련될 수 있으며, 스텐트의 이동에 의해서도 발생할 수 있어 감별 진단이 요구된다.

복부 X-ray 영상으로 시술 당시의 스텐트 위치를 확인하고 이동 여부를 파악할 필요가 있다.

알아보기

고빌리루빈혈증

담관협착, 간내외담석증, 종양이 있으면 부분적으로 담관이 폐쇄될 수 있다. 담즙정체가 있으면 포합형 빌리루빈 상승, 알칼리인산분해효소 상승이 나타나지만, 용혈로 인해 빌리루빈의 생산이 증가될 경우 비결합빌리루빈(unconjugated bilirubin)이 상승하게 된다.

담즙정체의 원인을 확인하기 위해 간초음파, 전산화단층촬영, 내시경역행담췌관조영검사를 시행한다.

사례

시술 다음날 AST 150 IU/L, ALT 75 IU/L, Total bilirubin 4.1 mg/dL로 변화하였고, 가려움증과 복부 통증, 체온 38.4℃로 발열 증상이 지속되었으며, 복부 X-ray 사진을 확인한 결과 ERBD 스텐트 삽입 위치가 달라졌음을 확인하였다(그림 2).

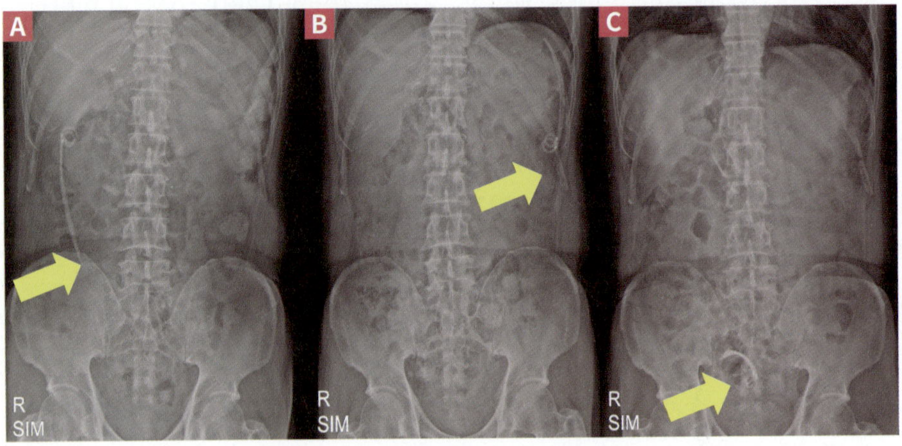

그림 2. 스텐트 이탈된 복부 X-ray 사진.
(A: 시술 당일 오후 2시, B: 시술 다음날 오전 9시, C: 시술 다음날 오후 2시)

질문 3 대상자의 예상되는 진단명은 무엇인가?

ERBD 후 스텐트 이탈

일반적으로 ERBD 후 스텐트 위치 변화를 확인하기 위해 복부 X-ray를 촬영하는데, ERBD 스텐트의 위치가 달라졌고, 혈액검사 결과 췌장효소 수치는 정상이나 간수치 및 황달 수치의 상승 및 가려움증, 통증, 발열 증상이 지속되는 것으로 볼 때 ERBD 스텐트의 이탈을 의심할 수 있다.

알아보기

내시경역행담췌관조영술(Endoscopic retrograde cholangiopancreatography, ERCP)하 담도배액술

내시경적경비담도배액술(endoscopic nasobiliary drainage, ENBD): 5-8 Fr 크기의 긴 배액관을 코로 삽입하여 협착이 있는 담관까지 삽입하여 담즙을 배액시키는 방법이다. 배액관이 코로 나와있기 때문에 담즙양과 양상을 확인할 수 있고 필요시 담도조영술뿐만 아니라 배양검사도 쉽게 할 수 있는 장점이 있지만, 환자는 불편할 수 있다(그림 3).

내시경적역행성담도배액술(endoscopic retrograde biliary drainage, ERBD): ENBD보다 굵고 짧은 플라스틱 또는 금속 재질의 스텐트를 협착이 있는 담관 내에 삽입하는 방법으로, 담즙 배액이 잘 되는지 확인하기 어려운 단점이 있지만, 환자는 밖으로 나와있는 배액관이 없어서 편하다(그림 4).

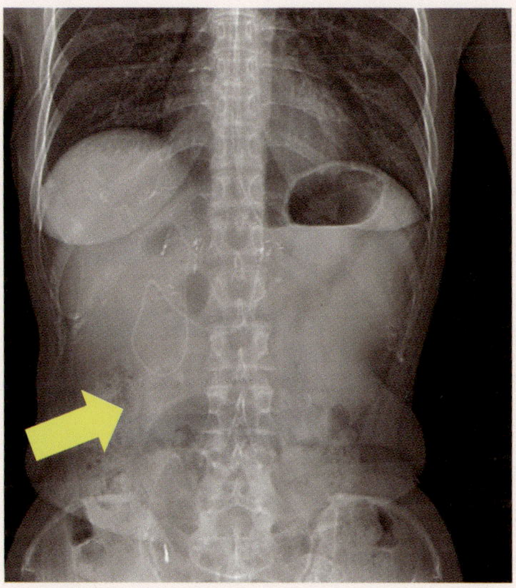

그림 3. 내시경적경비담도배액술
(endoscopic nasobiliary drainage, ENBD)

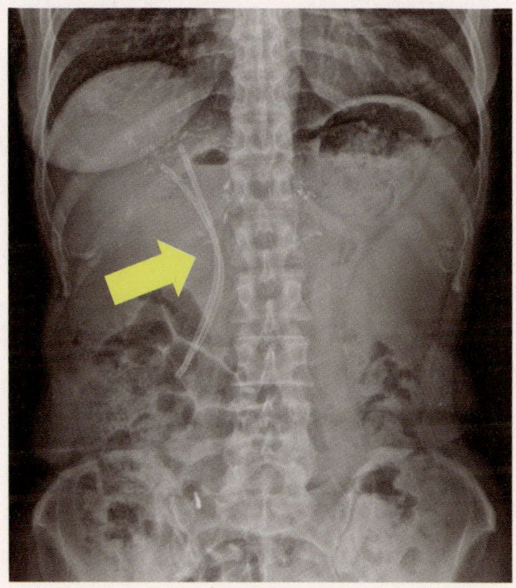

그림 4. 내시경적역행성담도배액술
(endoscopic retrograde biliary drainage, ERBD)

ERBD 스텐트 삽입 후 합병증

초기: 출혈로 인한 배액관 막힘, 감염, 시술로 인한 담관 또는 십이지장 천공, 급성 췌장염

후기: 배액관 막힘, 배액관의 이탈, 배액관으로 인한 담관 또는 장 천공

담관염

담석이나 담관협착 등으로 담즙의 흐름이 원활하지 않거나 막히면 박테리아에 쉽게 감염될 수 있다. 우상복부 통증, 황달, 고열이 나타날 수 있지만, 간혹 별다른 사전 증상 없이 패혈증이 발생할 수도 있다.

혈액검사 결과 빌리루빈 또는 알칼리인산분해효소, 백혈구 또는 C-반응 단백(C-reactive protein, CRP) 수치가 상승되고, ERCP를 통해 담석 또는 담관협착 여부와 위치를 확인하거나 동시에 담석을 제거할 수도 있다. 치료를 위해 정맥으로 수액과 항생제를 투여한다.

〈계속〉

췌장염

술과 담석이 주된 원인이다. 그러나 ERCP 시술이 어려워서 여러 번 시도를 하였거나 조영제가 췌관으로 많이 주입된 경우, 오디괄약근(oddi's sphincter) 기능장애가 있는 경우에도 드물게 발생할 수 있다. 갑작스러운 복통이 아니라 아주 서서히 등쪽으로 방사되는 양상의 통증이 나타나며, 식사 후 더 심해지는 특징이 있지만, 복통이 없을 수도 있다. 이 외에도 오심, 구토, 발열이 동반될 수 있다.

혈액검사 결과 혈청 아밀라아제, 리파아제 수치가 상승되며, 백혈구 또는 CRP 상승, 고혈당증이 나타난다. 복부 CT를 통해 췌장염의 중증도, 합병증 여부를 확인할 수 있고, 복부 초음파 검사로도 췌장염을 진단할 수는 있으나 정확도가 떨어질 수 있다. 담석이 동반된 췌장염의 경우 ERCP를 통해 담석을 제거해 줌으로써 췌장염의 악화를 방지할 수 있다. 치료로는 금식, 수액 공급, 통증 조절, 항생제 및 소마토스타틴(somatostatin)과 같은 췌장효소 억제제를 투여한다.

세균혈증

담석 또는 담관협착이 있는 경우 이미 담관 내에 세균이 정착하고 있는 경우가 많다. ERCP 시술 중 주입하는 조영제가 담관 내 압력을 상승시키게 되어, 혈액이나 조직으로 세균의 침투를 유발하게 된다. 열이 발생하고 전신적으로 염증성 반응이 동반된 패혈증이 나타날 수 있으며, 심장질환의 고위험군에서는 심내막염까지 진행될 수 있다.

원인균은 혈액배양검사 결과를 통해 확인할 수 있다. 항생제 및 수액 투여, ERCP를 통한 담즙배액술을 시행해야 하며, 호전이 없으면 경피경간담도배액술(percutaneous transhepatic biliary drainage, PTBD)를 고려할 수 있다.

잔존해 있는 간내외담석증으로 인한 담관 막힘

간내담석은 치료를 했어도 담석이 잔류하거나 재발을 잘 하는 것으로 알려져 있다. 우상복부 통증을 주로 호소하며, 황달, 오한, 발열, 소화불량, 복부 불편감이 나타날 수 있다.

치료는 부분간절제술, 담도배액술, 간내담관내 관 삽입 및 세척술 등이 있지만, 담석이 있는 위치와 담관협착의 여부에 따라 적절한 방법을 선택하는 것이 좋다.

질문 4 어떤 우선순위로 문제를 해결하겠는가?

1. 통증 조절
2. 재시술 준비
3. 발열 관리
4. 가려움증 관리
5. 면역억제제 조절

질문 5 어떤 절차와 방법에 따라 문제를 해결하겠는가?

1. 통증 조절

통증 조절을 위해 필요시 처방을 확인한 다음, 통증 수치평가척도(numerical rating scale, NRS) 4점 또는 중환자 통증사정 도구(critical care non-verbal pain scale, CNPS) 3점 이상의 통증 시 1순위로 투여할 수 있는 트라마돌(tramadol)을 50 mg 정맥 투여하였다. 통증이 조절되지 않는 경우는 담당의사와 상의하여 약물 변경이나 용량을 증가하여 투여할 수 있다.

알아보기

통증 사정

환자의 주 호소를 정확하게 조사하기 위하여 기억을 돕는 PQRSTU 도구를 사용한다(표 2). 이 도구는 얻어진 정보에 대한 체계적인 접근을 제공한다. 환자에게 다음을 질문한다.

표 2. PQRSTU 도구

항목	내용
Precipitating or Palliative (촉진 또는 완화 요인)	- 무엇이 증상을 촉진 또는 완화시키는가? - 스트레스, 분노, 어떤 체위나 증상을 자극하는 다른 요인 또는 악화 요인이 있는가? - 증상을 완화시키거나 가라 앉히는 것은 무엇인가?
Quality or Quantity (정도 또는 빈도)	- 증상이 어떻게 느껴지고, 보이고, 들리는가? - 현재 증상이 있는가? 그렇다면, 평상시보다 더 한가, 덜 한가? - 어느 정도로 정상활동에 영향을 미치는가?
Region or Radiation (부위 또는 방사)	- 증상이 신체 어느 부위에서 나타나는가? - 다른 부위에서도 증상이 나타나는가? 그렇다면 어디에서?
Severity (심각도)	- 증상이 얼마나 심한가? - 가장 심한 것을 10으로 할 때 1에서 10 중 어느 정도인가? - 증상이 나아지는가, 심해지는가, 비슷하게 지속되는가?
Timing ortemporal (시간)	- 언제 증상이 시작되었는가? - 갑자기 또는 서서히 시작되었는가? - 증상이 얼마나 자주 발생하는가? - 증상이 얼마나 오래 지속되는가?
Understanding (이해도)	- 증상을 일으킨 원인이 무엇이라고 생각하는가? - 그 증상에 대하여 어떻게 느끼는가? 그 증상으로 공포감을 갖는가? - 그 증상이 당신의 생활에 어떤 영향을 미치는가? - 건강관리팀에 대한 기대는 무엇인가?

2. 재시술 준비

ERBD 스텐트 이탈이 의심되는 상황이므로 재삽입 가능성 고려하여 금식을 유지하고 수액, 항생제, 위보호제, 단백효소분해 제제를 주입하기 위해 20 게이지 이상의 캐뉼라로 정맥혈관을 확보한다. ERBD 스텐트 삽입 시술 시 의사는 환자의 오른편에서 검사를 시행하고, 환자는 복와위를 취하게 되므로 시술 중 필요한 약물을 쉽게 주입하기 위해 오른쪽 팔에 확보하였다.

현재 복용 중인 약물과 약물 과민반응 과거력을 확인하였다. 시술 전 항응고제나 항혈소판제를 복용하게 되면 시술 시 출혈 위험성이 높아지게 되므로 투약력을 확인하고, 필요시 담당의사에게 보고한다. 혈액검사 결과에 따라 필요시 수혈하고, 의치, 브래지어, 매니큐어, 핀, 벨트 등과 같은 금속 제품 제거 여부를 확인하였다.

3. 발열 관리

환자의 체온이 38.5 ℃이므로 1차 선택으로 아세타미노펜(acetaminophen) 0.5 g을 정맥주사하였다. 일반적으로 시술 후 발열은 매우 중요한 증상이므로 예방적 항생제 투여가 필요하다. 그러나 발열이 조절되지 않는 경우엔 담당의사에게 보고하며, 담관염, 세균혈증 등 합병증 발생 가능성을 염두에 두고 균배양검사를 한 후 적절한 항생제를 투여한다.

4. 가려움증 관리

환자의 가려움증 조절을 위해 클로르페니라민 말레산염(chlorpheniramine maleate) 4 mg을 정맥투여하였다.

5. 면역억제제 조절

간이식 후 거부반응을 예방하기 위해 평생 면역억제제를 복용해야 하지만, 시술 후 발열이 지속되는 경우에는 증상이 호전될 때까지 중단할 수도 있다. 환자의 체온이 38.5 ℃로 측정되어 담당의사에게 보고하고 면역억제제 투약을 중단하였다.

질문 6 대상자에게 필요한 F/U 계획은 무엇인가?

1. ERBD 스텐트 이탈로 인한 증상 확인 방법 교육

환자가 ERBD 스텐트 이탈을 이미 한 번 경험했었기에 불안감이 더 클 수 있다. 퇴원 후 매일 복부 X-ray를 확인할 수 없지만, ERBD 스텐트 이탈로 담즙정체가 발생할 경우 통증, 복부 불편감, 오한, 발열, 소화불량, 황달이 나타날 수 있으므로 증상이 나타나면 즉시 병원을 방문하도록 교육한다.

2. ERBD 스텐트 교체를 위한 입원일 확인

일반적으로 ERBD 스텐트 교체는 3개월 간격이지만, ERBD 스텐트 이탈이 다시 발생할 가능성을 고려하여 2개월 후 재입원으로 처방이 변경되었음을 확인하였다. 환자에게는 이러한 상황과 입원일자에 대해 정확하게 정보를 제공하였고, 2개월 후 재입원 시 준비사항에 대해 다시 한 번 더 교육을 시행하였다.

사례

환자는 ERBD 재시술 후 더 이상 통증은 없다고 말하였고, 혈액검사상 간기능 수치 결과도 호전되어서 1개월 후 외래에서 경과 관찰하고 2개월 후 ERBD 스텐트 교체를 위한 재입원 예정으로 퇴원하였다.

전문간호사의 역할

전문간호사는 실무전문가로서 복부 X-ray를 확인하여 ERBD 스텐트 위치 변경을 조기 발견하였으며, ERBD 스텐트를 다시 삽입해야 하는 것에 대해 환자와 보호자에게 설명을 제공하여 재시술에 대한 불안감이 증가되지 않노록 돕는 상담가로서의 역할을 수행하였다. 전문간호사는 열이 지속되는 환자 상태를 고려하여 담당의사와 상의 후 면역억제제를 일시적으로 중단하여 환자 회복에 도움을 주는 환자 돌봄 옹호자로서의 역할을 수행하였으며, 향후 치료 계획에 대해 환자와 보호자에게 정보를 제공하였다.

요약

환자는 생체 간이식 수술 후 담관협착 및 간내외담석증이 확인되어 ERBD를 통해 스텐트를 삽입하였다. 시술 후 간기능 및 황달 수치 상승, 지속적인 가려움증, 복부 통증, 발열 증상이 시작되었고, 복부 X-ray 촬영한 후 영상에서 ERBD 스텐트 이탈을 확인하였다. 환자 및 보호자에게 재시술 가능성을 포함하여 충분한 정보를 제공하여 불안을 최소화하였다. 또한, 신속하게 시술 전 투약 상황을 점검하였으며, 면역억제제 투여 여부를 검토하였다. 치료의 연속성을 유지하기 위해 ERBD 스텐트 교체 일정에 대한 정보를 공유하였고, 환자 안전을 위해 퇴원 후 즉시 병원을 방문해야 하는 이상 증상에 대한 정보도 제공하였다.

사례로부터 배울 점

- 내시경적역행성담도배액술(endoscopic retrograde biliary drainage, ERBD)을 통해 스텐트를 삽입하였어도 언제든지 이탈될 수 있기 때문에 시술 후 증상 관찰 및 복부 X-ray 촬영을 통해 스텐트 위치의 변화를 빨리 확인하는 것이 중요하다.
- ERBD 스텐트 위치가 변경되어 장 내의 특정 부위에 계속 머무르면서 염증이나 천공을 유발할 수도 있으므로, 복부 통증이 지속된다면 복부 X-ray 사진에서 복강 내 공기 음영을 확인한다.
- 간이식 수술 후 거부 반응을 예방하기 위해 면역억제제를 복용해야 하지만, 환자 상태에 따라 일시적으로 중단할 수도 있다.
- 퇴원 후 ERBD 스텐트의 이탈을 X-ray로 확인하기는 쉽지 않기 때문에 환자와 보호자에게 이상 증상에 대한 교육이 중요하다.

참고문헌

- 김금순, 임난영, 서순림 외. ACE 건강사정. 군자출판사; 2012.
- 김선회, 서경석. 간담췌외과학. 의학문화사; 2013.
- 박주상. 내시경역행담췌관조영술 후 감염. 대한췌담도학회지. 2017;22(1):24-34.
- 송아리, 정송아. Endoscopic Biliary Drainage. 대한췌담도학회지. 2012;17(10):105-7.
- 정현승, 김일동, 이상배, 외. 내시경적 역행성 담관 배액관 삽입 후 이탈된배액관에 의해 발생한 S 상결장 천공 1 예. Clinical Endoscopy. 2004;28(3):156-60.
- Kim TN. Premedication for Comfortable ERCP. The Korean Journal of Pancreas and Biliary Tract. 2001;6(2):53-8.
- Ryu CH, Lee SK. Biliary strictures after liver transplantation. Gut and liver. 2011;5(2):133.

02

식도절제 수술 후 문합부 누공

학습 목표

환자의 주 호소를 토대로 적절한 병력 청취와 감별진단을 위한 검사를 알고, 대상자의 특성에 맞춘 간호 계획을 세울 수 있다. 구체적인 목표는 다음과 같다.

❶ 환자의 주 호소를 토대로 관련 정보를 얻고 해석할 수 있다.
❷ 식도암 수술과 관련된 합병증을 확인하기 위한 증상과 검사 결과를 해석할 수 있다.
❸ 근거에 기반하여 식도절제 수술 후 문합부 누공의 임상적 판단을 할 수 있다.
❹ 식도암 수술 후 간호중재와 합병증 관리를 포함한 간호 계획을 세울 수 있다.

사례

대상자는 56세 남자로 최근 3개월 동안 다이어트 없이 5 kg 이상의 체중감소와 식사 시 불편감으로 내원하여 식도암 진단을 받고 수술을 하였다.

식도암 수술 후 7일째에 물을 소량씩 섭취하기 시작했고(sips of water), 사레(aspiration) 들리는 소견은 없었으나 오한과 발열이 발생하였다. 객담이 동반된 기침을 하였으며 객담의 색깔은 노르스름하였고 양은 보통이었다. 폐음은 감소되어 있었고, 활력징후는 혈압 135/85 mmHg, 맥박 95회/분, 호흡수 20회/분, 체온 38.3 ℃였다. 백혈구(white blood cell, WBC) 11,000/μL, C-반응성 단백질(C-reactive protein, CRP) 18 mg/dL였다.

발열 당시 시행한 혈액검사 결과는 다음과 같다(표 1).

표 1. 혈액검사 결과

검사명	결과
WBC	12,500/μL
Hemoglobin	9.7 g/dL
Platelet	264X10³/uL
CRP (C-reactive protein)	18 mg/dL
Total bilirubin	0.50 mg/dL
AST (aspartate aminotransferase)	56 IU/L
ALT (alanine aminotransferase)	40 IU/L
BUN (blood urea nitrogen)	11 mg/dL
Creatinine	0.56 mg/dL
Glucose, fasting	193 mg/dL

질문 1 대상자에게 있어 가장 중요한 문제는 무엇인가?

발열

본 환자에게 있어 가장 중요한 문제는 발열이다. 감염의 일반적인 징후로 발열이 나타나는데 오한은 발열과 동반될 수 있다. 이는 식도암 수술 후 폐합병증이나 종격동염을 의심할 수 있는 증상으로 심각한 결과를 초래할 수 있기 때문이다.

질문 2 대상자의 문제를 해결하기 위해 어떤 정보가 필요한가?

1. 문합부 누공 또는 종격동염 의심 증상 확인

가슴 통증 또는 압박감, 발열, 기침, 가래, 호흡곤란, 목의 불쾌감 또는 통증, 인후통, 목의 부종, 목이나 어깨 근육의 통증, 급격한 체중감소와 피로감 등의 증상 확인이 필요하다.

조기발견과 빠른 치료가 예후에 영향을 미치므로 증상파악 및 빠른 검사가 필요하며 흉부 X-ray, 흉부 전산화단층촬영(computed tomography, CT), 상부소화관내시경(esophagogastroduodenoscopy, EGD)을 통해 진단할 수 있다.

알아보기

식도암 수술 후 발열

식도암 수술 후 발열은 폐합병증이나 종격동염을 먼저 고려해 봐야 한다. 식도암 수술 후 누공이 생기는 것은 매우 심각한 합병증으로 환자에게 심각한 결과를 초래한다. 식도암 수술에서 가장 우려되는 누공은 문합부 누출로 암 부위를 제거한 후 식도의 나머지 건강한 부위를 다시 연결했을 때 위장관의 두 분절이 외과적으로 접합된 부위(위문합부)에서 내용물이 누출되는 것을 말한다. 식도암 수술 후 문합부 누출이나 누공과 관련된 가장 중요한 문제는 종격동의 감염 가능성이다. 종격동은 심장, 주요 혈관, 기관지 등의 중요한 구조를 포함하는 폐 사이의 흉부 공간인데 침이나 음식물, 위산 등의 누출된 내용물이 종격동으로 들어가면 종격동염이라는 심각한 감염으로 이어질 수 있다. 증상은 누공의 크기와 위치에 따라 중증도가 달라질 수 있으며 문합부 누공이 의심되는 경우 즉각적인 중재가 필요하다.

〈계속〉

문합부 누공 또는 종격동염의 증상은 다음과 같다.

- 발열
- 흉통
- 연하곤란
- 기침 및 호흡곤란
- 피하기종
- 가슴이나 목의 통증이나 불편함
- 악취가 나는 입 냄새 또는 침
- 심박수 증가
- 수술 부위로부터 음식물 또는 흉수 누출, 흉관 삽입 후 냄새나고 지저분한 배액(dirty fluid drainage)

2. 혈액 검사 결과와 의미

WBC와 CRP는 주로 체내 염증과 감염 여부를 평가하는 검사이다. 식도암 수술 후 문합부 누공이 있을 경우 이러한 지표가 상승될 수 있고 이는 잠재적인 문제를 나타낸다. 문합부 누출 상황에서 WBC와 CRP 상승의 의미와 해석은 다음과 같다.

1) WBC

WBC 수치의 상승은 감염이나 염증에 대한 일반적인 반응으로 식도암 수술 후 문합부 누공이 있을 때 신체는 면역 반응을 일으켜 백혈구가 증가할 수 있다. 특히 발열 등 임상 증상이 동반된 경우 이 사례와 같이 WBC 수치(12,500/μL)가 크게 증가하면 감염 가능성을 시사할 수 있다.

2) CRP

CRP는 염증에 반응하여 간에서 생성되는 단백질로 CRP 수치의 상승은 체내 염증의 비특이적인 지표이다. CRP 수치의 상승은 염증의 존재를 시사하는데 검사 결과 18 mg/dL로 증가되었다. 식도암 수술 후 CRP의 상승은 누출에 대한 염증 반응과 잠재적 감염을 의심해 볼 수 있다.

따라서, WBC와 CRP가 동시에 증가하는 것은 염증 또는 감염 과정의 더 강력한 징후이다. 임상적 상관관계로서 이러한 결과를 발열, 흉통, 연하곤란 및 기타 감염 징후와 함께 해석하는 것이 중요하다.

3. 진단을 위한 검사 결과와 해석

진단의 확진과 적절한 중재를 위해서는 임상적 상관관계를 토대로 영상학적 검사 등의 추가적인 진단 평가가 중요하다. 이를 통하여 수술과 관련된 합병증을 조기 발견할 수 있고, 신속한 치료가 가능해진다.

1) 흉부 X-ray

환자가 수술 후 계속 금식을 유지하다 7일째 처음으로 물을 섭취한 후 발열과 오한이 발생한 상황에 따라 폐렴 등의 합병증을 의심하여 검사를 시행하였다.

흉부 X-ray 검사에서 피하기종과 우측 기흉, 흉수가 확인되었다(그림 1).

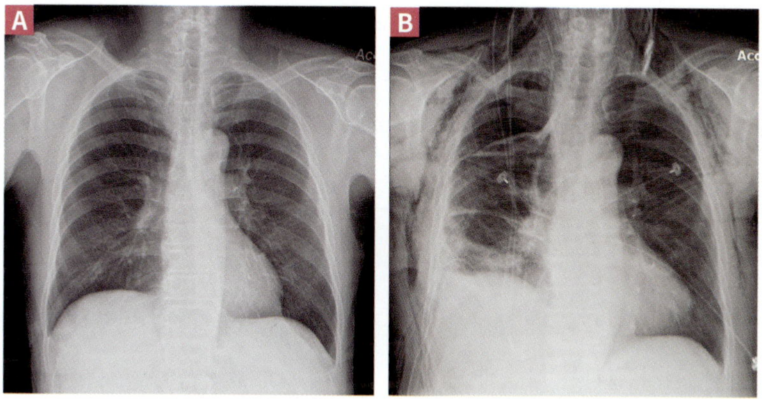

그림 1. 흉부 X-ray. (A) 수술 전 (B) 수술 후 7일째

2) 흉부 CT

CT 검사 결과 흉벽과 목 아래에 피하기종이 관찰되며, 식도암 수술 문합부 오른쪽에 공기가 보이며 누공이 의심된다. 검사 결과는 다음과 같다(그림 2).

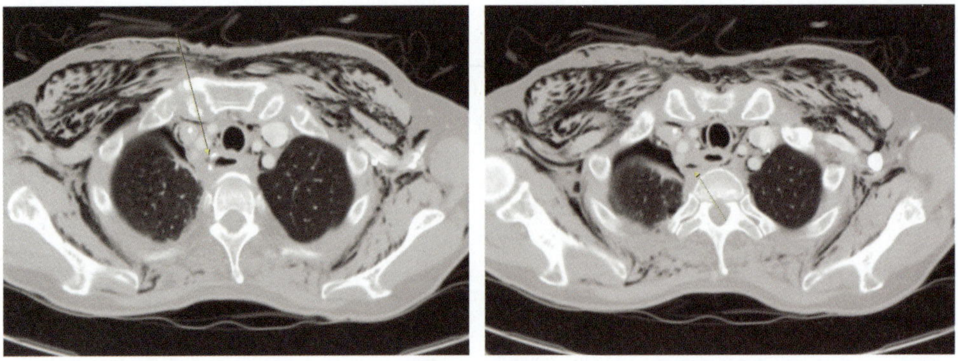

그림 2. 흉부 CT

Chest CT (7월 5일)

Slightly increased extent of diffuse subcutaneous emphysema in the chest wall and lower neck. Suspicious dehiscence at the right side of esophageal anastomosis site with 1.3 cm extraluminal air. Decreased but residual suspicious fistula between chest wall and pleural space in the right 3 rd intercostal space.

3) EGD

위식도 내시경 결과 식도암 수술 문합부에 누공 및 분비물이 관찰되었으며 해당부위에 진공스펀지를 거치하였다. 검사 결과는 다음과 같다.

EGD (7월 5일)

Esophagus UI 27 cm에 anastomosis site가 관찰되며 그 상방으로 anastomotic dehiscence 및 discharge가 관찰되었음. 해당 부위에 alligator forcep 을 이용하여 vacuum sponge via L-tube 거치하였음. imp) Anastomotic dehiscence

알아보기

식도암

1. 식도암의 증상은 연하곤란, 체중감소와 영양실조, 가슴통증, 식도역류, 기침이나 흡인성 폐렴, 쉰 목소리 등이 있는데 식도암의 진행 정도에 따라 증상이 없을 수도 있다. 영양실조와 쉰 목소리는 병이 많이 진행한 경우에 나타나며, 식도 종양이 식도 내경의 70% 정도 이상을 막게 되면 연하곤란과 가슴 통증이 심해진다.

〈계속〉

2. 식도암을 진단하기 위한 검사는 다음과 같다.
   ① EGD, 위초음파 내시경(endoscopic ultrasound, EUS)
   ② 흉부 CT
   ③ 양전자 단층촬영(positron emission tomography, PET)

3. 식도암의 수술 후 식이진행은 2일째에 비위관(levin-tube, L-tube)을 제거하고 수술 후 4일 정도에 가스배출이 되며 수술 후 7일에 물 섭취를 시작한다. 사레가 들거나 포도쥬스를 마신 후 흉관으로 색깔 변화가 없고 수술 후 11일에 시행한 식도 조영술(esophagogram) 검사에 이상 소견이 없으면 미음, 죽, 밥 순서로 식이 진행한다. 수술 후 13일에 경구 식이섭취가 양호하면 퇴원한다. 퇴원 1주일 후 외래 추적 진료 시 경구 식이 섭취가 양호하고, 보조 항암치료(adjuvant chemotheraphy)를 고려하지 않으면 공장루(jejunostomy)를 제거한다.

4. 식도암 수술 환자의 관리는 다음과 같다.
   ① 수술 전 관리: 적절한 영양교정, 수술 전 보조치료(neoadjuvant therapy) 후 면역조절
   ② 수술 중 관리: 흉부 경막외 진통, 수술 중 수액 관리, 수술부위 관류 압력-위관 문합 미세 순환, 수술 절차-최소 침습 식도절제술
   ③ 수술 후 관리: 무기폐, 흉수, 호흡부전, 폐렴, 급성호흡곤란증후군(acute respiratory distress syndrome), 도관 괴사 및 문합부 누공(conduit necrosis and anastomotic leak), 후두 신경 마비(recurrent laryngeal nerve paralysis), 유미흉, 흉부 내 탈장, 위 도관 유출 폐쇄

식도절제 수술 후 문합부 누공 등 부전 상태의 분류 유형

치료가 가장 어렵고 심각한 도관 괴사(conduit necrosis)와 문합부 누공(anastomotic leak)에 대한 유형별 분류 및 치료방침은 아래와 같다. 장기간 금식이 필요하기 때문에 적절한 영양공급을 위해 경관 영양 및 염증관리를 하는 경과관찰(conservative management)이나 응급수술로 도관(conduit)을 제거하고, 대장으로 재건하는 것이 전통적인 방법이다(표 2).

표 2. 문합부 누공에 따른 임상증상과 관리

분류	임상증상	관리
단순 문합부 누공	초기 – 최소한의 영향 후기 – 종격동염	경과관찰 장기간 공장루 영양 공급
도관 말단부 괴사	심각한 종격동염, 전신 패혈증	응급 개흉술, 도관의 개조, 재문합술
도관 완전 허혈	심각한 패혈증, 다발성 장기 부전 증후군	개흉술, 허혈된 도관의 절제, 식도 근위부와 영양공급 공장루의 전환

질문 3 대상자의 예상되는 진단명은 무엇인가?

식도절제 수술 후 문합부 누공(postoperative leakage after esophagogastrostomy)

질문 4 어떤 우선순위로 문제를 해결하겠는가?

1. 내시경 음압 치료 시행
2. 영양공급 및 증상조절
3. 치료방침 설명 및 환자/보호자 교육
4. 간호사 교육

질문 5 어떤 절차와 방법에 따라 문제를 해결하겠는가?

1. 내시경 음압 치료(endoscopic vacuum therapy, EVT) 시행

EGD에서 문합부 누공을 발견하여 누공 발생 부위에 진공스펀지(그림 3)를 이용한 내시경 음압 치료(그림 4)를 시행하였고, L-tube를 거치하게 되었다.

알아보기

내시경 음압 치료(EVT)란 무엇인가?

재수술과 같은 전통적인 합병증 치료 방침은 식도암 환자의 삶의 질을 저하시키고, 여러가지 문제들을 야기하였다. 이를 해결하기 위해 문합부 누공(anastomotic leakage)의 치료에 스펀지를 이용한 EVT가 시행되었으며 성과도 전통적인 방법에 비해 우월하였다. 급성기의 상태에서 재수술을 하는 경우 감염 통제가 어려워 실패 확률이 높다. 식도-위장 문합부위를 제거(conduit take down)만 하고 나중에 재건한다고 해도 큰 수술을 여러 번 해야 하기 때문에 환자와 보호자가 받아들이기 어렵고 집도의의 입장에서도 매우 부담스럽다. 이 스펀지를 이용한 EVT의 방법은 상처 부위에 진공 스펀지(vacuum sponge)를 적용하여 음압을 이용한 배액과 더불어 빠른 부종 감소와 조직 재생을 도울 수 있는 새로운 치료 방법이다. 식도내시경을 통해 식도의 결손(defect) 부위와 크기를 직접 확인하여 EVT를 시행한다(그림 3, 4).

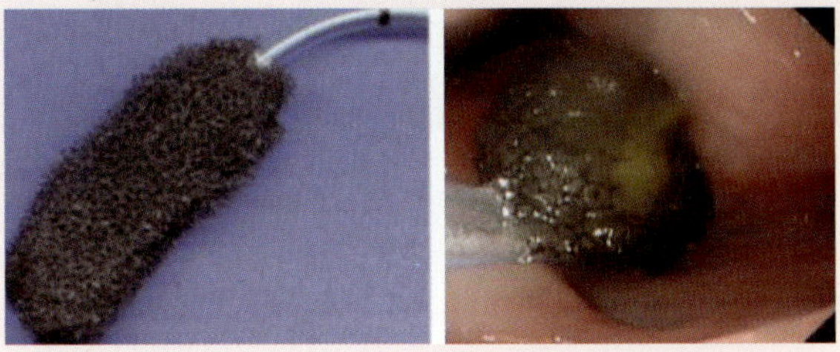

그림 3. 진공 스펀지

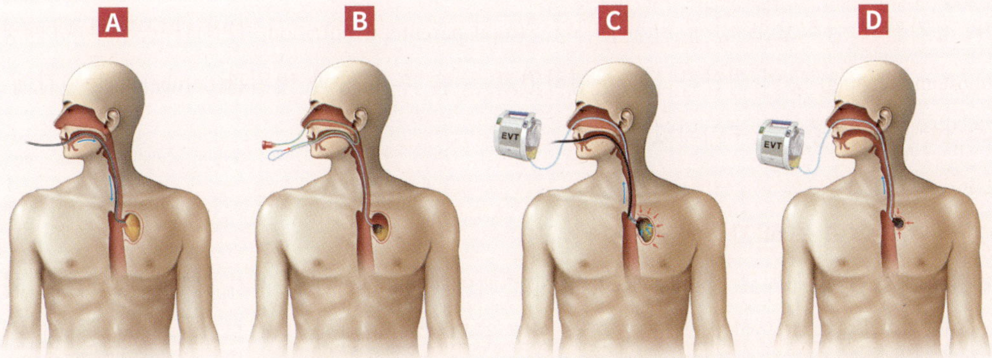

그림 4. EVT 치료 과정
(A) 내시경으로 누공확인 (B) 레빈튜브(L-tube)에 스펀지 붙여서 삽입
(C) 내시경 통해 스펀지 위치 고정 후 진공(Vacuum) 기계 연결 (D) 누공 부위에 진공스펀지 통해 치료

〈계속〉

EVT는 주 2회 정도(3-4일 간격) 내시경 검사(그림 5, 6)를 통해 시술 부위를 확인해야 하고, 1-2달의 긴 치료 기간이 요구되지만, 재수술의 위험을 줄이고, 사망률을 감소시키는 등 치료 성공률이 높아 점점 시술 건수가 증가하고 있다. 식도절제 수술 후 문합부 누공에 대한 EVT의 안정성과 유형성을 평가한 논문에서 효과적인 치료로 확인되었다.

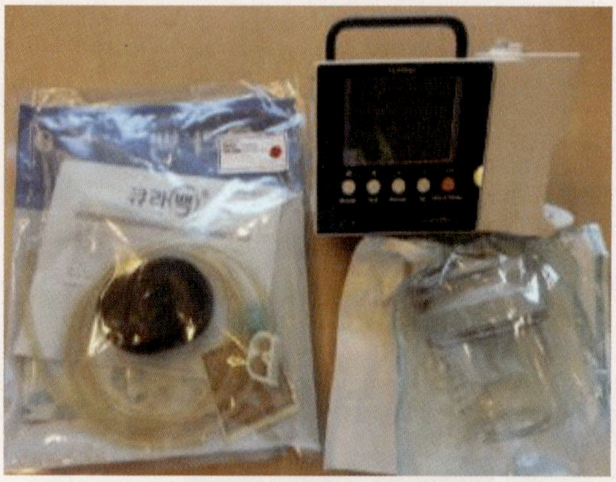

그림 5. EVT 관련 물품

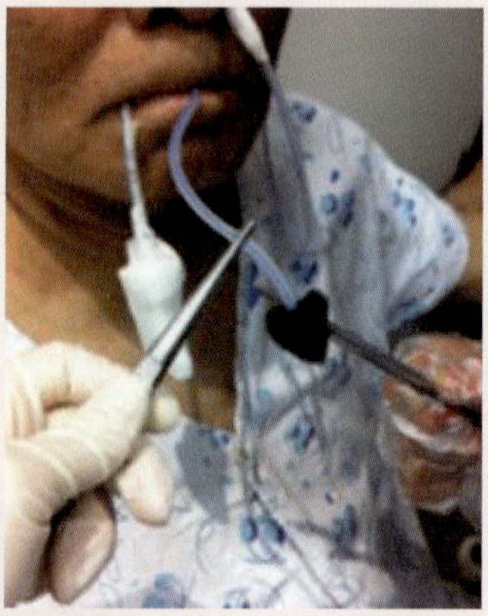

그림 6. EVT 시술 사진

2. 영양공급 및 증상조절

환자는 발열, 기흉, 피하기종, 염증악화, 장기간 금식과 체중감소 등으로 나쁜 전신상태를 보였다. 장기간의 금식으로 인해 완전정맥영양(total parenteral nutrition, TPN)과 공장루 경관영양(jejunostomy feeding) 등의 영양공급을 시행하였고, 수술 후 통증과 비위관(L-tube)의 불편감에 대한 조절을 위해 진통제가 투여되었다.

3. 치료방침 설명 및 환자/보호자 교육

진료과에서 결정한 치료 방침과 일정, 검사 결과에 대해 환자에게 알기 쉽게 설명하였다. 환자는 합병증의 발생으로 불안하고 두려울 수 있고 불투명한 미래에 대해 두려움을 경험하게 된다. 이에 환자와 보호자를 교육하고 격려하며 치료방침과 일정을 받아들이고 적극적으로 치료과정에 임하도록 정서적인 지지를 해주었다.

4. 간호사 교육

규칙적인 내시경적 시술에 대한 준비 물품과 예약, 치료계획에 대해 간호사 대상의 교육을 시행하였다.

질문 6 대상자에게 필요한 F/U 계획은 무엇인가?

1. 내시경 음압 치료와 관련된 합병증 예방 교육

내시경 음압 치료 횟수는 환자의 상태에 따라 차이가 있지만 평균적으로는 1주일에 2회씩 4주 정도의 치료를 예상할 수 있다. 환자는 장기간 경구 금식과 비위관(L-tube)을 거치해야 하는 불편감을 호소하게 된다. 이에 환자와 보호자가 불확실한 치료, 미래에 대한 두려움을 잘 해소할 수 있도록 치료계획을 공유하고 정서적 지지를 해주어야 한다. 또, 흡인성 폐렴(aspiration pneumonia) 등 병원치료의 장기화로 인한 추가적인 다른 합병증이 발생할 수 있어 이에 대한 주의 깊은 관찰과 합병증 예방 교육을 환자와 보호자에게 시행해야 한다. 거치하고 있는 튜브들로 거동이 불편하여 침상안정만 하려고 하는 경우가 많아 수시로 보행(ambulation)과 폐 관리(lung care), 호흡재활 등 일상활동을 격려해야 한다.

2. 식도암 수술 후 일반적인 주의사항 교육

수술 후 역류 방지를 위해 탄산음료와 뜨겁고 맵고 짜고 자극적인 음식을 제한하고 프로톤 펌프 억제제(proton pump inhibitor, PPI)를 복용한다. 또한 식도암 수술 후 급격한 체중감소를 예방하고 체중유지 및 증가를 위해 음식을 조금씩 여러 번에 나누어 섭취하는 방법(과식 금지)과 흡인 예방을 위해 식사 후 바로 눕지 않도록 자세를 주의하는 교육을 한다. 일상생활에의 적응 교육은 환자와 보호자가 이해하기 쉽게 설명하여 잘 실천할 수 있도록 한다. 수술 직후에는 아기가 이유식을 늘려가듯이 서서히 양을 증가시키고, 수술 1달 이후 평소 먹던 양으로 나누어 섭취하도록 한다(총 양은 그대로, 음식은 조금씩 자주, 하루 6회로 나누어서 섭취하기).

수술 후 적극적인 통증 관리를 통해 운동 및 일상생활 적응을 돕고, 상처나 관의 거치 상태에 따라 샤워가 가능한 일정을 알려준다. 수술 직후 건강보조식품이나 한약의 복용을 지양하도록 하고 감기 예방 및 치료, 합병증 예방 및 응급진료가 필요한 증상과 병원 콜센터 이용, 필요시 응급실 내원에 대해 교육한다.

식도암 수술 후 보조치료(adjuvant treatment)가 없다면 주기적인 추적관찰이 중요하며 기저질환인 고혈압에 대한 관리가 필요하다. 식도암의 검진 방법으로는 식도 내시경이 최선의 방법으로 수술 직후 첫 1년 내에 1-2회 정도 식도위내시경 및 흉부 CT를 번갈아 검사한다.

기타 건강 증진 활동(고혈압 관리, 정기 검진 등)과 스트레스 대응전략으로 운동, 취미활동, 명상, 환자 자조그룹 활동, 지지그룹을 격려한다.

전문간호사의 역할

전문간호사는 식도암 환자의 수술 후 문합부 누공 발생을 감지하고 조기에 식별하기 위해 환자의 상태를 지속적으로 감시하고 평가하였다. 또한 누공으로 인한 증상을 관리하고 환자의 편안함을 유지하도록 통증 관리, 역류성 식도염 관리, 영양 상태 관리 등 근거에 기반하여 임상 실무전무가로서의 역할을 수행하였다. 그리고 의료진과의 협력을 통해 누공 관련 치료 및 절차를 조정하고 환자의 치료 과정을 지원하였다. 누공 발견은 환자에게 스트레스와 불안을 유발하므로 이에 전문간호사는 환자의 감정적인 요구를 이해하고 지원하여 심리적 안정을 제공하였으며, 환자와 가족에게 누공에 대한 정보를 제공하고 치료 옵션을 설명하여 의사 결정에 도움을 주었다. 수술 후의 특이사항, 식이 조절, 치료 계획 등에 대한 교육을 제공하여 교육자로서의 역할을 수행함으로써 환자의 자가 관리 능력을 강화하였다. 수술 및 치료와 관련된 지식 부족과 변화된 소화기계 구조에 따른 식이 변화 등의 일상생활 적응 문제, 정서변화, 보조치료 여부 등 추후 치료방침에 대한 불안과 궁금함이 생길 수 있다. 이에 전문간호사는 환자의 건강사정을 포함한 다양한 정보 검색과 검사결과들을 종합적으로 분석하여 전문가적 역량을 발휘하는 전문가적 간호실무 제공자, 교육자, 상담자 역할을 수행하였다. 그리고 병동 간호사를 위한 교육 프로그램을 개발하고 운영하는 교육자이자 협동자로서의 역할을 수행하였다.

요약

식도암 수술 후 발열은 여러 가지 원인을 감별해야 하는데 폐렴과 같은 폐합병증이 가장 흔하고 수술 부위 이상을 생각할 수 있다. 이 환자의 사례에서는 오한과 발열로 흉부 X-ray 검사를 시행했고, 기흉과 피하기종이 발견되어 수술 문합 부위 이상을 먼저 유추해 볼 수 있었다. 이에 대한 확인을 위해 흉부 CT와 EGD를 시행했고, 식도 문합부 누공이 진단되었다. 식도 문합부 누공은 매우 심각한 합병증으로, 치료가 어렵고 폐렴, 농흉, 종격동염, 패혈증으로 이어져 생명을 위협하는 상황에 이르게 하며, 이에 대한 수술적 치료는 매우 어렵고, 성적이 좋지 않다. 문합부 누공에 대해 스펀지를 이용한 내시경 음압 치료를 시행할 수 있는데, 이를 통해 재수술 없이도 치료의 방법을 찾게 되어 환자의 고통을 줄였고, 위험한 합병증을 예방하여 성적을 향상시켰다.

내시경 음압 치료는 분비물을 제거하고, 부종을 줄이며, 혈류 순환을 원활하게 해준다. 주 2-3회 정도 내시경을 시행하여 누공을 재평가하고, 스펀지를 교체한다. 일반적인 경우 평균 약 20일 정도 후에 누공이 해결된다. 누공이 남아 있더라도, 이를 통해 생명을 위협하는 심각한 합병증으로 이어지는 것을 예방할 수 있다.

사례로부터 배울 점

- 식도암 수술 후 문합 부위 누공은 치명적인 합병증으로 폐렴의 위험성도 높일 수 있으므로 환자의 증상에 민감해야 한다. 호흡곤란이나 발열 등이 없더라도 수술 후 발생 가능성을 염두에 두고 흉부 CT나 EGD 등의 검사로 문합 부위 누공을 조기 발견해야 한다.
- 과거에는 식도암 수술 후 문합부 누공이 발생하면 재수술 외에는 완치를 기대하는 임상적인 치료 방법이 없었으나 최근 내시경 음압 치료를 조기에 적용하여 증상 악화를 예방하고 조절함으로써 재수술이나 사망과 같은 치명적인 결과를 막을 수 있게 되었다.

참고문헌

- 김원곤, 김기봉, 이정렬, 외. 의대생을 위한 흉부외과학. 제3판. 고려의학; 2000.
- 분당서울대학교병원 가이드북 1, 창의학습; 2013
- 분당서울대학교병원 식도암 안내서, 흉부외과(암센터); 2015
- 조경숙, 김희경, 박순옥 외. 성인간호학. 현문사; 2013.
- AAFP [Internet]. Evaluation and Management of Dyspepsia [cited 1999 oct 15]. Available from: http://www.aafp.org/afp/1999/1015/p1773.html.
- Chung CS, Lee YC, Wu MS. Prevention strategies for esophageal cancer: Perspectives of the East vs. West. Best Pract Res Clin Gastroenterol. 2015;29(6):869-83.
- Cummings LC, Kou TD, Schluchter MD, et al. Outcomes after endoscopic versus surgical therapy for early esophageal cancers in an older population. Gastrointest Endosc. 2016;84(2):232-240.e1.
- Gockel I, Niebisch S, Ahlbrand CJ, et al. Risk and Complication Management in Esophageal Cancer Surgery: A Review of the Literature. Thorac Cardiovasc Surg. 2016;64(7):596-605.
- https://www.nccn.org
- Jeon JH, Jang HJ, Han JE, et al. Endoscopic Vacuum Therapy in the Management of Postoperative Leakage after Esophagectomy. World J Surg. 2020;44(1):179-85.

- Medindia [Internet]. Esophageal Cancer [cited 2017 Mar 10]. Available from: http://www.medindia.net/patientinfo/esophageal-cancer.htm.
- Shen S, Araujo JL, Altorki NK, et al. Variation by stage in the effects of prediagnosis weight loss on mortality in a prospective cohort of esophageal cancer patients. Dis Esophagus. 2017;30(9):1-7.
- Short MW, Burgers KG, Fry VT. Esophageal Cancer. Am Fam Physician. 2017;95(1):22-8.
- Sohda M, Kumakura Y, Saito H, et al. Clinical Significance of Salvage Esophagectomy for Patients with Esophageal Cancer and Factors of Influencing Long-term Survival. Anticancer Res. 2017;37(9):5045-51.
- Sohda M, Kuwano H. Current Status and Future Prospects for Esophageal Cancer Treatment. Ann Thorac Cardiovasc Surg. 2017;23(1):1-11.

심혈관계

03

급성사지허혈

학습 목표

환자의 주 호소를 토대로 적절한 병력 청취와 감별진단을 위한 검사를 알고, 대상자의 특성에 맞춘 간호 계획을 세울 수 있다. 구체적인 목표는 다음과 같다.

❶ 환자가 호소하는 증상을 바탕으로 관련 정보를 얻고 해석할 수 있다.
❷ 혈관조영술 및 혈관내시술과 관련된 합병증을 확인하기 위한 검사와 결과를 해석할 수 있다.
❸ 근거에 기반하여 급성사지허혈(acute limb ischemia)의 임상적 판단을 할 수 있다.
❹ 급성사지허혈의 간호중재와 예방법을 포함한 간호 계획을 세울 수 있다.

사례

38세 환자가 오른쪽 귀의 동정맥혈관기형으로 8월 9일 진단적 목적으로 뇌혈관조영술(trans femoral cerebral angiography, TFCA) 검사를 받았으며, 9월 15일 TFCA 및 혈관경화요법(sclerotherapy) 치료를 받고 9월 17일 퇴원하였다. 퇴원하는 날 오른쪽 다리에 통증이 있었으나 주치의로부터 시술 후 통증이 있을 수 있다는 말을 듣고 퇴원하였고, 퇴원 후 서 있기조차 어려울 정도로 오른쪽 다리 통증이 악화되어 기존 외래 진료 예약 일정보다 일주일 당겨서 내원하였다. 걸으면 오른쪽대퇴 부위부터 통증이 발생하여 엉덩이와 종아리까지 퍼진다고 하였다. 혈관조영술을 시행했던 오른쪽 총대퇴동맥 접근 부위에는 이상 소견이 없었고 양다리와 양발의 피부색이 같았으며 냉감 없이 모두 따뜻하였다. 핸드 헬드 도플러(hand-held doppler)를 사용하여 양발의 족배동맥(dorsalis pedis artery) 및 후경골동맥(posterior tibial artery)을 확인하였을 때 차이가 없이 동맥 혈류는 잘 들렸다. 여러가지 신체 사정 시 이상 소견은 없었으나 환자의 통증이 비정상적으로 심하고 전형적인 하지 허혈에 의한 파행증이 의심되어 하지 전산화단층혈관조영술(CT angiography)과 비침습적 혈관검사를 하고 일주일 후에 다시 외래 진료를 보기로 하였다.

질문 1 대상자에게 있어 가장 중요한 문제는 무엇인가?

서 있기조차 어려울 정도의 오른쪽 다리 통증

환자는 과거력, 외상력, 동반질환이 없이 반복적으로 우측 총대퇴동맥으로 접근하여 혈관조영술 및 혈관내시술을 받은 후 전형적인 파행증을 호소하는 상태로 통증이 비정상적으로 심하여 일상 생활에 어려움을 겪고 있다. 우측 총대퇴동맥 접근 부위에 합병증 발생에 따른 급성사지허혈(acute limb ischemia)이 있는지 평가하고 파행증의 치료가 필요하다.

사례

환자 내원 시 문진 및 신체사정 결과는 다음과 같다.

1. 문진

통증은 걸을 때 발생하며 통증의 위치는 대퇴부에서 시작하여 엉덩이와 종아리까지 퍼진다. 운동 신경이나 감각 신경의 변화는 없으나 통증이 너무 심하여 보행이 어렵고 일상 생활에 제한이 있다. 동반질환이나 과거 병력 없이 8월 9일과 9월 15일 한 달 남짓한 기간에 2회에 걸쳐 우측 총대퇴동맥으로 접근하여 TFCA 및 혈관경화요법 시술을 받은 후부터 파행증이 발생하였다.

2. 신체 사정

1) 시진

양쪽 하지를 비교한 결과 굵기와 피부색, 피부 및 근육 상태, 체모 등 차이가 없었다. 총대퇴동맥 접근 부위는 도관을 삽입한 흔적만 있고 정상 피부색에 혈종으로 보이는 덩어리는 없었다.

2) 촉진

양쪽 하지의 온도를 비교한 결과, 차이가 없이 따뜻했다. 총대퇴동맥 접근 부위에 떨림(thrill)이나 덩어리가 만져지지 않았다. 양쪽 발의 족배동맥을 촉진하였을 때 동일하게 감소된 상태로 촉진되었다.

3) 청진

질병이 없는 정상 상태에서도 맥박이 약하게 만져지거나 촉진되지 않을 수 있기 때문에 핸드헬드 도플러를 사용하여 양쪽 발의 족배동맥 및 후경골동맥을 확인하였을 때 차이가 없이 동맥 혈류가 잘 들렸다.

알아보기

파행증(claudication)

파행증은 활동에 의해 유발되고 휴식하면 회복되는 하지의 통증으로 말초동맥질환을 가진 환자에게 보이는 전형적인 사지허혈의 증상이다. 말초동맥질환으로 인해 다리 근육에 혈류가 감소되어 있을 경우 휴식 중에는 잘 느끼지 못하지만 운동을 하면 다리 근육에 동맥 혈류가 큰 폭으로 감소되면서 산소 공급과 근육의 대사 요구 사이에 불일치가 발생되어 파행 증상이 나타난다. 주로 종아리에 발생하는 것이 흔하지만 대퇴부나 엉덩이에도 발생한다. 증상의 위치는 근위부 병변에 영향을 받아 대동맥-장골동맥에 폐색이나 협착이 있을 경우 엉덩이나 대퇴부에, 대퇴-오금동맥에 폐색이나 협착이 있을 경우 종아리에 파행 증상이 나타난다.

질문 2 대상자의 문제를 해결하기 위해 어떤 정보가 필요한가?

1. 오른쪽 대퇴동맥 접근 부위와 관련된 정보

8월 9일과 9월 15일 한달 남짓한 기간에 2회에 걸쳐 오른쪽 총대퇴동맥으로 접근하여 TFCA 및 혈관경화요법 시술을 받았으며 2번 모두 지혈을 위해 혈관봉합장치(vascular closure device)를 사용하였다.

알아보기

혈관조영술 합병증

혈관조영술은 특정한 혈관이나 혈관계에 대한 해부학적 정보를 얻기 위해 조영제를 혈관에 직접 투여하는 시술을 말하며, 혈관질환을 진단하기 위한 최적표준(gold standard)검사지만 해당 혈관 및 신체 전반에 미치는 몇 가지 위험요소를 가지고 있기 때문에 추가적인 해부학적 정보가 환자 치료에 명확한 영향을 미칠 때에만 시행되어야 한다.

조영제 알러지

경미한 가려움증이나 두드러기부터, 드물지만 심각한 과민반응인 천명이나 서맥, 저혈압, 쇼크 등의 증상으로 나타날 수 있다. 검사 후 알러지 반응을 주의 깊게 모니터링하며, 이전에 조영제 알러지가 있었던 환자는 예방을 위해 미리 스테로이드 또는 항히스타민제를 투여한다.

조영제 유발 신부전증(contrast-induced nephropathy)

조영제는 신장에서 배설되기 때문에 급성신부전이 발생할 수 있다. 특히 고령, 신기능 장애, 탈수, 당뇨가 있는 환자들에게 주의가 필요하며, 수액 보충, 조영제 용량 제한, 신기능 저하 시 검사 전후 중탄산염 투여 등으로 예방할 수 있다. 검사 후 소변량과 혈중 크레아티닌의 확인이 필요하다.

동맥혈전색전증(arterial thromboembolism)

검사 도중 죽종이나 혈전이 떨어져 나가 색전증을 일으킬 수 있다. 검사 후 신경학적 결손이 보이면 뇌혈관의 색전증 발생을 의심할 수 있으며, 팔이나 다리, 손이나 발 등 사지에 허혈 증상이 보이면 사지말초동맥의 색전증 발생을 의심할 수 있으므로 주의 깊은 모니터링이 필요하다.

접근 부위 합병증(access site complication)

혈관조영술을 위한 도관(sheath) 접근 부위로 총대퇴동맥, 상완동맥, 요골동맥 등이 주로 사용되며 총대퇴동맥이 가장 많이 사용된다.

1) 출혈, 가성동맥류(pseudoaneurysm), 동정맥루(arteriovenous fistula)

혈관조영술에 따른 가장 흔한 합병증은 접근 부위의 부정확한 수동 압박(manual compression)이나

〈계속〉

혈관봉합장치 사용에 의해 발생한다. 이를 예방하기 위해 도관을 제거하고 도관의 경로를 고려하여 접근 부위를 보통 10-15분간 압박을 지속해 주어야 한다. 압박 지혈을 한 후 침상 안정을 격려하며 접근 부위 및 활력 징후를 주기적으로 관찰한다. 최근에는 수동 압박으로 인한 불편함과 지혈 시간, 합병증을 감소시키기 위해 혈관봉합장치(vascular closure device)를 사용한다.

2) 혈관폐색

혈관조영술 후 혈관폐색의 주요 원인은 동맥 내막 손상, 혈전, 잘못 위치한 혈관봉합장치, 동맥벽이나 외부로부터의 혈종에 의한 압박이 있다. 이로 인해 급성사지허혈이 발생되어 통증과 창백함, 맥박 소실 등의 증상이 나타나며 시술이나 수술 등 응급 재관류치료가 필요하다.

알아보기

혈관봉합장치(vascular closure device)

전 세계적으로 매년 7백만 명 이상이 경피적으로 혈관조영술 및 혈관내시술을 받으며 대부분 총대퇴동맥을 통해 이루어진다. 총대퇴동맥 접근 부위를 지혈하고 막는 방법 중 수동 압박은 지혈의 표준방법으로 환자의 사타구니를 직접 10-15분에서 최대 30분 동안 수동적으로 압박을 가한다. 압박 후에도 최대 8시간 동안 침상 안정을 취해야 하는 불편함이 크기 때문에 지혈을 위한 시간을 줄이고 조기 보행을 가능하게 하여 환자의 편안함을 향상시키기 위한 노력의 일환으로 1990년대 초반에 혈관봉합장치가 도입되었으며 최근에는 접근 부위 지혈을 위해 주로 혈관봉합장치를 사용한다. 혈관봉합장치의 주요 목표는 접근 부위 동맥의 신속한 지혈 및 합병증을 줄이는 것으로 주로 봉합(봉합고리로 동맥천자 부위를 막음, 그림 1)이나 클립, 플러그(생체흡수성 플러그를 천자부위 밖에서 주입, 그림 2) 등을 기반으로 만들어져 접근 부위 동맥을 막는 데 효과적이고 시술의 시간이 단축되는 장점이 있지만 비용이 상승되는 단점도 있다. 혈관봉합장치의 여러 가지 장점에도 불구하고 대규모 메타분석에 의하면 총대퇴동맥의 수동 압박과 혈관봉합장치 사용 후 주요 합병증 발생률에 차이가 없기 때문에 혈관봉합장치가 더 안전한 방법이라고 할 수는 없으며, 수동 압박의 경우 거의 생기지 않는 사지허혈과 서혜부 감염 등 수술이 필요할 정도의 중한 합병증이 더 발생한다고 하였다.

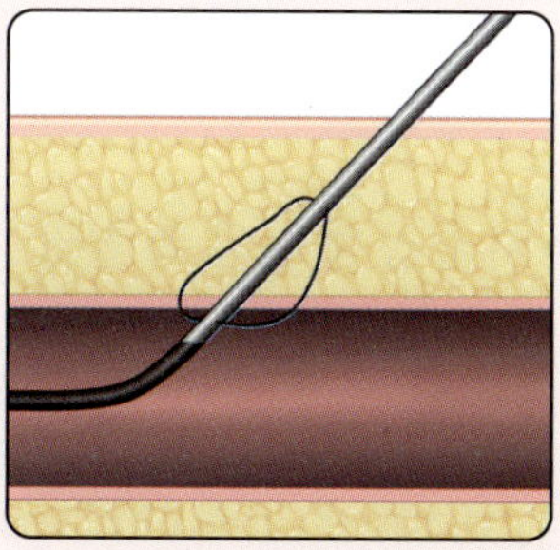

그림 1. perclose proglide 봉합장치

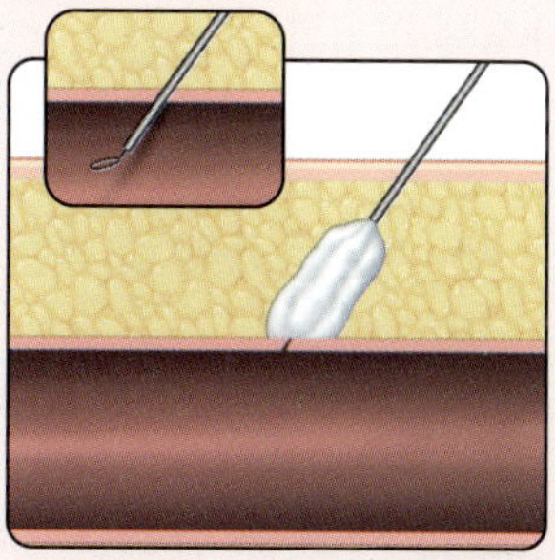

그림 2. exoseal 지혈기구

사례

대상자는 8월 9일 첫 번째 TFCA 검사를 받았을 당시 우측 총대퇴동맥과 외장골동맥 내강에 비해(그림 3) 9월 15일 두 번째 TFCA 검사를 받을 당시 우측 외장골동맥 내강이 부분적으로 좁아진 소견을 확인할 수 있다(그림 4). 8월 9일 TFCA 후 혈관봉합장치를 생체흡수성 플러그를 기반으로 한 엑소씰(exoseal, cordis corporation)을 사용하였고 9월 15일 혈관경화요법 후 봉합을 기반으로 한 퍼클로즈 프로글라이드(perclose proglide, abbott vascular)를 사용하였다.

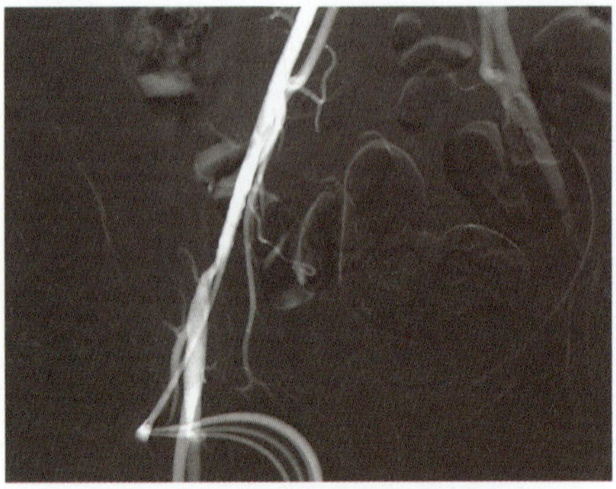

그림 3. 첫 번째 혈관조영술

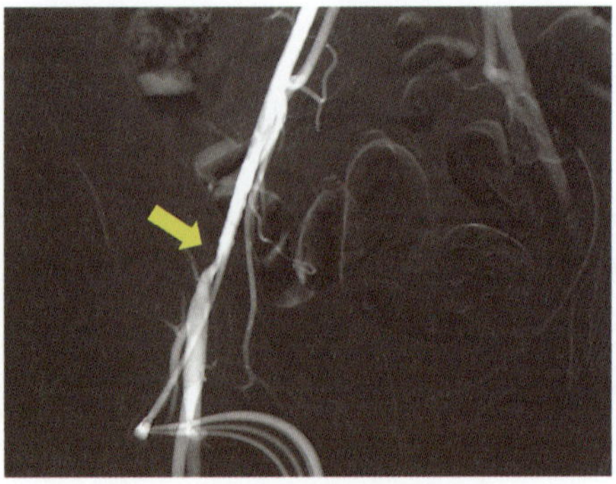

그림 4. 두 번째 혈관조영술

2. 발목상완지수(ankle-brachial index, ABI)

핸드 헬드 도플러와 혈압계를 사용하여 간단히 측정할 수 있고 말초혈관질환의 유무를 진단하는 데 유용하여 하지동맥허혈이 의심되는 환자에서 문진과 신체 사정 후 가장 먼저 시행하는 검사이다. ABI는 발목 동맥 중 높은 쪽 혈압(분자)과 양쪽 상지 혈압 중 높은 쪽의 혈압(분모)의 비율로 계산한다. 일반적으로 하지의 압력은 상지보다 높으며, ABI가 0.9 이하면 하지허혈을 진단하고 정도가 심할수록 수치가 감소한다.

ABI = 발목 동맥 중 높은 쪽 혈압/양측 상지 혈압 중 높은 쪽 혈압

3. 구역별사지혈압 측정 및 파형(segmental limb pressure & waveform)

1) 동맥폐색병변의 위치와 중등도를 측정하기 위해 시행한다. 하지의 여러 부위(대퇴부, 무릎 직상방 및 직하방, 발목관절 직상방)에 혈압커프를 감고 팽창시킨 후 혈압을 측정한다. 인접한

커프 사이에서 압력차가 15~30 mmHg 이상으로 측정되면 커프 사이의 동맥병변을 의심해 볼 수 있다.

2) 같은 위치에서 양쪽 다리 구역별사지혈압이 차이가 나면 압력이 낮은 쪽의 병변을 의심한다.

사례

대상자의 양쪽 상지 혈압 중 더 높은 우측 상지 혈압 107 mmHg을 선택하고 우측 하지의 발목 혈압 중 더 높은 82 mmHg를 선택하여 ABI를 구하면 82/107=0.77 이다. 좌측의 ABI는 127/107=1.19로 양쪽 하지의 ABI가 0.77과 1.19로 차이가 있어 우측 하지의 허혈을 예상할 수 있다. 대상자는 발목상완지수, 구역별사지혈압 측정 및 파형 검사에서 양쪽 하지의 각 구역별혈압이 30 mmHg 이상 차이가 나며, 구역별혈압의 파형은 우측이 전체적으로 좌측에 비해 이상형(biphasic) 또는 단상형(monophasic) 파형을 보이고 파형이 낮아 우측 하지동맥폐색, 특히 근위부 폐색의 가능성이 있다(그림 5).

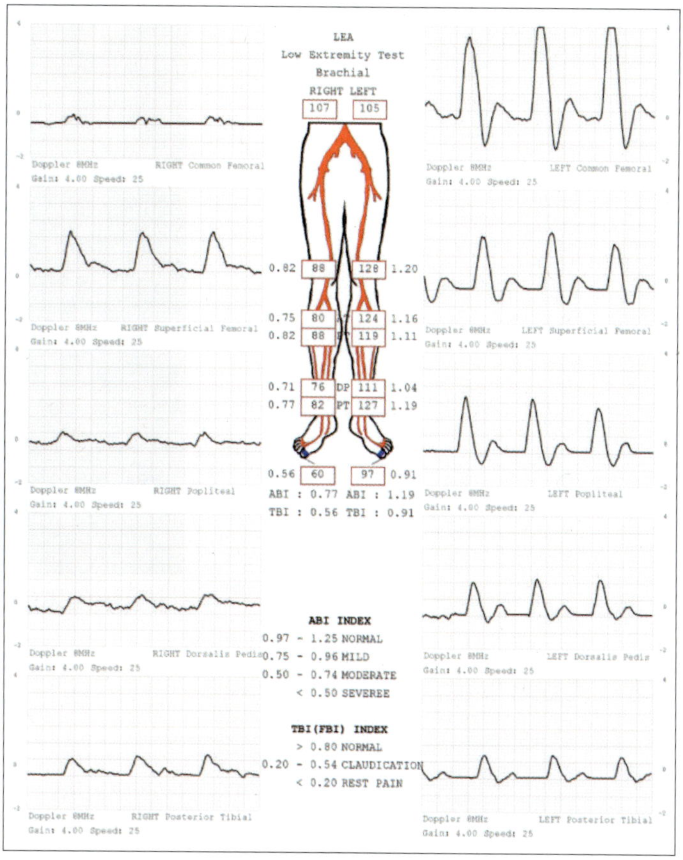

그림 5. 발목상완지수, 구역별사지혈압 측정 및 파형

4. 전산화단층혈관조영술(computed tomography angiography, CTA)

CTA는 짧은 시간 내에 긴 부위의 연속적이고 입체적인 영상 획득이 가능하여, 혈관을 최대한 조영 증강시킨 상태에서 촬영한 후 컴퓨터의 도움을 받아 3차원 영상으로 재구성한다(그림 6). 조영제 사용과 방사선 피폭의 단점이 있으나 혈관의 개요를 제공하여 거의 모든 혈관질환의 평가 및 시술 전 치료 계획의 수립, 치료 후 추적 검사로 흔히 사용된다.

5. 혈액검사

혈액검사 이상 소견은 없었다.

사례

하지동맥 CTA 중 최대강도투사(maximum intensity projection, MIP)에서 우측 외장골동맥(external iliac artery)의 폐색(화살표)을 확인할 수 있다(그림 6).

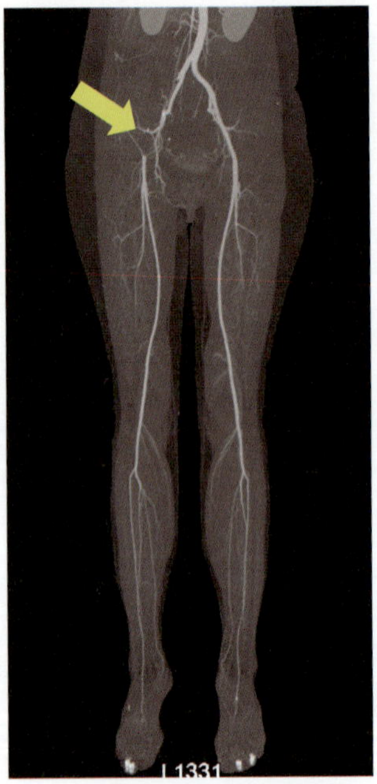

그림 6. 하지동맥 전산화단층혈관조영술

질문 3 대상자의 예상되는 진단명은 무엇인가?

하지동맥폐색으로 인한 급성사지허혈

병력 및 신체 사정, 비침습적 혈관검사 및 CTA 검사 등을 통해 우측 외장골동맥의 폐색이 확인되었다. 대상자는 젊은 여성으로 동반질환이나 과거 병력이 없이 두 번째 혈관조영술 및 혈관경화요법 후 증상을 호소하였으며, 반복된 혈관조영술과 혈관봉합장치 사용 합병증으로 인한 접근 부위 동맥폐색으로 인한 급성사지허혈 가능성이 높다.

알아보기

급성사지허혈(acute limb ischemia)

급성사지허혈은 사지의 생존에 위협이 될 수 있는 갑작스러운 동맥혈류감소를 의미한다. 만성사지허혈의 경우에는 측부 순환(collateral vessel)이 발달하여 사지에 혈류를 공급할 수 있지만 급성사지허혈은 측부 순환이 발달할 시간이 없기 때문에 사지의 생존에 위협을 받을 수 있다. 따라서 신속한 진단과 치료가 사지의 생존을 위해 중요하다. 급성사지허혈의 발병률은 약 1.5명/만명/년 정도로 원인은 색전증(embolism), 혈전증(thrombosis), 이식편 폐색(bypass graft occlusion)으로 나눌 수 있고, 기타 병인으로 박리(dissection), 외상(trauma), 혈관시술(vascular procedure) 등이 있다. 감별이 쉽지 않고 치료 전략에 차이가 있기 때문에 환자의 병력을 자세히 확인해야 한다. 이전에 파행증이나 사지동맥의 이식편 삽입 과거력이 있는 경우 급성사지허혈의 원인은 죽상경화성 플라크 파열로 인한 혈전증 또는 이식편의 폐색이다. 그러나 말초혈관질환의 과거력이 없던 경우, 급성사지허혈의 원인은 색전증일 가능성이 가장 높다. 명백한 동맥의 외상은 진단하기 어렵지 않지만 의인성, 특히 최근 혈관조영술이나 혈관내시술에 따른 동맥의 외상이나 박리가 종종 간과되기 때문에 이와 관련된 정보를 알아내는 것이 중요하다.

질문 4 어떤 우선순위로 문제를 해결하겠는가?

1. 수술적 치료
2. 항혈소판제 치료
3. 수술 혈관의 개방성(patency) 확인

질문 5 어떤 절차와 방법에 따라 문제를 해결하겠는가?

1. 수술적 치료

대상자는 10월 12일 급성동맥폐색으로 인한 급성사지허혈로 진단되었다. 하지만 도플러로 말초동맥의 혈류가 확인되었고 감각과 근육 약화의 증상이 없어 사지의 생존 가능성이 있는 범주에 속했다. 사지의 생존에 위협을 받을 정도는 아니었지만 일상 생활에 어려움을 겪을 정도의 파행증을 호소하여 신속한 치료가 필요하였다. 10월 12일 진단 당일 혈관외과 의사의 진료를 보고 10월 17일 수술적 치료를 받았다. 수술 중 혈관 내강을 확인한 결과, 혈관 내막이 박리되어 피판(flap)과 혈관 후벽이 함께 혈관봉합장치에 의해 봉합된 상태에서 혈전성 폐색이 확인되어 혈전과 혈관봉합장치(그림 7)를 제거하고 패치를 사용하여 혈관성형술을 받았다.

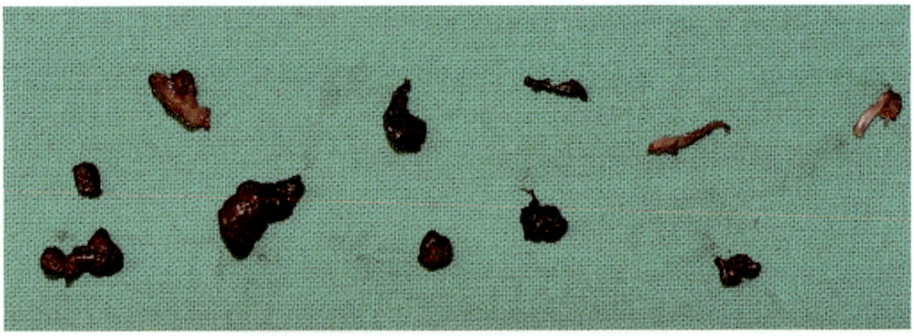

그림 7. 수술로 제거된 혈전과 혈관봉합장치

2. 항혈소판제 치료

수술적 치료 후 급성사지허혈의 원인이 되는 기저 질환과 관련된 약물 및 수술한 혈관의 개방성(patency)을 유지하기 위한 약물 치료가 필요하다. 대상자는 기저 질환이 없기 때문에 수술한 혈관의 개방성 유지를 위해 항혈소판제 치료가 필요하다. 대상자는 수술 후 아스피린(aspirin)과 클로피도그렐(clopidogrel)의 2중 항혈소판제를 한 달간 복용하였으며, 한 달 경과 후부터는 아스피린만 복용하게 되었다.

*** 항혈소판제 처방**

① 아스피린 1정 하루 한 번 경구 투여

② 클로피도그렐 1정 하루 한 번 경구 투여(수술 후 30일만)

알아보기

항혈소판제

혈소판은 인체에서 가장 작은 혈액 세포로 출혈과 지혈/혈전 발생의 항상성을 유지하는 중심적인 역할을 하며 혈관폐색질환의 거의 모든 과정에 관여한다. 항혈소판제는 혈소판의 활성화, 혈관벽에 부착, 또는 응집 등을 억제하여 동맥혈전증의 예방 및 치료 효과를 나타내기 때문에 수술한 혈관의 개방성 유지를 위해 사용한다. 하지만 출혈 위험성 때문에 조직검사를 포함한 내시경 검사, 침습적 검사, 시술 및 수술적 치료가 예정되어 있을 때는 전문의에게 복용 중단 및 재복용 여부를 상의해야 하며 출혈에 대한 추가적인 주의가 필요하다. 금기증에 해당되지 않는다면 무기한으로 지속되어야 한다.

3. 수술 혈관의 개방성 확인

수술한 혈관의 개방성을 확인하기 위하여 정기적인 추적 검사 및 외래 진료가 필요하다. 대상자는 수술 후 3일째 CTA(그림 8)를 하고, 한 달 후 ABI(그림 9)와 비침습적 혈관검사를 통해 수술한 혈관의 개방성을 확인하기로 하였다.

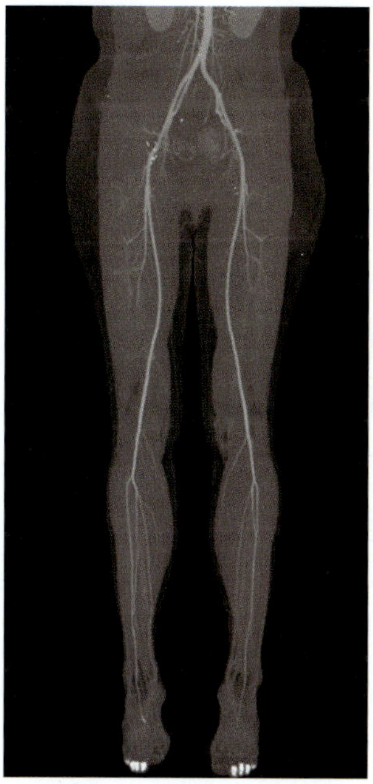

그림 8. 수술 후 하지동맥 전산화단층혈관조영술

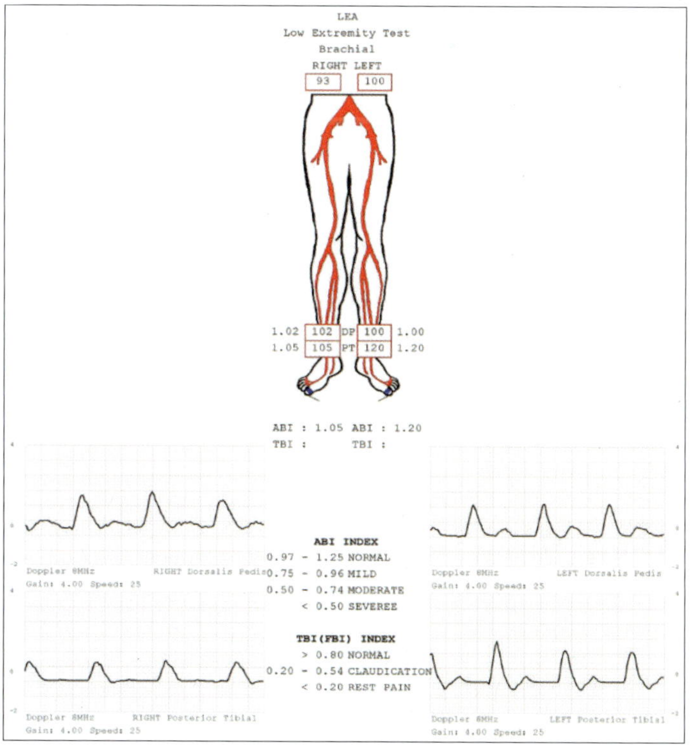

그림 9. 수술 후 발목상완지수, 구역별사지혈압 측정 및 파형

질문 6 대상자에게 필요한 F/U 계획은 무엇인가?

1. 파행증 호전을 위한 재활 운동 계획

대상자는 수술 다음 날부터 워커 및 간호사의 보조를 받아 걷기운동을 시작하였으며 병동을 2바퀴 도는 동안 파행증은 없었다. 서서히 보조 없이 걷기운동을 하고 운동량을 늘리는 것이 필요하다.

2. 혈관 개방성 확인을 위한 추적검사

혈관 개방성을 확인하기 위하여 추적 검사 및 외래 진료를 수술 후 한 달째, 3개월, 6개월, 1년 간격으로 시행할 예정이다. 허혈 증상이 없을 경우 조영제나 침습적 검사로 인한 환자의 불편함을 감소시키기 위해 비침습적인 혈관검사가 도움이 된다. 정기적 추적 관찰과 더불어 급성사지허혈 증상 재발 시 즉시 보고하는 것이 중요하다.

3. 출혈 예방관리

항혈소판제를 복용하는 동안 조직검사를 포함한 내시경 검사, 침습적 검사, 시술 및 수술적 치료가 예정되어 있을 경우 전문의와 상의할 것과 불필요한 물리적 충격이나 출혈 증상에 대해 추가적 주의에 대한 교육이 중요하다.

전문간호사의 역할

혈관조영술 및 혈관경화요법 후 발생한 파행증에 대해 환자를 사정하고 혈관시술과 관련된 합병증 중 급성사지허혈로 임상적 추론을 함으로써 신속한 진단 및 치료를 위한 임상적 의사결정을 하고 검사 및 진료, 협진, 수술을 조정하는 등 임상 실무 전문가로서의 역할을 수행하였다. 대상자는 혈관개방성 유지를 위해 장기적인 항혈소판제 복용을 유지하여야 하므로 항혈소판제 복약 관련 출혈 위험성에 대해 교육하고 혈관개방성 확인을 위한 추적검사 계획을 조정하는 등 조정자로서의 역할을 수행하였다.

요약

대상자는 오른쪽 귀의 동정맥혈관기형으로 혈관조영술 및 혈관경화요법 시행 후 심한 파행증을 호소하였고, 검사상 혈관조영술 및 혈관내시술에 따른 급성사지허혈로 추가적 검사 및 진료, 수술적 치료가 요구되는 환자이다.

대상자는 오른쪽 대퇴동맥을 이용하여 두 번의 검사 및 시술을 시행하였고, 혈관내봉합장치를 이용하여 지혈하였다. 이후 우측 외장골동맥 내강이 좁아진 소견이 확인되었고, 발목상완지수 검사상 오른쪽 하지허혈을 시사하는 결과로 추가적인 검사에서 혈전성 폐색이 확인되어 혈전과 혈관봉합장치를 제거하고 패치를 사용하여 혈관성형술을 받고 항혈전제를 복용 유지하며 퇴원하였다. 전문간호사는 대상자에게 신체 사정 및 검사, 임상적 추론과 치료 등 모든 과정 중 근거에 기반하여 실무 지식을 제공하였다.

혈관조영술 및 혈관내시술 후 발생하는 다양한 합병증에 대해 알고 있어야 하며, 이 중 가장 많이 발생하는 접근 부위 합병증을 감별하기 위해 대상자가 호소하는 급성사지허혈 증상을 파악하고 신체 검진을 수행하며, 다양한 비침습적 혈관검사 및 전산화단층혈관조영술 영상에 대해 이해해야 한다. 다음으로 급성사지허혈의 치료에 대해 알고 적절한 간호중재를 수행해야 한다.

급성사지허혈은 진단 및 치료가 신속하게 이뤄지지 못했을 경우 사지의 생존에 부정적인 영향을 미칠 수 있으므로 임상적 의사결정과 주의 깊은 환자 관리가 매우 중요하다. 대상자는 성공적으로 수술적 치료를 받고 퇴원하였으며, 혈관 개방성을 확인하기 위해 정기적으로 검사 및 진료를 받을 것이다.

사례로부터 배울 점

- 파행증은 활동에 의해 유발되고 휴식하면 회복되는 하지의 통증으로 말초동맥질환을 가진 환자에게 보이는 전형적인 사지허혈의 증상이다. 주로 종아리에 발생하는 것이 흔하지만 대퇴부나 엉덩이에도 발생하며, 증상의 위치는 근위부 병변에 영향을 받기 때문에 호소하는 부위에 따라 동맥의 어느 부위에 협착이 있는지 추론할 수 있다.
- 전세계적으로 혈관조영술 및 혈관내시술이 점차 증가하면서 접근 부위 동맥의 신속한 지혈 및 합병증을 줄이기 위하여 혈관봉합장치를 점차 많이 사용하지만 수동 압박으로 지혈할 경우 거의 생기지 않는 사지허혈과 서혜부 감염 등 수술이 필요할 정도의 중한 합병증이 발생할 수 있음을 이해하고, 혈관조영술 및 혈관내시술을 받은 대상자에 대해 접근 부위 합병증을 주의 깊게 관찰하는 것이 필요하다.
- 급성사지허혈의 경우 사지의 생존을 위해 신속한 진단 및 치료가 필요하다.

참고문헌

- 김상준. 혈관외과 환자의 치료. 제5판. 바이오메디북; 2012.
- 민승기, 안상현, 한아람. SNU 혈관외과학. 바이오메디북; 2023.
- Bhogal S, Waksman R. Vascular Closure: the ABC's. Curr Cardiol Rep. 2022;24(4):355-64.
- Dumpies O, Jobs A, Obradovic D, et al. Comparison of plug-based versus suture-based vascular closure for large-bore arterial access: a collaborative meta-analysis of observational and randomized studies. Clin Res Cardiol. 2023;112(5):614-25.
- Ierardi AM, Coppola A, Renzulli M, et al. Effectiveness and Safety of Different Vascular Closure Devices: Multicentre Prospective Observational study. Cardiovasc Intervent Radiol. 2023;46(7):827-34.
- Noori VJ, Eldrup-Jørgensen J. A systematic review of vascular closure devices for femoral artery puncture sites. J Vasc Surg. 2018;68(3):887-99.
- Norgren L, Hiatt WR, Dormandy JA, et al. Inter-Society Consensus for the Management of Peripheral Arterial Disease (TASC II). J Vasc Surg. 2007;45 Suppl S:S5-S67.

04

말초동맥 폐쇄질환

학습 목표

환자의 주 호소를 토대로 적절한 병력 청취를 수행할 수 있으며, 감별진단을 위한 검사를 알고, 대상자의 특성에 맞는 간호 계획을 세울 수 있다. 구체적인 목표는 다음과 같다.

❶ 환자의 정보를 통해 혈관질환의 증상을 유추할 수 있다.
❷ 혈관 검사 결과를 해석할 수 있다.
❸ 근거에 기반해서 말초동맥 폐쇄질환의 임상적 판단을 할 수 있다.
❹ 말초동맥기능부전이 있는 하지 궤양 환자의 창상 관리를 지침에 따라 할 수 있다.
❺ 말초동맥 폐쇄 질환자의 간호를 간호 과정에 따라 계획할 수 있다.

사례

71세 여자 환자가 30년 전 척수 종양(5번째 흉추)으로 하반신 마비(paraplegia)상태이며 고혈압과 고지혈증으로 약 복용하였으며, 협심증으로 관상동맥중재술을 받았고 파킨슨 질환이 동반되어 치료 중이다. 또한 좌측 대퇴부 골절로 수술받은 이력이 있으며 10년 전부터는 와상(bedridden) 상태로 지내던 중 내원 2개월 전부터 전신쇠약이 발생, 10일 전부터 오른쪽 발가락의 피부색 변화가 관찰되어 응급실을 내원하였다. 몇 년 전에도 천골(sacrum)과 좌골 (ischium) 부위의 상처가 발생되었다가 치유된 흉터가 있는 상태였다. 내원 당시 발가락 피부색 변화와 관련하여 평가를 받고 급성 감염증은 없어 가정간호를 통해서 창상 관리하면서 경과 관찰하기로 하고 퇴원하였다.

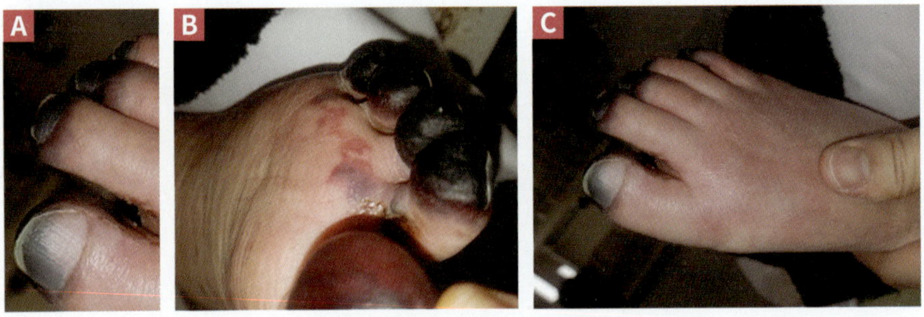

그림 1. (A) 발의 피부변화, (B) 발가락, (C) 발바닥 쪽

질문 1 대상자에게 있어 가장 중요한 문제는 무엇인가?

오른쪽 발가락의 피부색 변화

대상자는 내원 10일 전부터 오른 쪽 발가락의 감각이 떨어지고 피부는 건조해지고 검게 변색되어 피부 궤양이 진행되어 순환이 관찰이 어렵게 되었다. 혈액 공급이 충분히 되지 않음을 알 수 있었고 조직 손상과 괴사가 발생된 것으로 보였다.

질문 2 대상자의 문제를 해결하기 위해 어떤 정보가 필요한가?

1. 대상자 병력 확인

30년 전 척수 종양으로 하반신 마비 상태로 수년 전부터 고혈압과 고지혈증으로 약물 복용하던 중 협심증으로 관상동맥술을 시술을 받았고 파킨슨 질환 진단 받아 치료 중이다.

2. 신체 검진 결과

하반신 마비 상태로 하지의 근위축이 관찰되었다. 오른쪽 발의 족배 동맥은 미약하게 촉지되었고, 발가락 피부는 거무스름하게 변한 것이 관찰되었으며 피부 온도 차가 느껴졌다.

평가 항목		상지	하지
감각	가벼운 촉각/압박 감각	정확한 인식	전혀 인식못함
	온도감각	정확한 인식	전혀 인식못함
	통각(날카로운& 둔한)	정확한 인식	전혀 인식못함
	고유수용성 감각	정확한 인식	전혀 인식못함
	이분별 감각	정확한 인식	전혀 인식못함
운동	부위	어깨, 팔꿈치, 손목 , 손	엉덩이, 무릎, 발목, 발
	사지근력 검사 (0-5점)	5	0
순환	맥박	정상	족배동맥 미약하게 촉지
	피부색	정상	발가락 피부가 거무스름하게 변화
	온도	정상	온도가 차게 느껴지며 하지의 근위축이 관찰

3. 복용약물

퍼킨(perkin), 마도파(madopar), 아토바스타틴(atorvastatin), 아스피린(aspirin), 클로나제팜(clonazepam), 클로피도그렐(clopidogrel), 발사르탄(valsartan), 트리메타지딘(trimetazidine)을 복용 중이었다.

4. 혈관 검사 결과

초음파 검사 결과 총 대퇴동맥(common femoral artery, CFA)의 1.5 cm 폐색, 표재대퇴동맥(superficial femoral artery, SFA)의 이상의(biphasic) 파형, 후 경골동맥(posterior tibial artery, PTA)의 단상(monophasic)의 파형, 전 경골동맥(ATA)의 monophasic 파형의 결과를 보였다.

질문 3 대상자의 예상되는 진단명은 무엇인가?

말초동맥 폐쇄질환(peripheral arterial occlusive disease, PAOD)

알아보기

말초동맥 폐쇄질환

말초동맥 폐쇄질환은 하지의 동맥에 영향을 주는 질환으로 전 세계적으로 주요 사망 원인 중 하나이며 연령이 증가할수록 빈도가 증가한다. 일반적으로 하행대동맥과 하지 동맥의 동맥경화로 전체 유병률은 3-10% 정도이며 40세 이후 발병하기 시작하여 나이가 들수록 증가하고 60-69세에서는 인구의 약 5%에서 발병, 70세 이상에서는 15-30% 정도에서 발병한다.

흡연, 당뇨, 고지혈증, 고혈압, 비만 등이 위험 인자로 알려져 있다.

1. 임상 소견

대부분 증상이 없거나 비특이적 간헐적 파행증(intermittent claudication)이 발생되며 이는 보통 운동 중에 다리의 근육통이 발생하며 짧은 휴식에도 경감되는 특징이 있다. 일정 거리를 걸으면 양쪽 혹은 한쪽 다리에 증상이 시작되고, 이때 운동 및 보행을 중지하고 쉬면 국소 혈액 공급의 수요가 줄어듦과 함께 파행의 증상이 없어진다. 허혈이 진행되면 휴식기 통증과 함께 다리가 창백하거나 청색증을 보이며 하지의 궤양(ulceration)과 괴저(gangrene)와 같은 조직 소실이 발생한다.

2. 진단 검사

비침습적 혈류 검사를 이용한 평가로 진단하며 간헐적인 만성 파행과 더욱 심한 위급 하지 허혈증에서 유용하다. 이는 질환의 심각도, 추적관찰을 위한 기준, 궤양 호전 가능성 등에 대한 자료를 제공해 준다.

1) 발목-상완 동맥 지수(ankle-brachial index, ABI): 하지 허혈 진단을 위한 비침습적 검사법
   ① 병변측 발목의 동맥 수축기혈압을 상완의 수축기혈압(양측 중 높은 쪽의 혈압)으로 나눈 값이다.
   ② 해석: 정상 ABI는 1.0-1.3이며 수치의 감소에 따라 허혈 상태의 악화를 나타낸다.
      가. ABI가 0.9 이하이면 파행증이 발생하고 0.6 이하이면 심한 파행증이 나타나며 0.4 이하이면 임계하지허혈을 의미한다.
      나. ABI가 1.3 이상인 경우는 하지 혈관의 석회화가 심한 당뇨환자와 만성신부전 환자에서 주로 관찰되는 소견으로 정확한 진단을 위하여 도플러 초음파 등 부가적인 검사가 필요하다.

2) 혈류파 분석(waveform analysis): 정상적인 동맥 혈류는 수축기, 이완기 초기, 이완기 후기로 나누어지는 삼파형(tripahsic wave)을 보이게 되며 협착의 정도가 심해질수록 파형은 약하고 최고점이 낮아지며 거의 일직선인 단파형(monophasic wave)으로 변하게 되거나 혈류파의 소실을 보이게 된다.

〈계속〉

3) 동맥 초음파 스캔(duplex scan): 하지 혈류 순환을 평가할 수 있는 정확하고 비 침습적인 검사로 혈관 검사 중 가장 유용한 정보를 얻을 수 있는 검사로 좁아진 혈관 부위와 병변의 모양, 협착 정도, 혈류 속도 측정 및 파형 분석이 가능하다. 동맥 폐색의 경우 색 영상에서 혈류가 확인되지 않고 폐색 상하부에서 측부 순환이 관찰되기도 한다.

3. 치료

1) 위험인자관리: 동맥경화의 위험인자를 관리하는 것이 말초동맥 폐쇄질환의 진행을 늦추고 합병증을 예방할 수 있다. 따라서 금연, 체중조절, 당뇨관리, 고지혈증과 고혈압 관리 등이 철저히 이루어져야 한다.

① 흡연은 뇌졸중의 발생을 최소 두 배 이상 증가시키고 하지 혈관 폐색을 4-6배 증가시키며 흡연을 계속하면 혈관질환이 진행된다. 금연을 하면 간헐적 파행의 발생을 감소시키는 데 연관이 있으며 말초동맥 질환의 진행을 감소시키며 하지 허혈발생과 사지절단율을 의미 있게 감소시킬 수 있다.

② 당뇨가 있는 환자에서 간헐적 파행이 당뇨가 아닌 사람들에 비해 두 배 정도 흔하고, 하지 원위부 작은 혈관의 폐쇄성 질환의 발생에 관여하며 당화혈색소(hemoglobinA1C, HbA1C)가 증가 시 말초동맥 질환의 위험이 증가할 수 있다는 결과를 보여 당뇨가 있는 경우에는 적극적으로 HbA1c를 7% 이하로 낮출 것을 권고한다.

③ 고지혈증 조절은 죽상경화증의 진행을 지연시킨다. 콜레스테롤은 LDL-콜레스테롤이 160 mg/dL 이상이면 위험성이 매우 높아 조절이 필요하다. LDL-콜레스테롤을 100 mg/dL 이하로 낮추어야 하며 다른 혈관에도 동맥경화가 동반된 허혈 질환 고위험군의 경우에는 70 mg/dL 이하로 더 낮추는 것이 권고된다.

④ 고혈압의 관리와 조절은 말초동맥 질환의 발생과 진행을 완화하고 수술 전후 발생하는 심혈관 합병증(뇌졸중, 심근경색, 심혈관 사망)을 감소시킨다. 이러한 합병증은 정상 혈압 환자에 비해 고혈압 환자에서 2-4배 높다. 전통적으로 고혈압이 있는 환자의 경우에는 140/90 mmHg이고, 당뇨병을 동반한 경우에는 130/80 mmHg 이하로 유지하는 것이 권고된다.

⑤ 비만은 자체가 말초혈관 질환 발생의 위험 요소는 아니지만 치료를 어렵게 한다. 과도한 체중, 퇴행성 관절 질환과 호흡제한으로 인해 하지 동맥폐색질환에서 운동 치료가 제한되므로 체중조절이 필요하다.

2) 운동 요법: 규칙적인 운동은 심폐기능 유지와 체중감량에 중요하다. 규칙적인 운동은 고혈압, 고지혈증, 인슐린 민감성에 긍정적으로 작용한다. 걷기는 허혈 상태에 골격근의 대사를 적응시키고 순환을 향상시켜 파행을 안전화하고 개선한다. 따라서 보행 운동을 권하며 불가능한 경우 환자 스스로 할 수 있는 운동프로그램을 처방해주는 것이 필요하며 적어도 일주일에 3회 이상 운동을 해야 하며 파행 증상이 나타날 때까지 걷고 증상이 없어지면 다시 걷는 것을 반복한다. 운동은 다리 근육의 퇴화를 막고 대사 효율을 높이고 측부 혈관을 발달시켜 걸을 수 있는 거리를 늘려준다.

〈계속〉

3) 약물 치료: 항혈소판제제(atiplatelet agent) 복용은 심혈관질환을 예방한다. 이는 하지 증상개선, 보행 거리 증가에 도움이 되지는 않지만 전체적인 생존율을 향상시킨다. 특히 동맥경화증이 있는 환자들을 대상으로 한 여러 연구들에서 심근경색증과 뇌졸중 등 심혈관 질환의 발생을 감소시키는 것으로 알려져 있다. 혈관확장제는 효과가 입증되지는 않았지만 파행증 환자에서 증상 호전을 위해 투여하는 경우가 있다.

4) 중재술: 경피적 혈관중재시술은 적절한 운동요법과 위험인자 조절, 약물치료에도 파행 증상이 심하여 일상생활에 지장이 있는 경우나, 휴식 시 통증이 있거나 궤양 및 조직 괴사가 있는 경우 등에서 혈관재개통을 시행할 수 있다.

질문 4 어떤 우선순위로 문제를 해결하겠는가?

1. 위험인자 관리
2. 창상 관리(동맥성 궤양의 창상 관리 지침)
3. 일상생활 관리(생활습관 개선) 및 주의사항 교육(환자 교육 및 지지)

질문 5 어떤 절차와 방법에 따라 문제를 해결하겠는가?

1. 위험인자 관리

1) 혈압과 고지혈증 관리를 위해 정해진 처방대로 약물 복용을 이행하도록 교육하였다.
2) 움직임이 제한된 상태로 스스로 가능한 범위의 관절가동범위(range of motion, ROM) 또는 돌봄 제공자와 함께 할 수 있는 운동 프로그램을 계획하여 규칙적인 운동을 통해 혈류를 개선하도록 하는 생활습관의 개선 교육을 시행하였다.
3) 당뇨는 혈관 손상을 가속화시켜 창상 치유를 방해할 수 있으므로 정기적인 모니터링을 통해 혈당 수치 관리에 대한 교육을 시행하였다.
4) 흡연 또한 혈관의 수축과 동맥경화를 촉진하여 혈류를 감소시키게 되며 궤양의 치유를 지연시키므로 금연의 필요성에 대해 교육을 시행하였다.
5) 발과 다리의 관리를 위해 정기적으로 순환 상태 및 창상 감염에 대한 정기적인 평가를 시행하였다.

2. 창상 관리(동맥성 궤양의 창상 관리 지침)

1) 창상 드레싱: 허혈성 궤양에서의 드레싱 방법은 임상 증상에 근거하여 습윤치유환경의 원칙, 허혈의 정도, 허혈을 유발한 병리 원인에 기초하여 선택해야 한다. 창상의 상태(습기, 괴사 조직의 상태, 감염 여부)에 따라 적절한 드레싱을 선택해야 하며 드레싱 제품 중 자가분해제제나 효소 제제 등은 지나친 습윤을 유발하여 균의 증식을 유도할 수 있으므로 주의깊게 사용하고 특히 폐쇄드레싱은 감염을 동반할 수 있으므로 주의하여 관리하였다.
2) 창상 감염을 신속히 감지하고 적극적인 치료가 필요하며 이는 창상 감염 시 적절한 백혈구의 식균작용을 위해 산소가 제대로 공급되어야 하는데, 관류가 잘 되지 않은 조직은 산소와 영양의 공급이 제한된 환경에서 병원균이 숙주와 경쟁하게 되므로 말초동맥부전이 있는 조직은 적절히 관류된 조직에 비해 감염되기 쉬우므로 즉시 치료가 필요하다.
3) 궤양과 궤양 주위를 둘러싸는 조직 상태를 검진하여 염증, 열감, 부종과 같은 봉와직염 증상이 나타나거나 림프관염 소견이 보인다면 배양 검사를 시행하고 결과에 따라 전신적인 항생제 치료를 해야 한다. 스테로이드나 마취제가 포함된 크림이나 연고는 혈관수축을 유발하므로 좋지 않다.
4) 창상 관리 기본 원칙 및 관리 방법에 대해 돌봄 제공자에게 함께 교육을 시행하여 창상 경과를 관찰하는 방법과 이상 징후에 대해 교육하고 정기적인 평가 및 관리가 이루어지도록 해야 한다.

3. 일상생활 관리(생활습관 개선) 및 주의사항 교육(환자 교육 및 지지)

1) 환자와 돌봄제공자에게 통제가능하고 적용할 수 있는 생활양식의 변화를 이해하도록 교육(고혈압 관리 및 당뇨병 예방 관리 교육 시행)한다.
2) 침범 받은 부위로 가는 혈류를 증가시키기 위해 금연과 전문가의 지시에 따른 적절한 운동을 격려한다.
3) 사지를 따뜻하게 유지시키고 흡수성이 좋은 양말을 신고, 갑작스러운 체온 변화가 일어나지 않도록 하며 꽉 끼는 옷이나 신발은 피하고, 다리를 꼬고 앉지 않도록 교육한다.
4) 허혈성 통증이 있다면 완화를 위한 진통제 복용 교육 및 휴식 시 통증이나 급성 염증 시 치료 필요성에 대한 교육을 실시한다.
5) 적절한 발의 피부관리는 부드러운 비누로 매일 씻고 완전히 헹구어 내고 피부는 로션 등을 발라 습윤하게 유지하고 발가락 사이는 습기를 제거하여 건조시키도록 교육한다.

질문 6 대상자에게 필요한 F/U 계획은 무엇인가?

정기적인 모니터링과 평가

말초동맥 폐쇄에 대한 정기적인 신체 검진과 혈관 상태, 감염 여부에 대한 평가가 중요하다. 이를 통해 동맥성 궤양이나 혈류 감소와 같은 문제를 조기에 발견하고 치료하도록 하는 것이 필요하다.

동맥성 궤양은 혈류 감소로 인해 발생되므로 치료를 위해서는 혈류를 회복시키는 것이 우선이며 허혈에 기여하는 요소들 중 환자는 생활양식을 변경하여 이를 관리할 수 있도록 관련 교육을 받아야 한다.

발과 발가락은 매일 관찰하며 창상, 감염, 색의 변화 등을 주의 깊게 평가해야 한다. 또한 재발을 예방하고 치유잠재성을 극대화하기 위해 내외과 치료뿐만 아니라 정기적인 의료 전문가(진료)의 점검 및 치료계획에 대해 다학제적 접근을 통한 조정이 필요하다.

전문간호사의 역할

전문간호사는 다양한 경험과 전문 기술을 가지고 있으며 복잡한 문제를 가진 대상자의 전반적인 상태 및 임상 문제에 대해 적절한 판단을 통해 전문적 상급 실무를 수행하였다. 상태 변화 시 일어날 수 있는 문제, 질병의 진행 과정 및 예후 등을 상담하게 되며 대상자, 가족 및 돌봄제공자에게 대처 가능한 방법에 대해 적절한 교육을 제공하는 상담자와 교육자 역할을 제공하였다. 또한 전문간호에서 제공되는 실무에 대해 과학적 근거에 기반한 실무를 적용할 수 있도록 지속적인 연구를 수행하며 타 전문가와의 연계 및 조정을 통해 대상자, 가족 및 돌봄제공자에게 적절한 치료가 유지될 수 있도록 하는 조정자와 중재자 역할을 하게 된다.

요약

대상자의 발가락 피부색 변화는 고혈압, 고지혈증의 기저 질환과 관상동맥중재술 이력으로 심혈관 질환과 관련된 합병증을 추론할 수 있으며 파킨슨 질환 및 대퇴부 골절, 하반신 마비의 등의 상태로 인한 운동 능력 저하 및 감각 저하로 조기 발견이 어려웠고 증상이 진행된 것으로 예측할 수 있었다.

본 사례 관리를 위해 위험인자를 조절하는 것에 우선순위를 두었으며 창상에 대한 감염예방, 추가 합병증 예방을 위해 지속적인 모니터링과 환자 및 보호자 교육, 정기적인 진료를 통해 통합적으로 대상자 관리를 하고자 하였다. 현재 사례 환자는 창상은 호전되어 치유된 상태이나 돌봄상태가 장기화되면서 돌봄제공자의 과부담으로 요양기관에 입원한 상태이다.

말초동맥 폐쇄질환은 사지 절단 위험이 높고 심혈관계 질환으로 사망률이 증가한다고 알려져 있다. 비특이적이며 무증상인 경우가 많으며 드물게 혈관염, 하지 외상 등 비동맥성 질환에서도 유사 증상이 나타날 수 있어 감별이 필요한 질환이다. 일반적으로는 나이가 들수록 높아지며 심혈관계 질환과 연관이 있다는 결과 보고가 많아 동반된 고지혈증, 흡연, 고혈압, 당뇨, 비만 등과 같은 위험인자의 조절과 약물치료, 하지 동맥의 병변이 진단된 경우에는 적절한 치료가 필요하다.

사례로부터 배울 점

- 의료기관 이용이 제한되어 있는 지역사회 거주 대상자들은 지식 부족 및 돌봄 체계 부족으로 인해 질병 예방이 어렵고, 문제가 발생한 후에야 이를 인식하는 경우가 많다. 이러한 문제를 조기 발견하는 것이 매우 중요하다.
- 건강 교육과 건강증진을 위해서는 다학제적 접근이 필요하며, 사전 예방이 가능한 전략을 확인하는 것도 중요하다.
- 또한 자기 건강관리 능력 향상이 중요하다. 맞춤형 교육프로그램을 개발하여 연령, 성별, 교육수준, 배경 등을 고려하여 대상자에게 접근할 수 있어야 한다. 이를 위해 온라인 교육 또는 지역사회 내의 기존 네트워크를 활용하여 참여가 용이하도록 해야 한다. 의료종사자들도 충분한 지식을 공유하고 대상자들에게 충분한 안내를 제공해 추가 질병 예방 및 조기 발견을 할 수 있도록 해야 한다.

참고문헌

- 강승윤 권오영, 이종석 외. 응급센터에서 다리의 폐쇄동맥경화로 진단된 환자의 특성과 임상적 중증도에 영향을 미치는 인자에 관한 고찰. 대한응급의학회지. 2013;24(5):591-8.
- 김상준. 혈관외과 환자의 치료. 제5판. 바이오메디북; 2008.
- 박경희. 하지궤양의 임상적 검진방법과 관리. 대한창상학회지. 2006;2(1):47-53.
- 보건복지부. 당뇨병 진료지침. 2021.
- 이재환, 이승환. DM Foot ulcer management. 대한내과학회 추계학술대회. 2015;2:25-9.
- 최승혁. 말초동맥 폐쇄증의 치료. 대한의사협회지. 2010;53(3):228-35.
- 최희정. 말초동맥질환의 진단과 치료, 가정의학회지. 2008;29:387-94.

05

심근경색

학습 목표

환자의 주 호소를 토대로 적절한 병력청취와 이를 감별진단 하기 위한 검사를 알고, 대상자의 특성에 맞춘 간호 계획을 세울 수 있다. 구체적인 목표는 다음과 같다.

❶ 흉통을 감별하기 위해 환자로부터 적절한 정보를 얻고 해석할 수 있다.
❷ 심근경색을 의미하는 흉통의 특성을 알 수 있다.
❸ 심근경색 감별을 위한 진단적 검사와 결과를 해석할 수 있다.
❹ 심근경색에 필요한 간호중재를 수행하고 예방을 포함한 간호 계획을 세울 수 있다.

사례

68세 남자 환자는 세 시간 전인 오전 8시경부터 갑자기 어지러운 증상과 함께 흉부 불편감이 발생하였고, 체한 느낌을 동반하여 목으로 퍼지는 앞가슴을 짓누르는 듯한 불편감을 호소하며 응급실을 방문하였다. 내원 당시 환자는 식은땀과 구토 증상이 있었고, 과거 고혈압과 당뇨를 진단받았으며, 현재 텔미사르탄(telmisartan) 80 mg, 아토르바스타틴(atorvastatin) 10 mg, 메트포르민(metformin) 1,000 mg 복용 중이다. 이전부터 간헐적으로 운동 시 체한 느낌과 같은 가슴 통증이 있었으나 지속시간은 길지 않았고, 휴식 시 10분 이내 사라지는 양상이었다.

내원 당시 환자의 의식은 명료하였고, 가슴 통증은 수치평가척도(numeric rating scale, NRS) 6-7점으로 지속되고 있었으며, 혈압 98/55 mmHg, 맥박 89회/분, 호흡 30회/분, 산소포화도 94%, 체온 37.6℃이었다. 흡연력은 30갑년(pack-year)이다.

질문 1 대상자에게 있어 가장 중요한 문제는 무엇인가?

3시간 이상 지속되는 어지러움, 식은땀, 구토를 동반한 앞가슴을 짓누르는 흉부 불편감

대상자는 과거력상 당뇨와 고혈압을 진단받았고, 흡연력이 있으며, 어지러움, 식은땀, 구토를 동반한 앞가슴을 짓누르는 가슴통증을 세 시간 이상 주 호소하고 있다. 현재 통증 강도는 NRS 6-7점으로 목으로 방사되는 양상이며, 과거에도 운동 시 간헐적인 가슴 통증을 경험한 적이 있다. 당뇨, 고혈압, 흡연력은 심뇌혈관 질환의 위험요인으로, 대상자는 심뇌혈관질환의 고위험군이다.

질문 2 대상자의 문제를 해결하기 위해 어떤 정보가 필요한가?

흉통 양상과 진단 검사 결과

1) 흉통 양상

급성 흉통을 호소하는 환자에게 가장 중요한 것은 생명을 위협하는 요인 중 하나인 심혈관 문제에 대한 고려이다. 허혈성 심질환에 의한 흉통을 효과적으로 감별하기 위해 초기 흉통의 특성을 확인해야 하며, 이는 적절한 치료가 빠른 시간 내에 이루어지도록 하기 위함이다.

알아보기

흉통 평가

흉통환자를 사정하기 위해 심근경색을 시사하는 흉통의 특성(표 1)과 흉통 원인별 특징(표 2)에 대해 잘 숙지해야 한다.

표 1. 심근경색을 시사하는 흉통의 특성

항목	특성
통증 양상	흉골후부 불편감 쑤시는(aching), 누르는 듯한(heaviness, pressure), 쥐어짜는 듯한(squeezing), 짓이기는 듯한(crushing), 조이는 듯한(tightness, constriction) 통증
시작과 지속 시간	안정 시 새로 발생한 흉통, 빈도나 지속시간이 점진적으로 증가, 수분에 걸쳐 서서히 강도가 증가, 급격하게 발생하고, 20-30분 이상 고강도 증상이 지속되기도 함
위치와 방사통	흉골후부에서 목, 턱, 어깨 팔로 뻗치는 방사통이 동반 명치 부위에서 가슴으로 방사되는 통증
강도	환자마다 다양, 수치평가척도(0-10)로 측정
촉발요인	활동에 의해 유발 혹은 악화되고, 안정 시 유발
완화요인	휴식 때 가라앉는 양상, 안정 시에 지속되기도 함, 니트로글리세린(nitroglycerin)으로 완화
관련 증상	호흡곤란, 발한, 오심, 구토, 심계 항진, 의식 소실, 실신 등 식사와 관련 없는 속쓰림(heartburn)

표 2. 흉통의 감별진단

구분	특징
급성관상동맥 증후군	• 안정 시, 새로 발생한 흉통, 진행하는 협심증 • 여성, 젊은 환자, 당뇨환자에서 비특이적 증상으로 나타남 • 호흡곤란, 쇠약감, 오심, 구토, 심계항진, 실신 등
비심근허혈성 심폐혈관질환	• 대동맥 박리(aortic dissection): 갑자기 발생한 날카롭고 찢어지는 듯한 흉통, 배와 등으로 방사 • 급성 심낭염(acute pericarditis): 누운 자세, 흡기 시 증가하는 날카로운 통증, 앞으로 숙일 때 통증 감소 • 폐색전증(pulmonary embolism): 흉막 통증(pleuritic pain), 기침, 호흡곤란, 빈호흡 동반, 심부정맥혈전증(deep vein thrombosis, DVT) 과거력
호흡기계	• 긴장성기흉(tension pneumothorax): 노력성 호흡(labored breathing), 호흡 시 부속근 사용, 빈맥이나 저혈압이 동반될 수 있음 • 폐렴: 흉막통(pleuritic pain), 발열이나 가래를 동반한 기침이 있을 수 있음
위장관계	• 식도파열(esophageal rupture): 흉골 후부 가슴통증, 기종(emphysema)으로 인해 마찰음(crepitus) 촉진 • 위식도역류(gastro-esophageal reflux disease, GERD): 협심증과 유사한 흉골 후부 흉통(쥐어짜는 듯한 통증이나 속쓰림 양상), 등이나 목으로 방사, 식후나 잠에서 깬 후, 스트레스에 의해 유발, 제산제 사용, 혹은 저절로 완화됨
근골격계	• 심폐 증상 동반 없이 부분적인 혹은 특정 부위의 표재성 통증
정신과적	• 유발요인 없이 저절로 발생, 갑자기 발생하여 수분 혹은 수시간 지속 • 공포 에피소드와 관련됨
약물	• 코카인(cocaine)은 관상동맥 연축(spasm)으로 인해 심근 허혈을 유발

2) 진단 검사

(1) 심전도

흉통을 호소하는 급성기 환자에서 급성관상동맥 증후군을 진단하고, 경색 발생 부위와 관련된 관상동맥을 확인하는 데 심전도는 유용하다. 흉통 초기 심전도뿐 아니라 연속적으로 심전도를 확인하여 변화를 관찰하는 것이 중요하며, ST 분절의 변화, T 파형의 변화, 병적인 Q 파형의 유무는 심근의 허혈 혹은 경색을 진단하는 데 유용하다.

알아보기

심근 허혈 시 관찰되는 심전도 변화

1. ST 분절(ST segment)

ST 분절의 상승 혹은 하강은 QRS 군과 ST 분절이 만나는 J point를 기준선인 TP 분절이나 PR 간격과 비교하여 판단한다. 심근의 허혈(ischemia) 부위는 주변의 정상조직보다 더 음성이라 ST 분절의 하강을 보이고, 손상(injury) 부위는 완전한 재분극이 되지 않아 주변조직보다 더 양성으로 남게 되고 이는 ST 분절의 상승으로 나타난다. 12 유도 심전도에서 V2~3를 제외한 두 개 이상 인접한 유도에서 1 mm 이상의 ST 분절 상승 혹은 하강은 의미 있는 ST 분절의 변화이다.

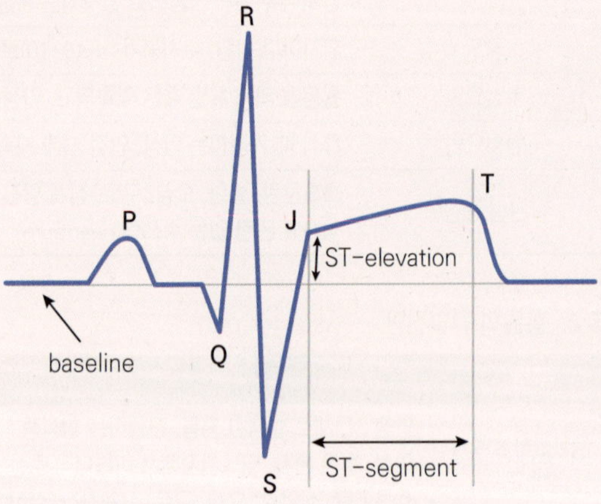

그림 1. ST 분절과 J point

2. 병적인 Q 파형(pathologic Q wave)

심근 전층(transmural)에 걸친 괴사(necrosis)로 인해 전기적으로 중성을 띄는 경색(infarction)부위는 일종의 전기적인 창으로 작용하며 경색 반대측을 볼 수 있다. 경색 부위의 전극을 통해 반대쪽을 향하는 양의 벡터(vector)는 전극으로부터 멀어지게 되고 이는 Q 파형을 만든다. 병적인 Q 파형은 폭이 0.04 초 이상이며 Q/S비가 25% 이상이어야 한다.

3. 상대적 변화(Reciprocal change)

급성심근경색을 서로 반대쪽 두 전극에서 볼 때 일어나는 '거울상(mirror image)'을 말한다. 경색된 부위 반대쪽은 방해받지 않고 전극을 향하는 벡터를 보여 큰 R 파형을 보이나, 경색 부위 전극은 그와 반대되는 벡터를 기록하므로 전극으로부터 멀어지는 Q파형을 만들게 된다.

〈계속〉

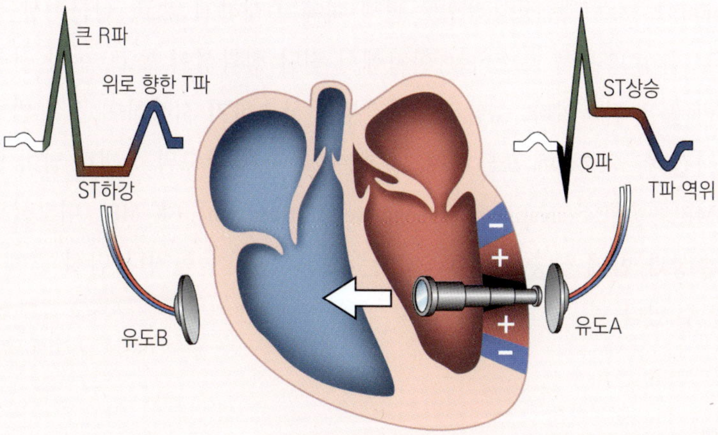

그림 2. 상대적 변화

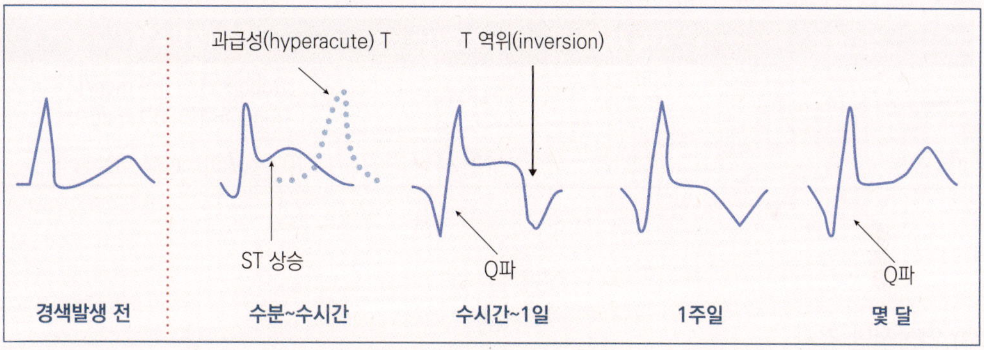

그림 3. 심근 경색 후 심전도 변화

표 3. 심전도 유도와 심근의 해부학적 위치

해부학적 위치	관련 심전도 유도	관련 관상동맥
전면부(anterior)	V3, V4	LAD
전벽중격(anteroseptal)	V1 ~ V4	LAD, Diagonal
좌측측벽부(Lt. lateral)	I, aVL, V5 ~ V6	LCx
하벽부(inferior)	II, III, aVF	RCA
후벽부(posterior)	Tall R, ST depression in V1, V2	RCA
우심실(Rt.ventricle)	II, III, aVF, V4R	RCA

LAD: 좌전하행관상동맥(Lt. anterior descending coronary artery),
LCx: 좌측회선지(Lt. circumflex), RCA: 우관상동맥(Rt. coronary artery)

(2) 심장효소(cardiac biomaker)검사

트로포닌(troponin) I 혹은 T는 정상적으로 혈액 내에 존재하지 않고, 심근손상 시 혈액 내에서 빠르게 확인되므로 급성 흉통을 호소하는 환자에서 진단 정확성이 높고, 손상 진행 정도를 모니터하는데 민감도가 높은 검사이다. 증상 후 3시간부터 상승하기 시작하여 정상 범위의 20배 이상 상승하고, 24-36시간 후 최고점에 도달하며, 길게는 2주까지 상승된 상태로 남아 있다. 크레아틴포스포키나아제 MB 동종효소(creatine phosphokinase MB isoenzyme, CK-MB), 미오글로빈(myoglobin) 등 효소도 심근 손상과 함께 상승하나 CK-MB는 CK의 농도가 높거나 만성 근육질환에서 심근 손상 없이 증가할 수 있다.

알아보기

표 4. 심근경색시 심근 효소의 이상

심근효소	시작 시점	최고점	비정상수치
Troponin I & Troponin T	3-4 hr	24-36 hr	Troponin I > 1.5 mcg/L Troponin T > 0.1 mcg/L
CK-MB	4-8 hr	12-24 hr	10 mcg/mL or 3% 이상 증가

(3) 영상진단 검사

① 심장초음파 검사(echocardiography)

심근 관류 장애를 판단하고 급성 흉통과 관련한 관상동맥 외 원인과 심근경색에 따른 2차적 합병증(심실중격결손, 승모판막역류증 등)을 확인할 수 있으며, 좌심실의 기능을 평가하여 심부전의 발생에 대한 예후를 예측하는 데 도움을 준다.

② 관상동맥 조영술(coronary angiography, CAG)

관상동맥을 촬영하여 혈관이 좁아지거나 막힌 부분이 있는지 관상동맥의 구조와 혈류를 확인할 수 있고, 필요시 재관류 시술이 가능하다.

사례

환자의 흉통 사정 내용은 아래와 같으며, 응급실 내원 당시 시행한 심전도 검사(그림 4)와 혈액검사이다(표 5).

- 통증 양상: 체한 느낌의 가슴을 짓누르는 통증
- 지속시간: 3시간
- 방사: 목
- 관련 증상: 어지럼증, 식은땀, 구토, 체한 느낌
- 시작 시간: 내원 당일 오전 8시경
- 위치: 상복부(epigastric) 부위
- 촉진 요인/완화 요인: 없음
- 강도: NRS 6-7점

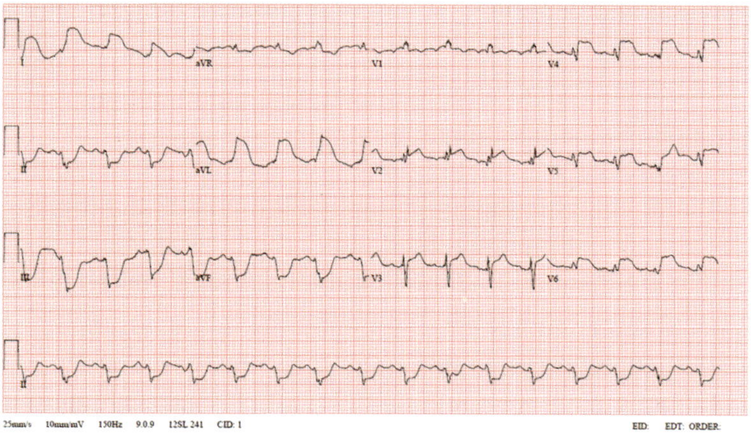

그림 4. 응급실 심전도

표 5. 응급실 혈액검사 결과

검사명	결과
WBC	14×10^3/uL
Hemoglobin	15.4 g/dL
Platelet	236×10^3/uL
BUN	22 mg/dL
Creatinine	1.76 mg/dL
LDH	318 IU/L
AST	539 IU/L
ALT	120 IU/L
CRP	0.1 mg/dL
CK-MB	34.4 ng/mL
Troponin I	1,405 pg/mL

질문 3 대상자의 예상되는 진단명은 무엇인가?

심근경색

좀 더 구체적으로는 전외측(anterolateral) ST 분절상승 심근경색으로 구분할 수 있다. 급성관상동맥 증후군(acute coronary syndrome, ACS)은 심근의 산소 공급과 수요 사이의 불균형으로 발생하는 증후군으로 불안정형 협심증(unstable angina, UA), ST분절상승 심근경색(ST elevation myocardial infarction, STEMI), ST분절비상승 심근경색(non ST elevation myocardial infarction, Non STEMI)으로 구분된다. 죽상경화판의 파열 혹은 미란으로 유발된 혈전에 의해 관상동맥 혈류가 감소되거나 차단되어 발생한다.

사례

환자는 12 유도 심전도상 심근의 전외측부(anterolateral region)를 나타내는 흉부유도 V3~V6, I, aVL에서 ST 분절의 상승을 보이고, 그와 반대되는 유도인 II, III, aVF 유도에서 상대적 변화로 ST 분절 하강을 보인다(그림 5). 혈액 검사 결과 심근 효소인 troponin I가 1,405 pg/mL, CK-MB는 34.4 ng/mL로 상승되어 있음을 근거로 심장의 전외측 부위를 침범한 ST분절 상승 심근경색으로 진단할 수 있다.

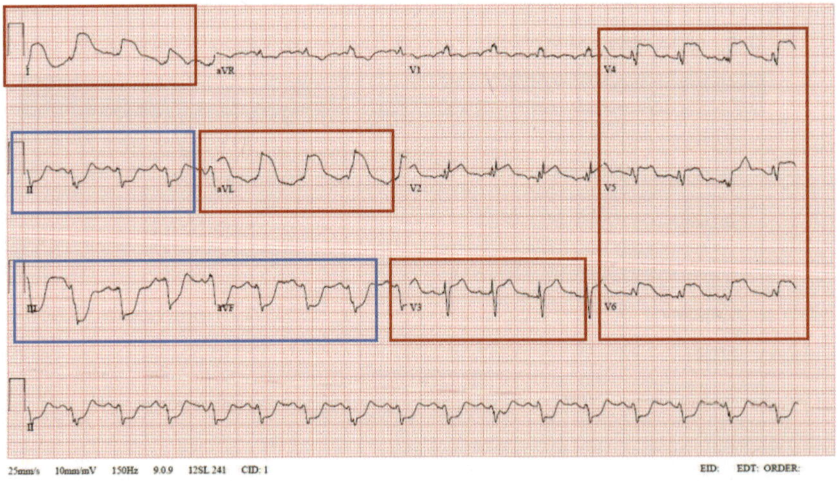

그림 5. ST 분절 상승(red)과 상대적 변화(blue)

질문 4 어떤 우선순위로 문제를 해결하겠는가?

1. 증상 조절
2. 항혈소판 약물 복용
3. 재관류 치료
4. 심근경색 후 합병증 치료

질문 5 어떤 절차와 방법에 따라 문제를 해결하겠는가?

1. 증상 조절

심근 허혈로 인해 생긴 증상을 관상동맥 혈관을 이완시킴으로써 완화시키는 것이며, 질산염(nitrate) 약제와 베타 차단제(beta blocker) 약물 투여와 산소요법을 적용할 수 있다.

1) 질산염(nitrate)약제 투여

체내에서 산화질소(NO)로 전환되어 혈관 평활근의 이완을 일으킨다. 전신 정맥 이완으로 좌심실 이완기말 압력을 감소시켜 심근 긴장(myocardial wall tension)과 산소 요구를 감소시키고, 관상동맥 이완, 곁순환 혈관(collateral vessels)의 혈류를 증가시킨다. 설하정(sublingual nitroglycerine, NTG)은 0.4 mg을 5분 간격 3회까지 투여할 수 있다.

2) 베타 차단제(beta blocker) 투여

베타 차단제는 교감신경 활성에 따른 심박수, 동맥압, 심근 수축력 증가를 억제함으로써 심근의 산소 요구량을 감소시킨다.

3) 산소요법

산소포화도가 낮거나 호흡곤란 증상이 있는 STEMI 환자에서 산소요법을 부가적으로 선택할 수 있으며, 말초산소포화도 94% 이상이고, 호흡곤란 증상이 없다면 일상적으로 산소요법은 필요하지 않다. 심근경색환자의 저산소혈증은 좌심실 이완기말압 증가에 의한 이차적인 폐-환기 관류 장애에 의한 것이다.

2. 항혈소판 약물 복용

심근경색 초기에 이중 항혈소판제제(dual antiplatelet therapy, DAPT) 복용을 시작한다.

1) 아스피린(aspirin) 투여

트롬복산(thromboxane) A2는 막인지질로부터 혈소판 응집을 촉진하는 물질로, 아스피린은 thromboxane A2 생성 과정에 필요한 고리산소화효소-1 (cyclooxygenase-1, COX-1)을 불활성화한다. 아스피린은 빠르게 혈중농도를 높이기 위해 부하 용량(loading dose)으로 코팅되지 않은 정제(uncoated tablet) 162~325 mg을 씹거나 부수어 복용한다.

2) 클로피도그렐(clopidogrel), 프라수그렐(prasugrel), 티카그렐롤(ticagrelor) 투여

P2Y12 이인산아데노신(adenosine diphosphate, ADP)수용체 억제제로 혈소판에 있는 수용체에 ADP결합을 방해하여, 혈소판에 피브리노겐(fibrinogen) 및 혈소판 서로 간 결합에 필요한 당단백질 IIb/IIIa (glycoprotein IIb/IIIa, GP IIb/IIIa) 수용체의 활성화를 억제한다. 아스피린과 함께 복용 시 사망, 재경색 등 위험을 줄이고, 혈전 용해 치료(fibrinolytic therapy) 후 재관류된 혈관이 막히는 것을 예방한다.

3) 앱식시맙(abciximab) 투여

앱식시맙은 GP IIb/IIIa수용체에 결합함으로써 피브리노겐의 결합을 차단하여 혈소판 응집을 억제하는 정맥주사용 약물이다.

3. 재관류 치료

풍선확장술(balloon dilatation) 및 관상동맥 스텐트 삽입 등의 경피적 관상동맥시술(percutaneous coronary intervention, PCI)과 관상동맥 우회술(coronary artery bypass graft, CABG)이 재관류 치료법으로 시행된다.

4. 심근경색 후 합병증 치료

1) 심기능 부전

좌심실기능부전은 급성심근경색 환자의 주요 합병증으로 허혈성 괴사 범위에 따라 정도가 결정되고 펌프기능부전으로 인해 사망에 이를 수 있다. 저산소혈증을 피하고 이뇨제와 혈관확장제를 투여하여 전부하 및 후부하를 감소시키는 등 심부전 치료를 한다.

2) 심인성 쇼크

심한 심기능 부전의 형태로 좌심실 충만압이 상승하고, 저혈압, 저심박출증이 지속되며, 주요장기 관류 저하에 따른 의식저하, 핍뇨, 대사성산증 등이 나타난다. 약물적 치료 외 경피적 관상동맥시술이나 관상동맥 우회술 같은 관상동맥 재관류 치료나 대동맥내 풍선펌프(intra-aortic balloon pump, IABP), 심폐보조 체외막 산소화장치(veno-arterial extra-corporeal membrane oxygenator, VA ECMO) 등 일시적인 순환 보조 장치를 필요로 한다.

3) 부정맥

심근경색 후 심근의 전기적인 불안정에 의한 심실성 빈맥, 심기능 부전에 따른 교감신경 항진으로 인한 빈맥, 전도로 손상에 따른 전도 장애 등 다양한 부정맥이 발생할 수 있으므로, 심근 경색 초기 심전도 감시 및 부정맥 치료가 필요하다.

사례

환자는 응급실 내원 중 160회/분의 심실빈맥 발생하여 150 J 제세동을 시행하였고, 재호흡 마스크(reservoir mask) 15 L/분 적용에도 산소포화도 유지되지 않아 기관내 삽관 시행 후 관상동맥 조영술을 시행하였다(그림 6, 7). 심혈관 조영실에서 레빈관(Levin tube, L-tube)을 통해 아스피린 200 mg, 클로피도그렐 300 mg을 복용하였고, LAD와 LCx 완전 폐쇄로 PCI 시행 후 중환자실로 입실하였다.

중환자실 입실 이후 혈역학적 불안정상태가 지속되며, 승압제 요구량이 증가하고 심장초음파에서 중증 좌심실 기능부전(severe LV dysfunction) 악화가 확인되어 VA ECMO를 삽입하였다. 좌심실 기능부전으로 소변량이 감소하고, 흉부 X ray상 양측 폐부종이 증가하여(그림 8) 배설량 조절을 위해 지속적 신대체요법(continuous renal replacement therapy, CRRT)을 고려 중이었으나, ECMO 삽입 후 지속적 이뇨제 정맥 투여로 소변량이 유지되고 대사성산증이 호전되는 경과를 보이고 있다.

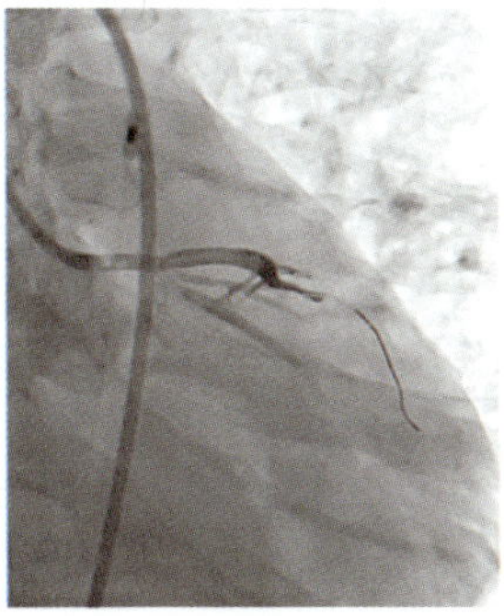

그림 6. 관상동맥 조영술

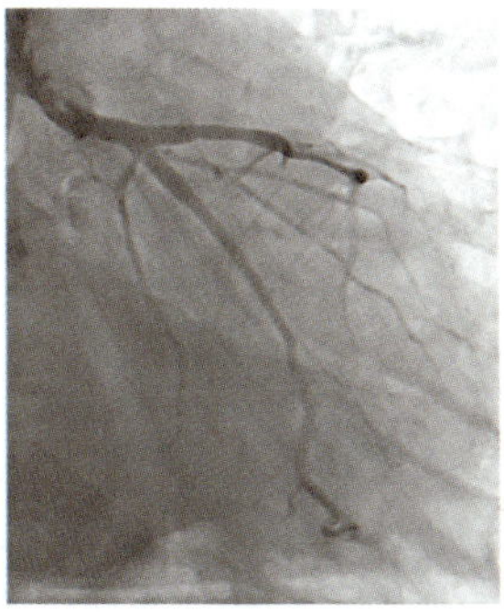

그림 7. 경피적 관상동맥 시술 후

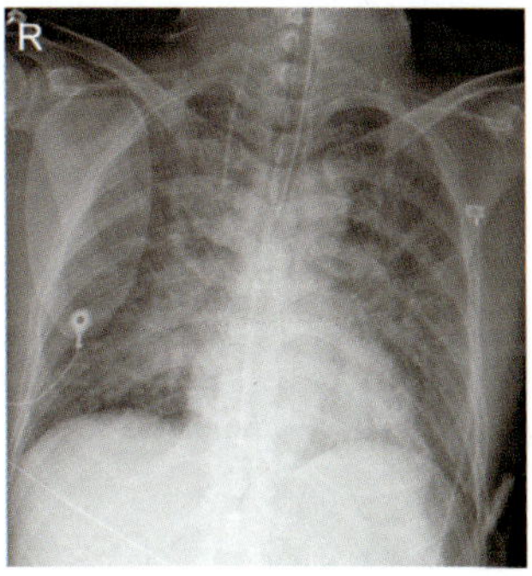

그림 8. 흉부 X ray상 양측 폐부종

질문 6 대상자에게 필요한 F/U 계획은 무엇인가?

1. 심근효소와 심전도 변화 지속적 모니터

재관류된 관상동맥의 재협착이 진행되지는 않는지 심전도의 실시간 모니터와 심근효소 수치 변화를 주의깊게 모니터해야 한다. 재관류치료 이후에도 허혈성 손상의 진행은 중단되나 이전의 허혈성 조직으로 혈류가 회복되어 유발되는 심근, 혈관의 전기생리학적 장애로 인한 부정맥 등 재관류손상(reperfusion injury)이 나타날 수 있으므로 집중관찰이 필요하다.

2. 좌심실 기능부전 모니터

좌심실 기능부전은 급성 심근경색환자의 주요 예후예측인자이다. 심근경색 후 입원 중 사망률의 주된 원인은 펌프기능부전으로, 이는 허혈성 괴사 범위에 따라 그 정도가 진행된다. 좌심실 기능 부전 악화 시 심인성 쇼크로 진행될 수 있으므로 혈역학적 안정을 유지하는 것이 중요하다.

3. 순환 보조 장치로부터 이탈 가능성을 평가

VA ECMO는 심부전의 악화로 심인성 쇼크상태가 지속될 때 체외에서 기계적인 순환보조를 하는 장치이다. ECMO는 단기간 동안 일시적인 순환 보조가 필요할 때 적용하며, 환자의 심장기능이 일정 수준으로 회복하면 침습적 순환 보조 장치 관련 합병증을 최소화하도록 가능한 빨리 제거하는 것이 좋다.

4. 침습적 장치 적용과 관련한 합병증 모니터링

VA ECMO 적용에 따른 가장 흔한 합병증은 혈액응고 예방을 위한 헤파린 투여로 출혈이 있다. 출혈이 뇌혈관에서 발생하는 경우 뇌손상으로 인해 심각한 신경학적 합병증이 발생할 수 있다. 또한 ECMO 캐뉼라 삽입에 따른 혈관의 손상, 혈전에 의한 혈관 폐쇄로 혈관 합병증이 발생할 수 있고, 침습적 캐뉼라 삽입에 따른 감염 등이 ECMO 주요합병증으로 발생 가능하므로 ECMO 유지 중 이들 합병증 발생을 예방하기 위한 간호를 제공하고 합병증 관련한 증상과 징후를 모니터해야 한다.

전문간호사의 역할

급성관상동맥 증후군 급성기 환자 치료에서 전문간호사는 신속하고 정확하게 환자 상태를 사정하고, 임상문제 상황을 조기에 인지하여 환자의 치료계획에 반영할 수 있게 임상실무 전문가로서 역할을 수행하였다. 급성기 치료 중 혈역학적 상태 변화를 모니터하고 심근경색으로 발생 가능한 부정맥, 저심박출 등 증상 악화 시 적절한 치료가 조기에 행해질 수 있도록 진료과와 적극 의사소통을 하고 치료가 행해지도록 하였다. 환자와 가장 근접된 영역에서 환자를 치료하며, 환자의 혈역학적 문제 해결뿐 아니라 순환보조 장치 유지 관련하여 신체적 허약 진행을 최소화하도록 침상 재활을 수행하여 심근경색 회복 후 치료 과정도 고려하여 중환자실에서 치료를 진행하였다. 전문간호사는 급성기 치료과정뿐 아니라 회복 이후에 관상동맥의 재협착 및 심혈관관련 문제가 재발되지 않도록 생활방식의 개선, 약물복용, 금연을 지속하도록 교육자로서 역할을 수행할 수 있다.

요약

68세 남자 환자는 지속적인 흉통을 주증상으로 응급실에 내원하였다. 흉통 사정을 통해 허혈성 심질환으로 인한 흉통을 감별진단하였고, 응급실에서 시행한 심전도에서 V3~V6, I, aVL에서 ST 분절 상승을 보이고, II, III, aVF에서 상대적 변화로 ST 분절 하강을 보이며, 혈액검사상 심근 효소인 CK-MB와 troponin-I가 상승되어 있음을 확인하고 전외측부를 침범한 급성심근경색으로 진단하였다. 심전도의 변화 부위를 고려하여 관련 관상동맥으로 LAD와 LCx이 침범되었을 것으로 예상하고 관상동맥 조영술을 시행하였고, 결과 두 관상동맥의 완전폐쇄가 확인되어 해당혈관에 PCI를 시행받고 중환자실로 입실하였다. 재관류 시술 후 환자는 관상동맥 재협착 등의 진행을 예방하기 위해 아스피린과 클로피도그렐 복용을 유지하고 있다.

재관류 치료 이후 중환자실 입실 후에도 심근 손상에 의해 혈역학적 불안정상태가 지속되고, 승압제 요구량이 증가하며, 양측 폐부종이 증가하는 등 심부전 증상이 악화되어 일시적 순환보조장치인 VA ECMO를 삽입하였고, 기계적 순환보조장치 적용 후 환자는 혈역학적으로 안정을 회복하는 중으로 소변양이 증가하고 대사선 상증이 호전되는 등 조직관류가 증가하며 심부전 증상 호전을 보이고 있다.

사례로부터 배울 점

- 급성관상동맥 증후군의 특징적인 흉통은 안정 시에 새로 발생한 흉골 후부의 통증 및 불편감으로 지속시간 및 강도가 서서히 증가하고, 인접 부위로 퍼져 나가는 통증이 동반되기도 하며, 그 외 호흡곤란, 식은땀, 어지러움 등이 관련 증상으로 나타난다. 고령의 여성에서는 허혈성 심질환 시 속쓰림, 소화불량 등 비특이적인 증상으로 나타나기도 하므로 정확한 병력 청취 및 흉통을 포함한 다양한 증상들의 통합적인 사정이 중요하다.
- 급성관상동맥 증후군은 혈소판의 활성 및 응집이 주요한 기전이다. 혈소판 응집을 저해하기 위한 아스피린, P2Y12 ADP수용체 억제제인 클로피도그렐, 프라수그렐, 티카그렐롤 등 항혈소판 제제를 복용해야 한다. 필요한 경우 경피적인 관상동맥 시술, 관상동맥 우회술 등 즉각적인 재관류 치료가 요구된다.
- 심근의 손상 범위에 따라 심각한 심기능 부전이 따를 수 있다. 주요 관상동맥의 폐쇄가 발생한 경우 치명적인 심실성 부정맥이 발생할 수 있고, 심장의 펌프기능이 손상되면 저심박출증에 따른 전신 기관의 관류부전이 동반된다. 적절한 초기 대응으로 심장기능의 부전이 악화되는 것을 예방하고, 임상상태 악화 시 조기에 인지하고, 즉각적인 치료를 해야 한다.
- 심장의 심각한 펌프기능 손상에 의해 심인성 쇼크 상태가 발생하면, 기계적인 순환보조장치를 적용해야 한다.

참고문헌

- 박상민, 유승기, 신미승. ST 분절비상승 급성심근경색증의 초기 진단 및 치료와 예후 관리. 대한내과학회지. 2022 Apr;97(2):108-17.
- 이원로, 서정돈. 임상심장학. 서울, 고려의학; 1998. p. 748.
- 임동윤. 리핀코트의 그림으로 보는 약리학. 제3판. 한영문화; 2006. p. 364.
- Carlson KK. AACN Advanced Critical Care Nursing-E-Book Version to be sold via e-commerce site. Elsevier Health Sciences; 2008.
- Garcia TB. Introduction to 12-lead ECG: the art of interpretation. Jones & Bartlett Publishers; 2014.
- Gulati M, Levy PD, Mukherjee D, et al. 2021 AHA/ACC/ASE/CHEST/SAEM/SCCT/SCMR Guideline for the Evaluation and Diagnosis of Chest Pain: A Report of the American College of Cardiology/American Heart Association Joint Committee on Clinical Practice Guidelines. Circulation. 2021;144(22):e368-e454.
- Lincoff AM, Cutlip D, Cannon CP. Acute ST-elevation myocardial infarction: Antiplatelet therapy. UpToDate; 2023.
- Loscalzo J. Harrison's cardiovascular medicine. McGraw-Hill; 2013.
- McConaghy JR. Outpatient evaluation of the adult with chest pain. UpToDate; 2020.
- Reeder GS, Kennedy HL, Rosenson RS. Overview of the acute management of ST elevation myocardial infarction. UpToDate; 2013.

06

좌심실보조장치 펌프내혈전증

학습 목표

환자의 주 호소를 토대로 적절한 병력 청취와 신체검진, 감별진단을 위한 검사를 알고, 대상자의 특성에 맞춘 간호계획을 세울 수 있다. 구체적인 목표는 다음과 같다.

❶ 환자의 증상, 펌프지표(pump parameter)의 변화 등을 통해 좌심실보조장치(left ventricular assist device, LVAD) 펌프내혈전증(pump thrombosis)을 유추할 수 있다.
❷ LVAD 펌프내혈전증을 확진하기 위한 검사 결과를 통해 임상적 판단을 할 수 있다.
❸ LVAD 펌프내혈전증 확진 시 간호 중재를 수행할 수 있다.
❹ LVAD 펌프내혈전증으로 예측되는 응급 상황에 대비하고, 예방법을 포함한 간호계획을 세울 수 있다.

사례

79세 남자 환자는 확장성 심근병증(dilated cardiomyopathy, DCMP)에 대해 3년 전 LVAD (HeartMate II, HM II) 삽입술을 받았고 추적관찰 중이었다. LVAD 합병증 중 펌프내혈전증 예방을 위해 항응고 국제표준화비율(international normalized ratio, INR) 2.0–2.5를 목표로 와파린(warfarin)과 클로피도그렐(clopidogrel)을 복용 중이었다.

LVAD 수술 후 3년째 집에서 지내던 중 환자, 보호자가 5월 12일 오전 8시경 평소처럼 일기 작성을 위해 펌프지표(pump parameter)를 확인했을 때 분당회전속도(revolutions per minute, RPM)는 변화가 없는데 전력량(power, 단위 watt)이 오르고, 유량(flow)이 9 L/분(LPM) 이상으로 올랐다가 다시 떨어지기를 반복하는 현상이 목격되었다. 보호자가 바로 전문간호사에게 연락하였고, 전문간호사는 문진을 통해 전일까지는 이런 현상을 목격하지 못했고, LVAD 펌프 쪽, 즉 왼쪽 가슴에서 이상한 느낌은 느껴지지 않았으며, 숨이 차는 증상도 없음을 확인하였다. 소변색도 정상이었다고 확인하였다. 전문간호사는 환자가 안정적이라고 판단하고 추가 검사를 위해 외래로 방문하도록 유도하였다.

환자가 도착하였을 때 기록파일(log file)을 확인한 결과는 다음과 같았다. 이전 방문 당시에는 전력급등(power spiking) 현상이 없었는데(그림 1) 이번 방문 시에는 5월 11일부터 전력량이 점점 증가하더니 5월 12일부터 전력급등 현상이 있었다(그림 2). 활력징후상 혈압은 90/70 mmHg으로 정상 범위였고, 호흡곤란 증상은 없었으며 펌프음(pump sound) 이상은 없었다.

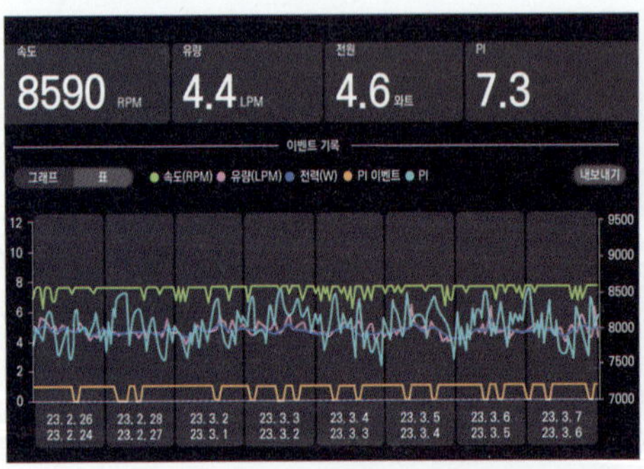

그림 1. 이전 방문 시 03.06 (정상)

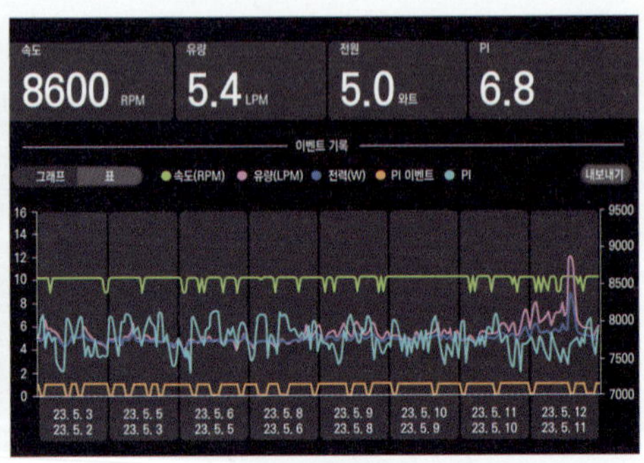

그림 2. 외래방문 당일 05.12 (비정상)

질문 1 대상자에게 있어 가장 중요한 문제는 무엇인가?

펌프지표의 변화

LVAD 펌프지표 중 전력량(power)은 펌프 로터(rotor)에 혈전이 생겼을 경우 증가하고, 전력량이 증가하면 유량(flow)은 따라서 증가하는 지표이기 때문에 펌프 내부에 혈전(pump thrombus)이 생겼을 가능성이 있다.

펌프 내부에 혈전은 펌프의 수명을 단축시키는 요인이 된다. 펌프 내부에 생긴 혈전은 불안정한 상태에서는 떨어져 나가 뇌졸중(stroke)이나 장기 부전을 유발하거나, 안정적이더라도 지속될 경우 용혈(hemolysis)로 인한 만성빈혈을 초래하기도 하며, 혈전이 커지면 펌프가 작동하지 못하기 때문에 결국 LVAD 기능부전으로 심부전이 악화되어, 심장이식을 받을 수 없는 고령의 환자는 사망에 이를 수도 있다.

사례

이전 검사결과(3월 6일)와 외래방문 당일 혈액검사결과(5월 12일)는 다음과 같다(표 1).

표 1. 혈액검사결과

검사명	5월 12일	3월 6일
Hemoglobin	11.3 mg/dL	11.3 mg/dL
Platelet	168 x10^3/μL	142 x10^3/μL
Total bilirubin	0.6 mg/dL	0.7 mg/dL
AST	36 U/L	28 U/L
ALT	15 U/L	13 U/L
BUN	34.8 mg/dL	35.3 mg/dL
Creatinine	2.01 mg/dL	2.02 mg/dL
LDH	900 IU/L	423 IU/L
Plasma hemoglobin	18 mg/dL	12 mg/dL
PT	1.61 INR	2.10 INR
CRP	0.22 mg/dL	0.18 mg/dL
NT-proBNP	2,260 pg/mg	2,162 pg/mg
UA c micro.	Straw color, blood (-)	

3년 전 LVAD (HM II) 삽입 이후 임상경과는 다음과 같다.

〈계속〉

삽입 2개월 후	혈변(hematochezia)으로 심장계 중환자실 입원 대장내시경술(colon fiberoptic endoscopy, CFS)상 허혈결장염(ischemic colitis)으로 인한 출혈 의심
삽입 6개월 후	첫 번째 전력급등 사례 발생(유량 9-10 LPM 이상 확인) 당시에는 LDH가 정상 범위에서 유지되어 경과 관찰하기로 하고 퇴원 흉부전산화단층촬영(chest computed tomography, chest CT)상 유입캐뉼라(inflow cannula)의 변위(migration) 확인
삽입 15개월 후	심장재동기화-제세동 장치(cardiac resynchronization therapy-defibrillator, CRT-D) 배터리 교체(generator replacement)를 위해 와파린 중단 후 재시작
삽입 18개월 후	위궤양출혈(gastric ulcer bleeding) 발생
외래방문 당일	두 번째 전력급등사례 발생(유량 9 LPM 이상 확인) LDH가 정상 범위에서 벗어난 것 확인

환자는 항응고 국제표준화비율(international normalized ratio, INR) 2.0-2.5를 목표로 하고 있으며, 최근 몇 달간 항응고 수준이 목표 내로 유지되지 못하고 있는 상태였다(표 2).

표 2. 항응고검사 결과와 와파린 용량 변경 추이

시행일	항응고 검사(INR)	와파린 용량
12-29	2.61	화 3 mg, 수~월 2 mg (15 mg/wk)
02-06	1.68	화, 금 3 mg, 수, 목, 토~월 2 mg (16 mg/wk)
03-06	2.10	화, 금 3 mg, 수, 목, 토~월 2 mg (16 mg/wk)
03-20	1.85	화, 금 3 mg, 수, 목, 토~월 2 mg (16 mg/wk)
05-12 외래당일	1.61	특이사항: 보호자가 1달간 검은 콩 섭취했다고 진술함

질문 2 대상자의 문제를 해결하기 위해 어떤 정보가 필요한가?

1. 펌프내혈전증 징후: LDH의 상승과 의미

혈액검사 상 LDH의 정상은 135-225 IU/L인데 이 환자의 최고 LDH가 3년 동안에 534 IU/L였던 것에 비하면 900 IU/L로 정상 범위의 3배 이상으로 상승되어 있어 펌프내혈전을 의심할 수 있다.

스크리닝 검사상에서는 LDH만 상승되어 있어 다음의 검사를 시행하여 펌프내혈전 여부를 판단할 필요가 있다.

2. 심장초음파

좌심실(left ventricle, LV) 크기 증가, 분당회전속도를 증가시킴에도 불구하고 좌심실내부직경(left ventricle internal diameter, LVID)이 줄어들지 않는 등 좌심실감압(LV unloading)이 일어나지 않으면 혈전에 의한 펌프기능부전(pump malfunction)을 의심할 수 있다.

3. 혈관조영전산화단층촬영

CT angiography를 통해 유입캐뉼라 변위(inflow cannular malposition), 유출캐뉼라 꼬임(outflow cannular kink) 여부, 심장 내 혈전의 여부를 확인하는 것이 필요하다.

알아보기

지속형 펌프(continuous flow pump) 내 혈전형성 위험 증가요인

펌프요인

- 펌프의 회전운동에 의해 발생하는 고유열
- 혈액과 접촉 표면 간 상호작용
- 전단 응력(shear stress)에 의한 혈소판 활성화
- 혈류가 정체되는 영역들(flow field stasis)
- 캐뉼라 삽입부의 혈전형성
- 보호장치에 의한 유출이식편(outflow graft)의 꺾임이나 눌림현상
- 유입 캐뉼라 위치 이동 및 위치 불량

〈계속〉

환자요인

- 심방세동
- 이미 존재하던 심방 또는 심실 혈전
- 좌심실 내 인공삽입물(mechanical prosthesis)
- 감염 및 패혈증
- 불이행(non-compliance)
- 저유량 유발 요소
  - 시간경과에 따른 캐뉼라 위치 변화(체중 증가 또는 감소, 몸통 굽힘)
  - 우심부전
  - 저혈량증
  - 고혈압
- 과응고 상태
  - protein C와 protein S 부족, 항트롬빈 부족
  - 섬유소분해효소전구체(plasminogen) 부족
  - 헤파린유발혈소판감소증(heparin induced thrombocytopenia, HIT)
  - 응고인자V라이덴(factor V Leiden)
  - 프로트롬빈G20210A변이(prothrombin G20210A mutation)
  - 악성종양

유지관리요인

- 표준 치료 목표보다 낮게 유지된 항응고 수준
- 항혈소판치료 부재
- 삽입 당시 유입캐뉼라 위치불량
- 감염
- 저유량 유발 요소
  - 위장관계 출혈 조절을 위해 펌프속도(low speed)를 낮춘 경우 또는 대동맥판막 역류증
  - 조절되지 않은 고혈압

〈계속〉

펌프내혈전 진단과 관리를 위한 알고리즘

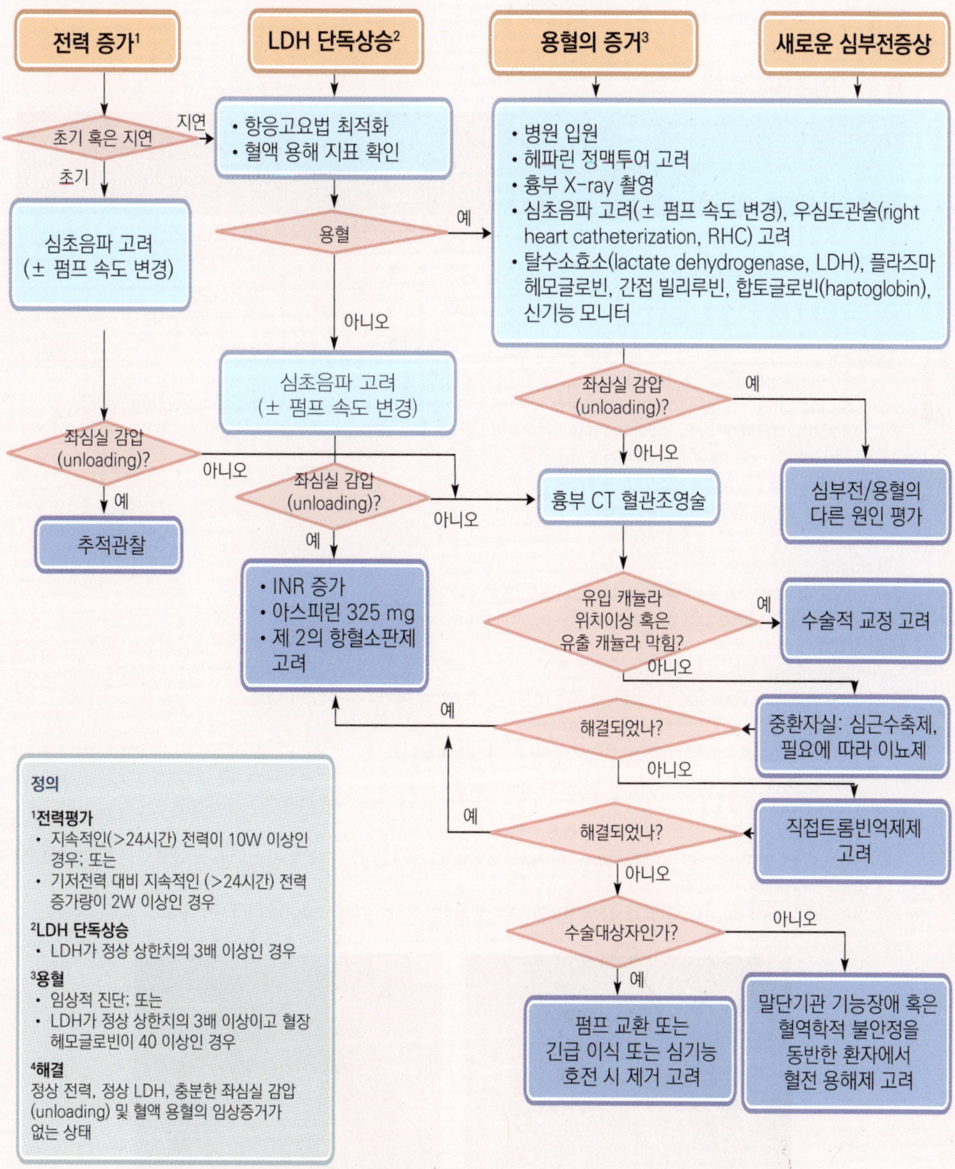

그림 3. 펌프내혈전 진단과 관리를 위한 알고리즘

사례

LDH가 상승되어 있음에 따라 시행한 심장초음파 결과(표 3) 및 조영제를 이용한 흉부전산화단층촬영(contrast chest CT) 결과는 다음과 같았다.

표 3. 심장초음파 결과

	EF (%)	TAPSE (mm)	RVSP (mmHg)	IAS	IVS	Outflow Vmax S/D (m/sec)	AV opening	AR	MR	TR	LVIDd/ LVIDs (mm)
08-11	20~25	8.2	21.8	Shifting Rt to Lt	Central	1.29/ 0.33	every	II	I	I	71.6/ 48.6
05-13	20~25	7.3	33.8	Central	Central	1.19/ 0.28	every	II	I	II	71.4/ 63.1

EF, ejection fraction; TAPSE, tricuspid annular plane systolic excursion; RVSP, right ventricle systolic pressure; IAS, inter-atrial septum; IVS, inter-ventricular septum; AV, aortic valve; AR, aortic regurgitation; MR, mitral regurgitation; TR, tricuspid regurgitation; LVIDd, left ventricular internal dimension at end-diastole; LVIDs; left ventricular internal dimension at end-systole

AV opening: Opening at every cycle
Mild AR
IVS position: Central
Dilated LV cavity size and severe LV systolic dysfunction
Dilated RV cavity size and decreased RV systolic function
Mild TR
LA enlargement, RA enlargement
Dilated aortic root & ascending aorta (Ao root=41.0 mm, Asc.Ao=41.3 mm)
Dilated pulmonary artery (MPA=30.1 mm)
-- Decreased peak velocity of outflow graft & shortened DT

05.17 contrast chest CT

1. No evidence of intracardiac thrombus.
2. Preserved patency of inflow and outflow cannula of LVAD, but the pump is difficult to evaluate due to artifact.
3. Suggestive of nonspecific post-inflammatory fibrosis or drug-induced ILD in RLL.

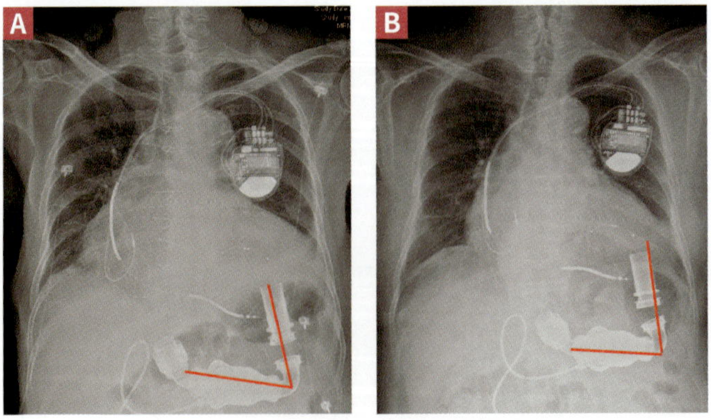

그림 4. 유입 캐뉼라 변위 (A) 수술 당시, (B) 05.12

질문 3 대상자의 예상되는 진단명은 무엇인가?

LVAD 펌프내혈전증

대상자는 전력량(power)의 상승과 유량(flow) 증가가 10 LPM 이상으로 오르는 펌프지표 변화를 보였고, 감별을 위한 검사상 LDH의 상승이 정상의 3배 이상임이 확인되어 기계 순환 보조장치 다기관 등록 사업(interagency registry for mechanical assisted circulatory support, INTERMACS) 정의 중 용혈(hemolysis)에 해당되었다. 이후 심장초음파에서 수축기말 좌심실 내경(left ventricle inlet diameter-systole, LVIDs)의 크기가 3월과 비교했을 때 증가된 것이 확인되어 펌프내혈전에 의한 LVAD 기능부전을 의심할 수 있다.

알아보기

INTERMACS에서 정의한 LVAD관련 용혈

경미한 용혈(minor hemolysis)

LVAD 삽입 첫 72시간 이후에 혈장혈색소 수치가 20 mg/dL 이상이거나, 정상 범위 상한치의 2.5배를 초과하는 혈청 LDH 수치 상승이 있으며, 용혈 소견 또는 비정상적인 펌프 기능과 관련한 임상 증상이 없는 경우이다.

주요 용혈(major hemolysis)

LVAD 삽입 첫 72시간 후 플라즈마 헤모글로빈 수치가 20mg/dL 이상이거나, 정상 범위 상한치의 2.5배를 초과하는 혈청 LDH 수치 상승이 있고, 용혈 혹은 비정상적인 펌프 기능과 관련한 임상 증상이 있는 경우이다.

주요 용혈은 다음 조건 중 하나 이상이 동반되어야 한다.

- 혈색소뇨증
- 빈혈
- 고빌리루빈혈증[총 빌리루빈 2 mg/dL 이상, 주로 간접빌리루빈(indirect bilirubin) 상승]
- 펌프 기능부전 혹은 비정상 펌프 지표

기타

- LDH 단독으로 상승한 경우는 검사오류나 간기능, 폐부전 등으로 발생할 수 있어 용혈로 보고해서는 안된다. 만약 용혈이 의심된다면 검사 오류를 배제하기 위해 24시간 내 LDH, LDH 동종효소, 플라즈마 헤모글로빈을 검사하여 확진해야 한다.
- 용혈의 모든 원인은 기기 관련 여부와 관계없이 보고해야 한다.

〈계속〉

용혈 관련 요인

- 환자 관련: 혈액학적 이상
- 관리 관련: 약물, 추가적인 펌프 또는 대동맥내 풍선펌프(IABP), 펌프 위치 불량
- 장치 관련: 펌프 혈전증 또는 장치 오작동

질문 4 어떤 우선순위로 문제를 해결하겠는가?

1. 헤파린 정맥주입을 통한 혈전용해
2. 펌프교환

질문 5 어떤 절차와 방법에 따라 문제를 해결하겠는가?

1. 헤파린 정맥주입을 통한 혈전용해

담당의와 상의 후 환자는 중환자실로 입원하였고, 항응고 수준을 2.0-2.5 INR로 올리기 위해 헤파린 정맥주입을 시작하였다. 헤파린 정맥주입 중에는 출혈의 위험성에 대해 모니터링이 필요하다. 환자는 과거 위장관 출혈을 2번이나 겪었던 환자로 헤파린 정맥주입 시 위장관 재출혈 위험성이 높고, 뇌출혈 또는 뇌경색과 같은 합병증도 반드시 모니터링이 필요하다. 또한 갑자기 펌프가 멈출 수 있어 이에 대한 대비도 필요하여 중환자실 간호사들을 교육하였다.

2. 펌프교환

대상자는 심장초음파상 LVIDs가 이전보다 증가되어 있는 것이 확인되어 심부전 증상이 발생할 것에 대비하여 펌프회전속도를 8600 RPM에서 9200 RPM으로 증가시켰다. 그러나 5월 14일부터는 LDH가 700 IU/L 이상으로 다시 상승했고, 가슴이 답답하다는 심부전 증상도 동반되기 시작하였다. 5월 20일경부터는 LDH가 1000 IU/L 이상 올랐고, 눈으로 보이는 혈뇨가 확인되어 최종 펌프내혈전에 의한 LVAD 기능부전으로 확진되었다(표 4, 그림 5). 따라서 펌프교환이 불가피한 상태가 되었다.

하지만 국내에서 HeartMate Ⅱ를 HeartMate 3로 펌프교환을 시행한 사례는 처음으로, 의료진

에게는 매우 도전적인 상황이었다. 무엇보다도 고령의 나이, 신기능 저하가 있는 대상자이기에 어려운 수술을 잘 견뎌낼 수 있을지 환자와 가족들의 불안감이 높았다. 하지만 수술 시기를 놓쳐 뇌경색이나 장기 부전이 생긴다면 환자의 회복을 기대하기가 어렵다는 것이 다학제회의의 결론이었다. 이에 전문간호사는 수술에 대한 정보를 제공하여 의사결정을 돕고 불안도를 낮출 수 있도록 환자 보호자를 자주 면담하였다. 동시에 건강보험 심사평가원 사전 승인 절차를 진행하고, 수술 시 필요한 장비 및 도구를 구비하여 5월 24일 수술을 시행하였다.

표 4. 용혈검사 결과 추이

	Hemoglobin (mg/dL)	Platelet (x103/μL)	T. bilirubin (mg/dL)	Creatinine (mg/dL)	LDH (IU/L)	Plasma Hemoglobin (mg/dL)	NT pro-BNP (pg/mg)	UA with micro (blood)
03-06	11.3	142	0.7	2.02	423	12	2162.0	
05-12	11.3	168	0.6	2.01	900	18	2260.0	-
05-13	9.8	133		1.81	693			
05-14	10.2	144	0.6	1.66	701	18		-
05-15	10.4	150	0.7	1.96	733	35		-
05-16	10.8	131	0.8	2.02	736	19		-
05-17	10.9	139	0.7	2.06	807	20		-
05-18	10.8	134	0.7	2.04	853	24		-
05-19	10.5	129			909	15		10
05-20	10.1	124	0.8		1,121	31		150
05-21	10.2	123	1.0		1,290	27		250
05-22	10.0	118	1.0		1,606	121		150
05-23	10.2	127	1.2	2.28	1,784	85		250
05-24	9.8	118	1.3		1,961	86	4654.0	250

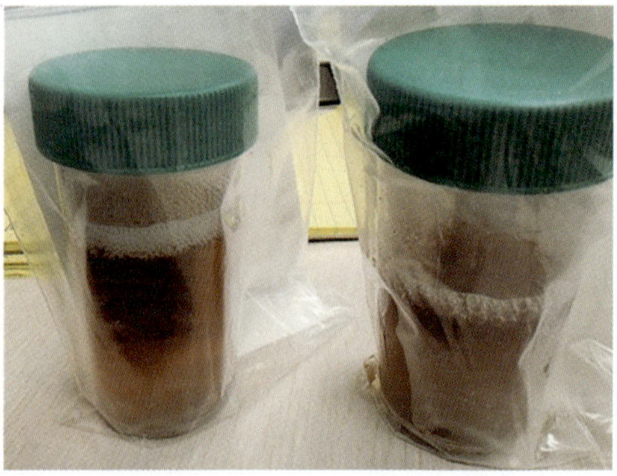

그림 5. 5월 20일 육안으로 확인된 소변색의 변화(비정상)

질문 6 대상자에게 필요한 F/U 계획은 무엇인가?

1. 적절한 항응고요법의 유지
2. 심부전 악화와 신기능 저하의 확인
3. 새로 교체한 HeartMate 3 (HM3)에 대한 교육

사례

대상자는 5월 24일 HM3로 교체하는 수술을 받은 후 큰 합병증 없이 회복하였고, 새로운 LVAD에 대한 교육을 받은 후 6월 10일에 퇴원하였다. 퇴원 후 목표항응고 수준을 유지하도록 자주 항응고 검사를 시행하면서 와파린 용량을 조절하기 위해 전문간호사가 전화를 통한 추적조사를 하였다.

제거(explant)된 펌프는 기기본사로 보내어 내부검사를 시행하였고 아래와 같이 펌프내혈전이 확인되었다(그림 6).

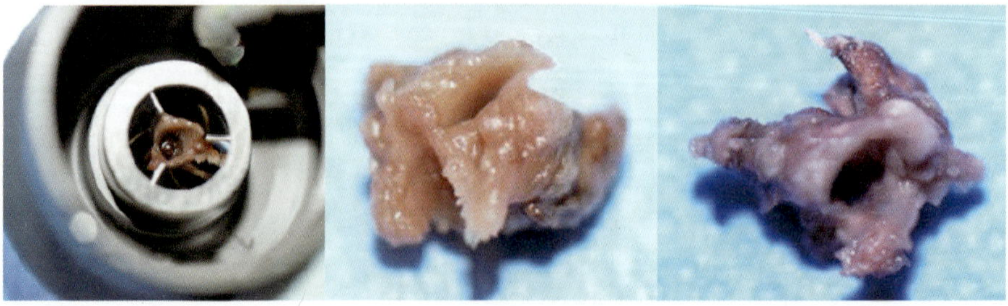

그림 6. 실제 펌프 내 혈전 사진

전문간호사의 역할

대상자는 LVAD 펌프지표의 변화 이외 신체적 증상은 없었다. 그러나 환자와 보호자가 펌프지표의 변화를 문제로 인식하면서 평소 교육받은 대로 전문간호사에게 빨리 연락을 하였고, 이러한 자가간호 수행 역량을 갖추도록 교육하는 것은 LVAD 전문간호사의 실무수행의 핵심역할이다.

전문간호사는 LVAD 합병증에 대한 이론적 지식을 토대로 기록파일 분석 결과를 해석하고, 신체사정과 스크리닝 검사를 시행하였으며, 임상적 판단에 대한 확실한 근거를 확보하기 위해 실무 역량을 발휘하였다. 또한 내과적 치료를 유지함과 동시에 출혈, 뇌경색과 같은 또다른 합병증의 발생에 대비하도록 간호사들을 교육하는 교육자의 역할을 하였다.

내과적 치료에도 불구하고 펌프교환이 최종 결정될 때까지 환자와 보호자의 불안을 낮추도록 정보 제공과 함께 정서적 지지를 제공하고 상담자의 역할을 시행하였다. 외과적 치료를 위해 모든 필요한 절차를 조정하고 수술에 참여하여 안전하게 수술이 이루어지도록 조정자로서 전문간호사 역할을 수행하였다.

요약

대상자는 LVAD 수술을 받은 지 3년이 경과한 상태였다. 치료 도중 위장관 출혈로 항응고요법을 2번이나 중단한 바 있고, 기저질환으로 신기능 저하를 가지고 있었고, 유입캐뉼라의 변위도 이미 확인되었던 환자로, 전력급등 현상이 확인되어 외래를 방문하였다. 선별검사로 시행한 혈액검사상 LDH가 900 IU/L으로 증가되어 있었기 때문에 펌프내혈전을 의심하였다. 심장초음파와 조영제를 사용한 CT를 통해 좌심실 내에는 혈전이 없는 것이 확인되었다. 항응고 수준이 목표수치보다 낮아 헤파린 정맥주입을 시작하였으나, LDH가 더 상승하고 육안으로 혈뇨가 확인되어 최종 펌프내혈전에 의한 LVAD 기능부전이 진단되었다. 전문간호사는 펌프내혈전과 같은 LVAD 대상자의 생명을 위협할 수 있는 합병증에 대한 전문적인 지식을 갖추고 있어야 한다. 이를 근거로 환자와 보호자, 간호사를 교육할 수 있어야 한다. 펌프내혈전증(pump thrombosis)의 임상 증상은 펌프지표의 변화와 함께 심부전 증상이 동반될 수도 있고, 동반되지 않을 수도 있다. 따라서 선별검사를 시행하고 심장초음파와 혈관조영 CT 등 추가적으로 확진에 도움이 되는 검사를 시행할 수 있어야 한다. 이 대상자는 초기에 LDH만 상승되어 있어 헤파린 정맥주입을 통해 혈전용해를 시도했지만 시간경과에 따라 용혈은 악화되었고, 육안적으로 환자에서 혈뇨가 확인되어 펌프교환수술을 받고 퇴원하였다. LVAD를 오래 유지하면서 자가간호 이행도가 떨어져 있었고, 항응고요법도 제대로 지키지 않았던 환자와 보호자에게 항응고요법의 중요성을 강조하며 항응고요법을 안전하게 지속할 수 있도록 약물 및 퇴원 교육을 수행하였다.

사례로부터 배울 점

- LVAD는 수 개월에서 수 년간 사용하는 순환보조장치로 사용 기간이 길어짐에 따라 합병증의 발생률은 점차 증가한다. 펌프내혈전증의 경우 빠른 진단과 적절한 내과적 치료를 통해 혈전이 해결될 수도 있지만 내과적 치료에 실패한 경우 펌프교환과 같은 외과적 치료를 다시 시행해야 하는데 이는 환자, 보호자뿐만 아니라 의료진에게도 매우 부담되는 치료이다. 따라서 매일 시행하는 LVAD 일기 작성, 주기적인 의료진 방문, 선별검사 시행 및 적절한 항응고요법, 혈압유지 등 LVAD 기기의 수명연장과 생존율 향상을 위해 중요하다.
- 지표 변화의 양상을 빠르게 인지하고 해석하는 것은 전문간호사의 임상 경력이나 지식 수준에 따라 다를 수 있다. 이를 잘못 해석하는 위험을 낮추기 위해서는 LVAD 합병증 중 펌프내혈전 발생의 위험인자에 대한 지식을 가지고 있어야 하고, 치료 방법에 따라 전문간호를 수행할 수 있는 실무 역량을 갖추는 것이 필요하다.

참고문헌

- Goldstein DJ, John R, Salerno C, et al. Algorithm for the diagnosis and management of suspected pump thrombus. J Heart Lung Transplant. 2013;32(7):667–70.
- Kormos RL, Antonides CFJ, Goldstein DJ, et al. Updated definitions of adverse events for trials and registries of mechanical circulatory support: A consensus statement of the mechanical circulatory support academic research consortium. J Heart Lung Transplant. 2020;39(8):735–50.
- Maltais S, Kilic A, Nathan S, et al. PREVENtion of HeartMate II Pump Thrombosis Through Clinical Management: The PREVENT multi-center study. J Heart Lung Transplant. 2017;36(1):1–12.

07

중심정맥관 관련 심부정맥혈전증

학습 목표

환자의 주 호소를 토대로 적절한 병력 청취와 감별진단을 위한 검사를 알고, 대상자의 특성에 맞춘 간호 계획을 세울 수 있다. 구체적인 목표는 다음과 같다.

❶ 환자의 증상 정보를 통해 중심정맥관 관련 합병증을 유추할 수 있다.
❷ D-Dimer 검사 결과를 해석할 수 있다.
❸ 중심정맥관의 적절한 팁의 위치를 확인할 수 있다.
❹ 근거에 기반해서 중심정맥관 관련 심부정맥혈전증의 임상적 판단을 할 수 있다.
❺ 중심정맥관 관련 심부정맥혈전증의 간호중재와 예방법을 포함한 간호 계획을 세울 수 있다.

사례

63세 여자 환자가 항문 통증으로 시행한 검사에서 직장암 진단을 받고 동시 항암화학방사선요법 후 3월 16일 저위전방절제술(low anterior resection)을 받았다. 항암제 투여를 위한 케모포트(chemoport) 삽입술을 시행 후 보조항암화학요법으로 7월 23일 옥살리플라틴(oxaliplatin)+류코보린(leucovorin)+플루오로유라실(fluorouracil) 1차 치료를 받았다. 이후 7월 25일부터 오른쪽 어깨 부위에서 손까지 부종과 발적이 생기면서 통증도 심해져서 7월 28일 전문간호사와의 전화상담 후 응급실을 방문한 상태이다.

고혈압과 당뇨의 과거력이 있고, 당뇨약과 고지혈증 치료제를 복용 중으로 직장암 수술 후 혈압이 떨어져서 현재 혈압약은 복용하지 않고 있다. 가족력에서는 별다른 내용이 없었고, 문진결과 전신 쇠약감과 가슴 답답한 증상을 호소했으나 호흡곤란은 없었다. 활력징후는 혈압 120/80 mmHg, 맥박 97회/분, 호흡 18회/분, 체온 37℃였다. 오른쪽 어깨 부위에서 손끝까지 전반적인 부종, 발적 및 압통이 관찰되는 상태로 열감은 없었다(그림 1). 감각과 운동신경은 정상인 상태인데, 오른쪽 요골맥박(radial pulse)과 오른쪽 상완맥박(brachial pulse)이 촉진되지 않는 상태이다. 모세관 재충전 검사(capillary refill test)는 정상이었다. 흉부 X-ray 영상은 다음과 같다(그림 2).

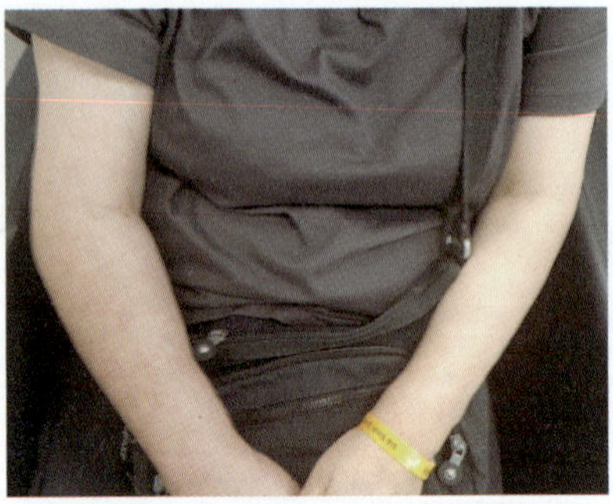

그림 1. 내원 당일 상체 사진

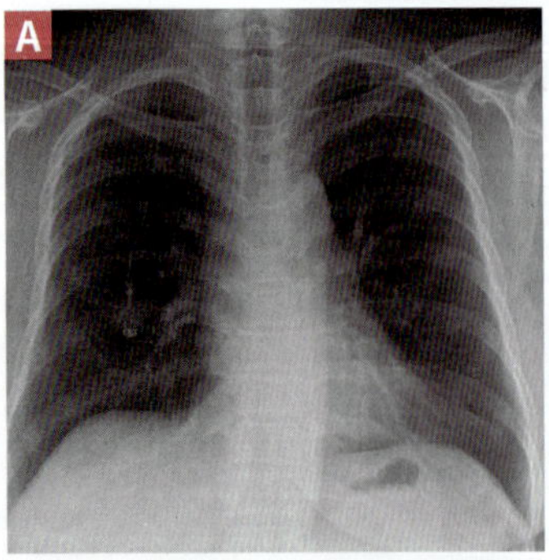

그림 2(A). 흉부 X-ray(6월 21일)

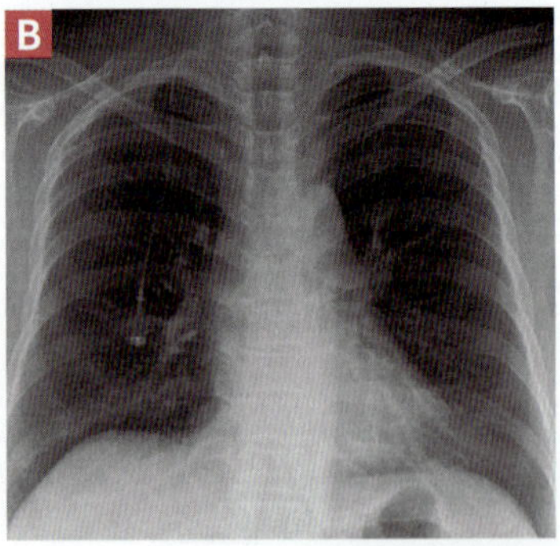

그림 2(B). 흉부 X-ray(7월 28일)

〈계속〉

내원 시 시행한 혈액검사 결과는 다음과 같다(표 1).

표 1. 혈액검사 결과

검사명	결과
WBC count	9.49 x10³ /μL
Hemoglobin	10.7 g/dL
Platelet	331 x10³ /μL
Segmented neutrophil	80.2%
Bilirubin, total	0.3 mg/dL
AST	23 U/L
ALT	8 U/L
BUN	25.1 mg/dL
Creatinine	1.19 mg/dL
Estimated GFR	49.0 mL/min/1.73 ㎡
PT (INR)	1.00 INR
APTT	33.5 sec
D-Dimer	3.99 ug/mL (FEU)
CRP, quantitative (high sensitivity)	4.09 mg/dL
Lactic acid	1.31 mmol/L
CK-MB	0.94 ng/mL
Troponin T	0.022 ng/mL

질문 1 대상자에게 있어 가장 중요한 문제는 무엇인가?

오른쪽 팔 부종, 발적과 통증 호소

요골맥박(radial pulse)과 상완맥박(brachial pulse)이 촉진되지 않는 상태로 오른쪽 어깨부터 손까지 부종과 발적이 관찰되고 통증 호소는 혈관의 문제를 시사하는 중요한 증상이다.

알아보기

모세관 재충전 검사

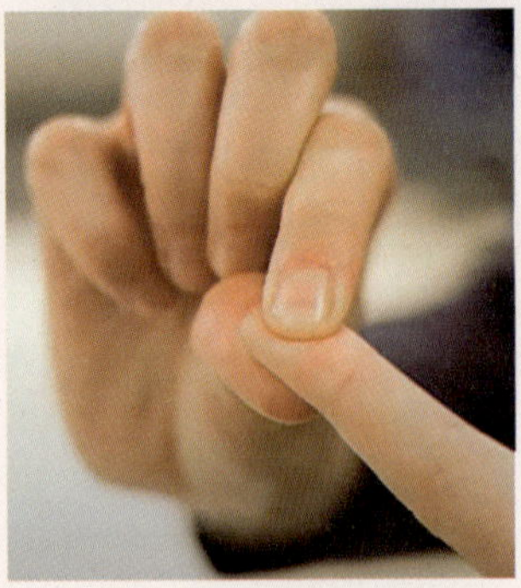

그림 3. 모세관 재충전 검사

요골맥박(radial pulse)과 상완맥박(brachial pulse)이 촉진되지 않아서 모세관 재충전 검사(capillary refill test, 이하 CRT)를 시행하였다(그림 3).

CRT는 말초 조직을 통한 혈류를 평가하는 데 사용되는 검사이다. 손가락에 반지를 제거한 후 손톱 바닥이 흰색으로 변할 때까지 압박하고 색이 돌아오는 데 걸리는 시간을 측정하며, 정상은 2-3초 미만이 소요된다. 조직으로의 혈류량과 탈수를 모니터링하기 위해 수행하고, 항상 반대쪽의 정상적인 손가락과 비교해야 한다.

지연된 CRT는 쇼크의 초기 징후를 암시한다.

질문 2 대상자의 문제를 해결하기 위해 어떤 정보가 필요한가?

1. D-Dimer 결과와 의미

D-Dimer 정상범위는 0-0.5인데 3.99 μg/mL로 상승된 결과를 보여 심부정맥혈전증을 의심할 수 있다.

2. 웰스 점수(wells score) 확인: 임상예측점수 확인

심부정맥혈전증(deep vein hrombosis, DVT) 점수는 4점(활동성 암 1점, 국소적인 압통 1점, 팔 부종 1점, 오목 부종 1점)으로 가능성이 높다. 폐색전증(pulmonary embolism) 점수도 4점(심부정맥혈전증의 증상과 징후 3점, 암 1점)으로 역시 심부정맥혈전증의 가능성이 높다.

3. 혈관 초음파검사: 혈전이 있는지 확인

심부정맥혈전증의 혈관 위치와 상태를 확인하기 위해 영상검사가 필요하다.

4. 흉부 전산화단층촬영(chest CT)검사

폐색전증 가능성을 확인하기 위해 영상검사가 필요하다.

알아보기

D-Dimer 검사

D-Dimer 검사는 높은 민감도에 비해 낮은 특이도를 보인다. 체내에 혈전이 발생하면 즉시 섬유소 용해 작용이 일어나며, 생성된 플라스민에 의해 D-Dimer를 포함한 섬유소원 분해산물(fibrinogen degradation product, FDP)이 혈중으로 유리된다. 따라서 D-Dimer 측정 결과가 음성이면 혈전증이 없음을 의미하므로 심부정맥혈전증을 배제하는 데 도움이 될 수 있다. 양성으로 나오면 혈전증을 의심하며, 간질환, 염증, 악성종양, 임신, 외상 및 최근 수술을 받은 경우도 상승할 수 있으므로 해석에 유의한다.

웰스 점수(wells score)

임상예측점수는 심부정맥혈전증 및 폐색전증이 의심되는 환자에서 임상양상과 위험인자를 조사하여 실제로 정맥혈전색전증일 확률을 추정하는 것으로, 계산된 점수에 따라 계층화된 위험군을 구별하여 진단적 접근을 시행하게 된다. 현재까지 다양한 임상예측점수 방법이 소개되어 왔으나 많이 사용되는 분류법은 웰스 점수(wells score)이다(표 2, 3).

표 2. 심부정맥혈전증 웰스 점수

임상변수	심부정맥혈전증 점수
활동성 암(치료 중 또는 치료 6개월 이내 또는 고식적 치료)	1
마비, 불완전 바미, 최근 석고붕대술(cast)	1
침상안정 3일 이상 혹은 지난 4주 이내에 주요 수술 받음	1
심부정맥 분포를 따르는 압통(localized tenderness)	1
다리 전체의 부종(leg swelling)	1
종아리가 부어서 반대쪽에 비해 둘레가 3 cm 이상	1
오목 부종(pitting edema)	1
정맥류가 아닌 표재성 정맥	1
심부정맥혈전증 이외 감별진단이 있음	-2

* 점수 0 이하이면 심부정맥혈전증 임상 가능성 낮음; 점수 1~2이면 중등도 가능성; 점수가 3 이상이면 가능성 높음

〈계속〉

표 3. 폐색전증 웰스 점수

임상변수	폐색전증 점수
심부정맥혈전증의 증상과 징후	3
폐색전증보다 다른 질환일 가능성이 낮음	3
맥박수 분당 100회 이상(빈맥)	1.5
침상안정 3일 이상 혹은 지난 4주 이내에 주요 수술 받음	1.5
폐색전증 혹은 심부정맥혈전증 과거력	1.5
객혈	1
암	1

* 점수가 4를 넘으면 임상적으로 폐색전증의 가능성이 높음

심부정맥혈전증(그림 4)과 폐색전증 환자의 증상 및 징후는 다음과 같다(표 4).

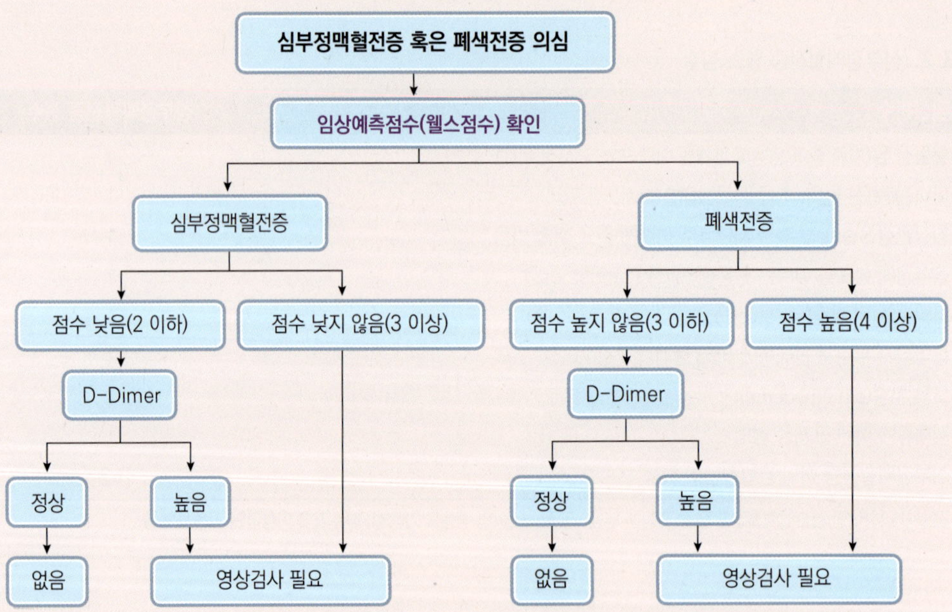

그림 4. 영상검사가 필요한지 결정하는 방법

〈계속〉

표 4. 심부정맥혈전증(그림 5)과 폐색전증의 증상 및 징후

심부정맥혈전증	폐색전증
통증	숨이 차거나 호흡이 짧아짐
발생 부위를 만지면 통증이 있음	가슴 통증
부종	기침할 때 피가 섞여 나옴
붉은색 내지 자색을 띄는 피부	
피부 아래에 정맥이 두드러지게 나타남	

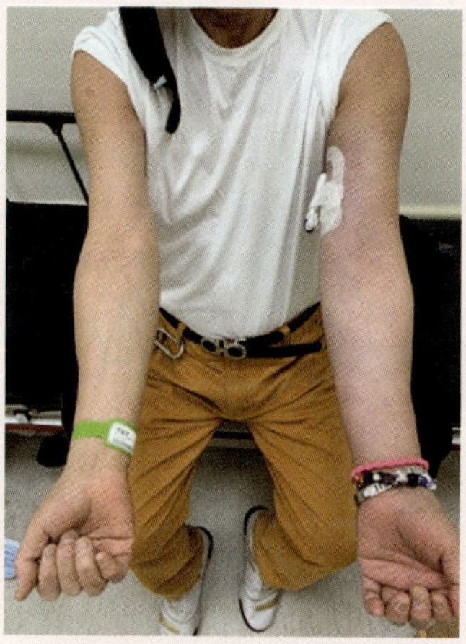

그림 5. 심부정맥혈전증 환자

2022 병원간호사회: 근거기반 임상간호실무지침-중심정맥 주입요법 개정

중심정맥관 관련 혈전증의 증상은, 특히 표재성 정맥에서 혈전증이 발생한 경우 관련된 팔 또는 목 정맥의 상태에 따라 국소적인 부종, 통증, 압통 및 홍반이 나타날 수 있다. 심부정맥혈전증의 경우는 상완, 겨드랑이 또는 내경정맥이 영향을 받아 팔의 동측 부종과 압통이 있을 수 있다. 혈전이 무명정맥 또는 상대정맥을 막으면 종종 얼굴의 부종, 두통 및 쉰 목소리가 나타날 수 있다.

중심정맥관 관련 심부정맥혈전증의 위험 요인은 다음과 같다.

1) 60세 이상의 고령, 악성종양, 당뇨병, 비만, 항암화학요법 투여, 혈전성향증(thrombophilia) 및 혈전증의 병력 등
2) 염증성 장질환, 선천성 심장질환, 겸상적혈구질환, 말기신부전, 수술 또는 외상환자, 임신, 중심정맥관 삽입 이력

사례

D-Dimer 검사 후 시행한 혈관 초음파검사와 Chest CT검사 결과는 다음과 같다.

Duplex scan, U/E Artery (unilateral) (7월 28일)

Right upper extremity arterial system: Within normal limits

Duplex scan, U/E Vein (unilateral) (7월 28일)

1) Totally occluding thrombus in the right internal jugular vein, brachiocephalic ~subclavian ~axillary veins.
2) Totally occluding thrombus in the right external jugular vein.

Right	Thrombus
Int. Jugular V.	Total
Subclavian V.	Total
Axillary V.	Total
Brachial V.	Absence
Radial V.	Absence
Ulnar V.	Absence
Cephalic V.	Absence
Basilic V.	Absence

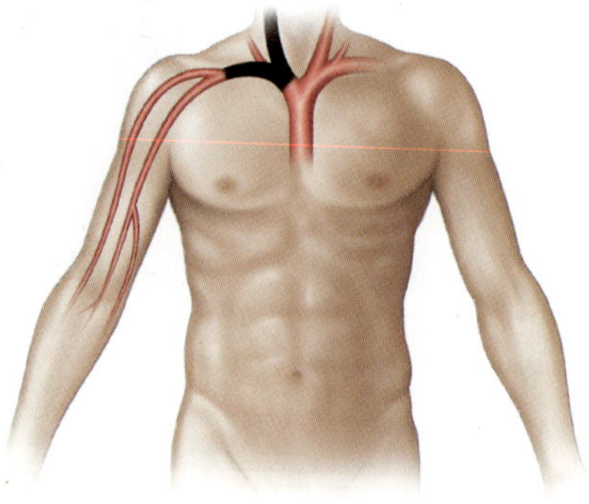

그림 6. 혈관 초음파(duplex scan)

CHEST CT, PULMONARY THROMBOEMBOLISM (7월 28일)

1) Suspicious thrombosed occlusion of Rt. internal jugular, subclavian, brachiocephalic veins
2) No evidence of pulmonary arterial thromboembolism or deep vein thrombosis.
3) No evidence of metastasis in the thorax.

질문 3 대상자의 예상되는 진단명은 무엇인가?

중심정맥관 관련 심부정맥혈전증(catheter-related deep vein thrombosis)

알아보기

2022 병원간호사회: 근거기반 임상간호실무지침-중심정맥 주입요법 개정

중심정맥관을 삽입하면 삽입 부위에 국소적으로 정맥 손상이 발생하는데, 삽입 후 몇 시간 이내에 삽입된 중심정맥관 표면에 피브린이 침착되고, 평활근 및 내피세포의 성장이 시작된다. 중심정맥관 외벽의 피복은 정맥절개 부위에서 정맥관을 따라 증대된다. 혈류는 중심정맥관 주변에서 최대 60%까지 감소하여 정맥관 및 정맥벽에 세포가 추가적으로 부착된다. 또, 정맥 내에서 중심정맥관의 지속적인 움직임은 내피 침식을 생성하고, 내강을 침식하는 심부정맥혈전증의 발생을 유발한다.

질문 4 어떤 우선순위로 문제를 해결하겠는가?

1. 중심정맥관 제거 고려
2. 항응고요법

질문 5 어떤 절차와 방법에 따라 문제를 해결하겠는가?

1. 중심정맥관 제거 고려

타과 협진하여 7월 29일 중심정맥관을 제거하였다.

중심정맥관 관련 심부정맥혈전증이 있더라도 중심정맥관이 상대정맥과 우심방 경계 부위에 정확하게 위치되어 있고, 혈액 역류도 잘 되고, 감염의 증거도 없다면 중심정맥관을 제거하지 않는다(근거수준 I, 권고등급 A). 이 환자의 경우 팁 위치가 상대정맥 시작하는 부위에 위치하고 있고 (그림 7), 심부정맥혈전증 증상이 있는 상태로 중심정맥관 제거가 필요하다.

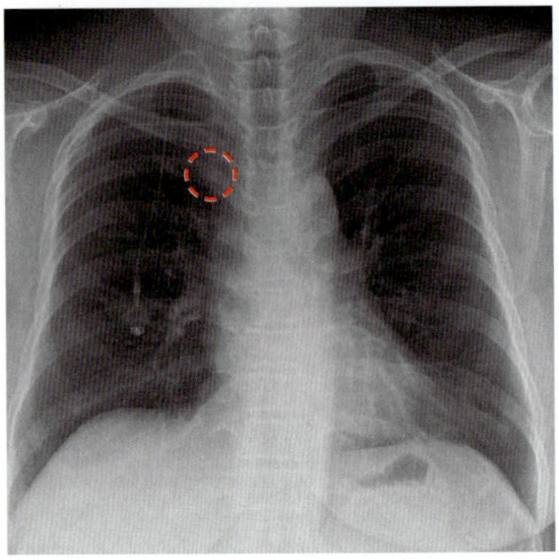

그림 7. 흉부 X-ray (7월 28일)

알아보기

중심정맥관 팁의 위치

중심정맥관 팁이 상대정맥의 중간 이상에 위치한 경우 심부정맥혈전증 발생률이 높으므로, 상대정맥의 하부 $\frac{1}{3}$ 또는 상대정맥과 우심방 경계 부위(cavoatrial junction)에 팁이 위치하도록 삽입한다(근거수준 II, 권고등급 B)(그림 8).

중심정맥관 제거 전, 색전 위험을 최소화하기 위해 짧은 기간의 항응고제를 투여하는 것에 대한 근거는 없다.

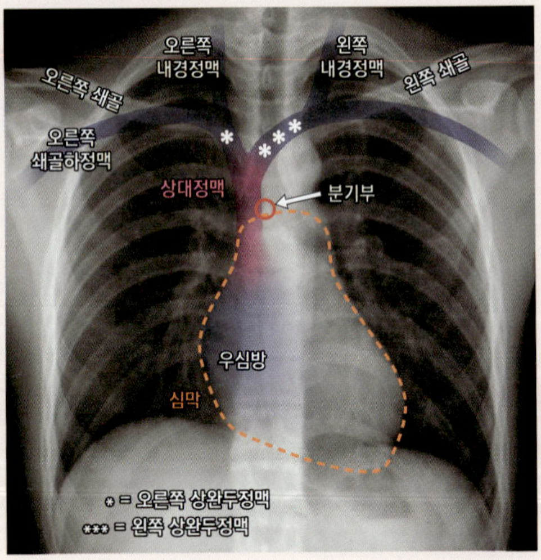

그림 8. 상대정맥(superior vena cava) 위치

2. 항응고요법

항응고제는 최소 3개월 복용을 권장한다. 7월 29일 아픽사반(apixaban) 10 mg을 하루에 2번 7일간 복용 후 5 mg을 하루에 2번 복용을 유지했다.

알아보기

항응고요법

상지의 심부정맥혈전증이 발생하여 중심정맥관을 제거한 경우 적어도 3개월간 항응고제 치료를 한다. 중심정맥관을 제거하지 않고 유지해야 된다면 삽입기간동안 항응고제 치료를 지속한다(근거수준 II, 권고등급 B). 그러나 카테터 관련 심부정맥혈전증에 대한 적절한 항응고 기간에 대한 임상적 증거가 거의 없기 때문에 권장되는 치료 기간은 항응고제 내성, 항응고제에 대한 반응 및 카테터 상태에 따라 다르다.

국제 혈전 및 지혈학회(the international society on thrombosis and hemostasis)의 가이드라인에는 현재 중심정맥관 관련 혈전증이 있는 암 환자에게 3개월 동안 치료적 항응고제 투약을 권장하고 있고, 유럽종양학회는 3-6 개월 동안 저분자량 헤파린(low molecular weight heparin, LMWH), 비타민K 길항제(vitamin K antagonist, VKA) 또는 LMWH에 이어 VKA를 사용한 항응고요법을 권장하고 있다. 국제 혈전증과 암에 대한 이니셔티브(international initiative on thrombosis and cancer) 가이드라인은 최소 3개월 또는 카테터를 유지하는 동안 항응고요법을 하도록 권장하고 있다.

질문 6 대상자에게 필요한 F/U 계획은 무엇인가?

1. 심부정맥혈전증 상태 확인

혈관초음파 검사를 통해 심부정맥혈전증의 상태를 확인하고, 환자의 팔 부위 부종과 통증이 감소하는지 확인한다.

2. 계획된 보조항암화학요법(adjuvant chemotherapy)에 대한 진행 확인

심부정맥혈전증의 위험인자가 있는 경우, 다시 중심정맥관을 삽입하게 되면 발생 빈도가 높아질 수 있다. 따라서 중심정맥관을 삽입하지 않고 2박 3일의 항암화학요법을 시행하기 위해서는 입원치료가 필요하다.

3. 심부정맥혈전증 예방을 위한 비약물적 방법 격려(근거수준 II, 권고등급 B)

중심정맥관 관련 심부정맥혈전증 예방을 위해서는 정맥관이 삽입된 사지의 조기운동(예: 탄성공을 이용한 악력운동), 정상적인 일상활동 수행, 가벼운 사지운동과 같은 비약물적 방법을 격려하고, 적절한 수분공급을 하도록 교육해야 한다.

사례

8월 9일 병동에 입원해서 보조항암화학요법 치료를 시작하였다. 오른쪽 팔의 부종과 통증도 감소하고 있고, 추적조사한 혈관초음파 검사결과는 다음과 같다.

Duplex scan, U/E Vein (unilateral) (10월 21일)

Right upper extremity venous system: Within normal limits

(이전에 보이던 right brachiocephalic vein~ internal and external jugular veins, subclavian vein thrombus는 더이상 관찰되지 않는다.)

Right	Thrombus
Int. Jugular V.	Absence
Subclavian V.	Absence
Axillary V.	Absence
Brachial V.	Absence
Cephalic V.	Absence
Basilic V.	Absence

전문간호사의 역할

전화상담을 통해 대상자에게 생긴 증상이 빠른 문제해결이 가능하도록 조정자의 역할을 수행하였고, 근거에 기반해서 중심정맥관 관련 심부정맥혈전증의 임상적 판단을 수행하는 임상실무 전문가로서의 역할을 수행하였다. 심부정맥혈전증 예방을 위한 환자 교육 및 상담 역할을 수행하였다.

요약

환자는 항암화학요법을 위해 케모포트(chemoport) 삽입술을 시행 받고, 1차 치료 후 오른쪽 어깨 부위에서 손까지 부종과 발적이 생기면서 통증도 심해서 응급실을 방문하였다. D-Dimer 검사는 높은 민감도에 비해 낮은 특이도를 보이지만, 측정 결과가 음성이면 혈전증이 없음을 의미하므로 심부정맥혈전증을 배제하는 데 도움이 될 수 있다. 이 환자는 D-Dimer가 3.99 mg/mL로 상승된 결과를 보여 영상검사가 필요했고, 혈관 초음파검사에서 중심정맥관 관련 심부정맥혈전증을 진단받았다. 전문간호사는 환자의 치료과정마다 환자 교육을 시행해야 하며, 근거에 기반한 실무 지식을 제공해야 한다.

심부정맥혈전증의 임상증상으로는 통증이 있고, 발생 부위를 만지면 압통이 있으면서 부종과 붉은색 내지 자색을 띠는 피부, 그리고 피부 아래에 정맥이 두드러지게 나타난다.

심부정맥혈전증으로 중심정맥관을 제거하고 항응고요법을 3개월간 지속하기로 하였다. 8월 9일 병동에 입원하여 보조항암화학요법을 다시 시작하였고, 추적조사한 혈관초음파 검사에서 이전에 보이던 혈전은 더이상 관찰되지 않았다. 중심정맥관을 삽입한 환자의 경우 심부정맥혈전증 예방을 위한 방법을 교육할 필요가 있고, 2주 간격의 계획된 보조항암화학요법이 지연되는 상황에 대해 환자교육과 관리가 필요하다.

사례로부터 배울 점

- 중심정맥관이 삽입된 쪽의 어깨와 팔 부위의 부종, 발적 및 통증은 혈관의 문제를 시사하는 중요한 증상이다. D-Dimer 결과가 상승되어 있는 경우 혈관초음파 검사를 통해 중심정맥관 관련 심부정맥혈전증을 확진할 수 있다.
- 무증상 심부정맥혈전증의 경우 중심정맥관 팁이 상대정맥과 우심방 경계 부위에 정확하게 위치되어 있고, 혈액역류도 잘 되고, 감염의 증거도 없다면 중심정맥관을 제거하지 않고 항응고요법을 시작할 수 있다. 또한 중심정맥관을 유지하고 있는 한 항응고요법은 계속해야 한다. 증상이 있는 심부정맥혈전증의 경우 중심정맥관을 제거하고 항응고요법은 최소 3개월 동안 지속한다.
- 중심정맥관을 가지고 있는 경우 적절한 팁의 위치를 알고 있어야 한다. 중심정맥관 팁이 상대 정맥의 중간 이상에 위치한 경우 심부정맥혈전증 발생률이 높으므로, 상대정맥의 하부 $\frac{1}{3}$

또는 상대정맥과 우심방 경계 부위(cavoatrial junction)에 팁이 위치하는 것은 합병증 발생률이 적다.

참고문헌

- 대한내과학회. 해리슨내과학. 제19판. 도서출판; 2017.
- 병원간호사회. 근거기반 임상실무지침-중심정맥 주입요법. 2022.
- 삼성서울병원 의학정보팀[인터넷]. Available from: https://www-uptodate-com.libproxy.samsunghospital.com/contents/catheter-related-upper-extremity-venous-thrombosis-in-adults?search=Catheter-related%20deep%20vein%20thrombosis&source=search_result&selectedTitle=1~150&usage_type=default&display_rank=1
- Camp-Sorrell D, Matey L. Access Device Standards of Practice for Oncology Nursing. Oncology Nursing Society; 2017.
- NCCN guideline [Internet]. Cancer-Associated Venous Thromboembolic [cited 2023 Nov]. Available from: https://www.nccn.org/professionals/physician_gls/pdf/vte.pdf.
- Radiologymasterclass [Internet]. CV Catheters – Position [cited 2019 July]. Available from: https://www.radiologymasterclass.co.uk/tutorials/chest/chest_tubes/chest_xray_central_line_anatomy#top_1st_img.
- Wall C, Moore J, Thachil J. Catheter-related thrombosis: A practical approach. J Intensive Care Soc. 2016;17(2):160-7.
- Wells PS. Integrated strategies for the diagnosis of venous thromboembolism. J Thromb Haemost. 2007;5 Suppl 1:41-50.
- Kuiper R, O'Donnell SM, Pesut DJ. The Essentials of Clinical Reasoning for Nurses: Using the Outcome-Present State Test Model for Reflective Practice. Sigma Theta Tau International; 2017.

호흡기계

08

시술 후 기흉

학습 목표

환자의 주 호소를 토대로 적절한 병력 청취와 감별진단을 위한 검사를 알고, 대상자의 특성에 맞춘 간호 계획을 세울 수 있다. 구체적인 목표는 다음과 같다.

❶ 환자의 통증 호소를 토대로 관련 정보를 얻고 해석할 수 있다.
❷ 폐생검 시술과 관련된 합병증을 확인하기 위한 검사와 결과를 해석할 수 있다.
❸ 근거에 기반하여 기흉의 임상적 판단을 할 수 있다.
❹ 기흉의 간호중재와 예방법을 포함한 간호계획을 세울 수 있다.

사례

직장암 진단을 받은 69세 남자 환자가 내시경 점막하 박리술 시행 후 항암화학요법과 방사선요법 병행치료 예정이다. 흉부 전산화단층촬영(CT)에서 오른쪽 상부 폐엽 부위에 병변이 발견되었으며(그림 1), 폐암 또는 폐 전이 의심 소견으로 폐경피적 중심 바늘 생검(lung percutaneous core needle biopsy, PCNBx)을 위해 입원하였다.

시술 후 촬영한 흉부 X-ray 사진에서 소량의 혈흉 이외에 특이 소견은 없었다. 당시 활력징후는 혈압 110/60 mmHg, 맥박 55회/분, 호흡 18회/분, 체온 36.4℃, 산소포화도(SpO_2) 98%였다.

7시간이 지난 늦은 오후, 환자는 생검 부위의 통증을 호소하였으며, 간호사는 통증 완화를 위해 트라마돌 50 mg/1A을 정맥주사하였다. 당시 환자의 활력징후는 혈압 98/60 mmHg, 맥박 54회/분, 호흡 18회/분, 체온 37.2℃, 산소포화도(SpO_2) 97%로 통증 이외의 다른 증상은 호소하지 않았다.

다음 날 오전 환자는 침대에 앉아 다소 안정된 모습이었으며, 진통제 투여에도 가슴이 계속 뻐근하게 아프다고 호소하였고, 통증 수치평가척도(numerical rating scale, NRS)로 2점이었다. 환자는 혈압 120/80 mmHg, 맥박 54회/분, 호흡 18회/분, 체온 36.0℃, 산소포화도(SpO_2) 97%로 통증 이외의 호흡 곤란, 가슴 답답함과 같은 증상은 호소하지 않았다.

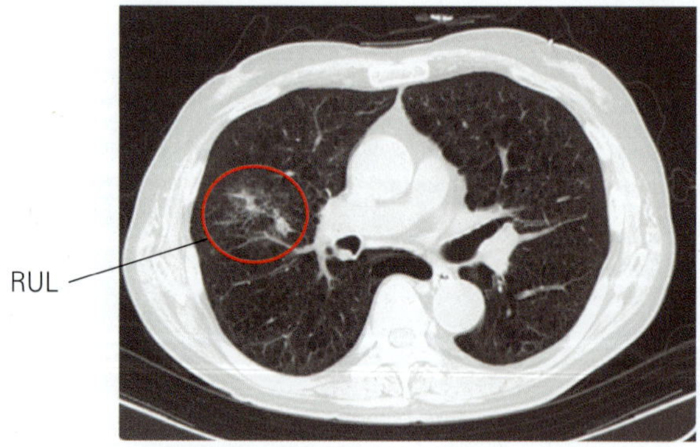

그림 1. CT 영상
(RUL: R=right, U=upper, L=lobe)

질문 1 대상자에게 있어 가장 중요한 문제는 무엇인가?

진통제 투여에서도 가라앉지 않은 가슴 부위의 뻐근하게 아픔을 호소

대상자는 폐경피적 중심바늘생검을 시행한 후 생검 부위의 통증 호소로 비스테로이드성 항염증제(nonsteroidal anti-inflammatory drug, NSAID) 약물을 투여하였다. 다음 날 활력징후를 포함하여 다른 특이 증상 없이 안정된 모습이었고 NRS 2점, 산소포화도(SpO_2) 97%였다. 침습적 시술로 인한 삽입 부위 통증으로 볼 수도 있으나 진통제 투여 에도 불구하고 지속된 가슴 부위의 뻐근한 통증은 즉각적 대처가 요구되는 기흉과 관련되므로 주의가 요구되는 중요한 문제이다.

질문 2 대상자의 문제를 해결하기 위해 어떤 정보가 필요한가?

흉부 X-ray 사진, 폐음 사정 결과

대상자가 시행받은 폐경피적 중심바늘생검(lung percutaneous core needle biopsy, PCNBx) 시술 과정을 확인하여 호소한 증상을 중심으로 신체사정을 수행하고, 시행 후에 촬영한 흉부 X-ray 결과를 통해 대상자의 문제를 파악할 수 있다.

1) 단순 흉부 X-ray 사진

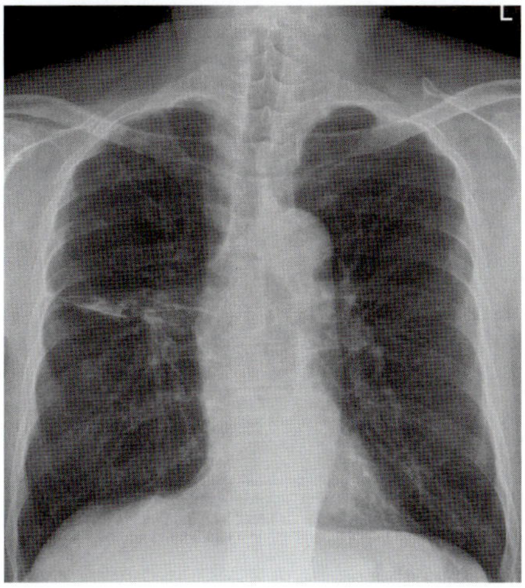

그림 2. 시술 전 흉부 X-ray

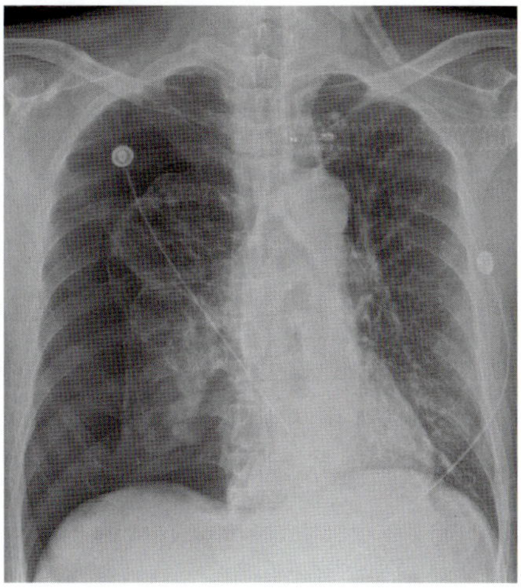

그림 3. 시술 후 흉부 X-ray

환자는 시술 직후 정규 검사로 흉부 X-ray를 촬영했으며, 오른쪽 상부 폐엽 부위에 병변을 확인하였다(그림 2). 다음 날 흉부 X-ray를 촬영한 결과 시술한 폐에 기흉이 발견되었다(그림 3). 시술 전 사진과 비교하여 생검 부위의 이상 유무를 확인하고, 증상과 영상 사진을 근거로 임상적 판단이 요구된다.

2) 폐음 청취

신체사정 기술을 갖고 청진기로 환자가 호흡하는 상태에서 폐음을 청취한다. 기흉이 생긴 쪽은 정상인 쪽에 비해 상대적으로 호흡음이 많이 감소해 있다. 촉진으로 음성진탕음이 감소하고, 타진에서 과공명음이 나타난다.

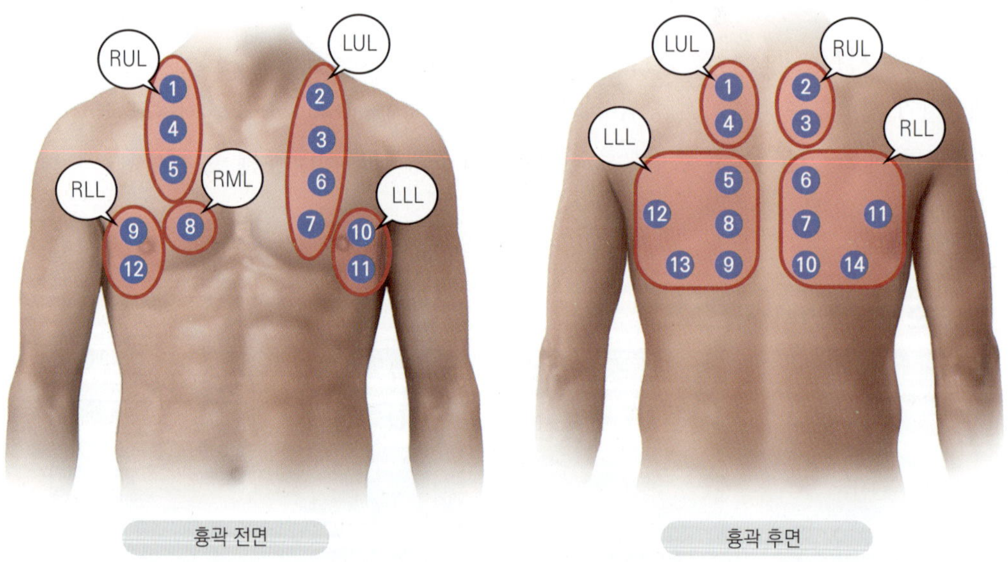

※ 약어 설명: 첫자, 가운데, 마지막자 R=right, L=left, U=upper, L=low, M=middle, L=lobe

그림 4. 폐음 청취 부위와 순서

알아보기

폐경피적 중심바늘생검(Lung percutaneous core needle biopsy)

질환을 병리조직학적으로 확진 하기 위해 조직을 얻는 시술이 요구되며, 폐조직은 개흉술을 통해 직접 다량의 조직을 얻는 방법이 있고, 흉강경을 이용하거나 다양한 형태의 생검 바늘을 이용한 방법과 정확한 병변 부위의 조직을 얻기 위해 CT 및 초음파 등 영상유도 방법을 이용하고 있다.

침습적 시술로 시술 전 출혈에 영향을 미칠 수 있는 약물은 최소한 5일 전부터 투여를 중단해야 하며, 검사 전 필요성, 시술 과정 및 주의사항, 합병증 등에 대한 이해가 필요하며 환자나 주 보호자로부터 시술에 대한 동의를 구해야 한다.

가장 흔한 합병증은 기흉과 출혈이며, 시술자 및 방법에 따라 0-61%까지 다양하게 보고되고 있다. 가장 중요한 위험인자로는 만성폐쇄폐질환이며, 그 외에도 시술 도중 기침을 하는 경우, 병변이 깊이 위치하거나 바늘의 삽입 경로가 긴 경우, 병변 크기가 작을수록, 바늘이 굵을수록, 흉막 천자 횟수가 많을수록 기흉 발생의 빈도가 증가한다. 시술 중 소량의 기흉이 발생한 경우 비강캐뉼라를 통해 산소를 주입하면서 활력징후를 감시하고 흉부 X-ray 사진을 확인한다. 양이 많거나 증상을 호소하는 경우, 이미 삽입된 생검 바늘을 통해 공기를 배출하거나 카테터를 삽입하여 흉막공간 내의 공기를 빼낸다.

다음으로 출혈은 5% 미만에서 발생하며, 대부분의 출혈은 저절로 멈추므로 다른 부위로 흡인되지 않도록 천자부위가 아래로 향하게 하고 환자를 안정시키고 관찰한다.

다음은 CT 영상을 보면서 폐 병변을 생검하는 CT 유도 폐생검 모습이다(그림 5).

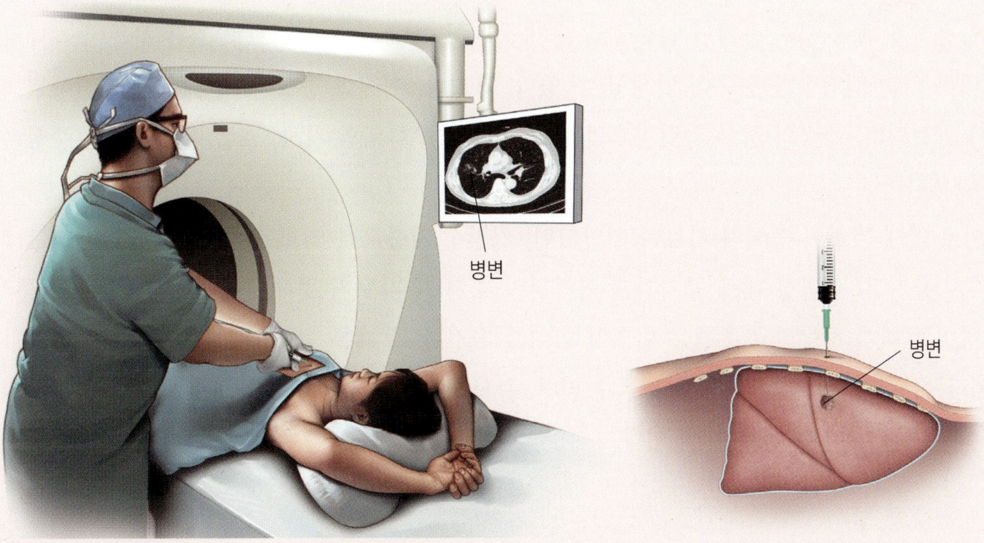

그림 5. CT 유도하 경피적 폐생검 모습

사례

생검 다음날 시행한 흉부 X-ray 사진을 확인한 결과, 오른쪽 폐 부위의 기흉이 발견되었다. 즉시 분당 6 L의 산소를 비강 캐뉼라를 통해 산소요법을 적용한 후 흉부 X-ray를 촬영하였다. 예정된 암 사전 검사는 기흉이 호전된 후 진행하기로 하고 일정을 조정하였다. 환자에게 침상 안정하도록 하였고, 심호흡이나 기침 등 복압이 상승되는 행동은 하지 않도록 교육하였으며, 저혈압, 빈맥, 호흡곤란 증상을 유심히 관찰하였다.

다시 찍은 흉부 X-ray 사진에서도 기흉이 호전되지 않은 것을 확인하였다.

질문 3 대상자의 예상되는 진단명은 무엇인가?

기흉(pneumothorax)

생검 후 자발적으로 지연되어 발생할 수 있다. 기흉 발생은 병변의 깊이와 기저 폐질환 정도에 따라 좌우되며, 시술 시 바늘이 공기가 없는 폐 부위를 지나는 경우에는 15%, 공기가 있는 폐 부위를 지나는 경우는 50%에서 발생한다. CT상 폐기종이 있는 경우 기흉 발생 가능성이 높다.

기침이나 웃음, 흉부나 배에 힘을 주면 발생할 수 있다. 통증은 최초 발생 시에는 극심한 통증을 유발할 수 있으며, 가슴통증보다 허리를 굽힐 때 공기가 이동하는 느낌이 있을 수 있다. 흉막강에 공기가 차게 되면 공기의 압력으로 폐가 눌려서 허탈 상태가 되므로 호흡 운동이 제대로 되지 않아 가슴 답답함과 통증이 발생할 수 있다. 그러나, 이러한 증상은 기흉이 많이 진행된 상태에서 발견되며, 소량의 경우 활력징후의 변화 및 산소포화도의 저하, 호흡곤란과 같은 증상은 없을 수 있다.

이로 인해 발견이 늦어져 치료가 지연되면, 긴장성 기흉으로 악화될 수 있다. 손상된 폐조직을 통하여 흡기 시 흉막강 내로 공기가 들어가지만 호기 시 나오지 못해 숨쉴 때마다 압력이 증가되어 병변쪽 폐가 허탈되고 종격동 변위가 일어나 건강한 쪽 폐를 눌러 대혈관을 꼬이게 하여 심장으로 돌아오는 혈액순환에 장애를 주게 된다. 증상으로는 호흡곤란, 저혈압, 맥박과 호흡수의 증가, 피하기종, 경정맥 확대 등이 있다.

질문 4 어떤 우선순위로 문제를 해결하겠는가?

1. 산소요법
2. 흉관삽입술
3. 자가간호 교육

질문 5 어떤 절차와 방법에 따라 문제를 해결하겠는가?

1. 산소요법

기흉이 자연 흡수되는 속도는 늦으며, 완전히 흡수되는 데는 12일 정도 걸려야 한다. 흉막강 내의 공기가 흡수되는 것은 흉막강 내 공기분압과 흉막 모세혈관의 공기분압차에 의해 이루어지며, 대기 중의 공기를 호흡하는 것에 비해 100% 산소로 호흡을 하면 공기분압차를 크게 하여 흡수를 빠르게 할 수 있다. 고농도의 산소를 적용하면, 흡수 속도를 4배까지 높일 수 있게 된다.

흉부 X-ray 사진에서 기흉을 확인한 후 즉시 분당 6 L의 산소를 비강 캐뉼라로 적용하였다.

산소공급의 경로, 흡입산소분율(FiO$_2$), 산소공급전달체계, 환자 상태를 고려하여 산소투여 방법을 결정한다. 흡입산소분율이란 환자가 숨을 들이쉴 때 그 중에 산소가 얼마나 있느냐를 백분율로 표시한 수치이며, 환자의 호흡수나 호흡량, 산소공급 속도에 따라 환자가 마시는 공기 중의 산소 농도는 달라진다. 비강 캐뉼라 산소요법은 낮은 산소농도(22-44%), 느린 속도(2-6 L/min)의 산소를 제공하며 5 L/분 이상 높은 유량에서는 비강, 인두점막이 건조되어 자극을 줄 수 있다.

2. 흉관 삽입술

흉막 공간에 공기가 차게 된 경우 호흡곤란 완화 및 생체 활력 징후를 안정화시키기 위해 흉강 안에 관을 삽입하고, 반대쪽 끝 부분을 밀봉흉관배액병에 연결하여 흡인압력을 조절하여 공기를 뽑아내어 폐를 펴주기 위한 시술이다. 기흉이 있는 쪽의 흉벽이나 일정 부분의 피하에 국소마취제를 주사하며, 피부를 약 1.5 cm 정도 절개하고 기구를 이용하여 흉벽을 뚫어 늑막강까지 도달시키고 흉관을 고정한다.

폐의 허탈(collapse)을 방지하고 흉막강 내의 압력을 조절하여 폐를 팽창시키고자 흉관을 삽입하였다. 흡인이 정상적으로 되고 있는지를 확인하기 위해 배액병의 높이가 흡기 시 올라가고 호기 시 내려가는지 확인한다. 흉관이나 연결 튜브가 막힌 경우 물기둥의 움직임(oscillation)이 관찰되지 않으므로 이때에는 흉부 X-ray 사진을 촬영하여 영상을 확인해야 한다.

3. 자가간호교육

심호흡이나 기침 등 복압이 상승되는 행동은 긴장성 기흉을 유발할 수 있으므로 주의시킨다.

알아보기

표 1. 흡입산소분율(fraction of inspired O_2 : FiO_2) 계산

방법	산소 유량(L/분)	추정 흡입산소분율(%)
비강 캐뉼라 (nasal cannula)	1	24
	2	28
	3	32
	4	36
	5	40
	6	44
비강 인두 카테터 (nasopharyngeal catheter)	4	40
	5	50
	6	60
안면 마스크 (face mask)	5	40
	6-7	50
	7-8	60
재호흡 안면 마스크 (face mask with reservoir bag)	6	60
	7	70
	8	80
	9	90
	10	95

사례

흉부외과에 의뢰하여 20 Fr 흉관을 삽입한 후 흡인을 시행하였다. 흉관 삽입 부위 통증을 완화하기 위해 트리마돌과 페티딘(pethidine)을 투여하였다.

다음날 환자의 흉부 X-ray를 통해 기흉이 호전되었음을 확인하였고, 기침 시 공기 누출(air leakage)이 없고, 물기둥의 움직임(oscillation)이 있음을 확인하였다. 흉관 삽입 후 배액량은 5 cc로 소량의 혈액이 튜브에 걸쳐 있어 배액관의 고무 부분을 양손으로 잡고 쥐었다 놓았다를 반복하는 밀킹(milking)을 해주었으며, 흉관 삽입 부위의 혈종 및 피하기종은 없었다.

질문 6 대상자에게 필요한 F/U 계획은 무엇인가?

기흉 호전 확인과 재발 예방 교육

흉관삽입술 이후 기흉 상태가 호전되었는지 흉부 X-ray 사진을 촬영하여 그 결과를 확인한다. 흉관으로 1-2일 동안 공기가 나오지 않으면 음압 흡인을 중지하고 튜브를 막은 다음 12-24시간 동안 재발이 있는지 흉부 X-ray 촬영 결과를 확인한 후 튜브를 제거하게 된다. 흉관 삽입 과 제거 과정에서 피하기종 발생 우려가 있으며(그림 6), 흉관을 제거한 뒤에는 안정이 필요하 며, 재발 가능성이 있으므로 주의 깊게 관찰한다.

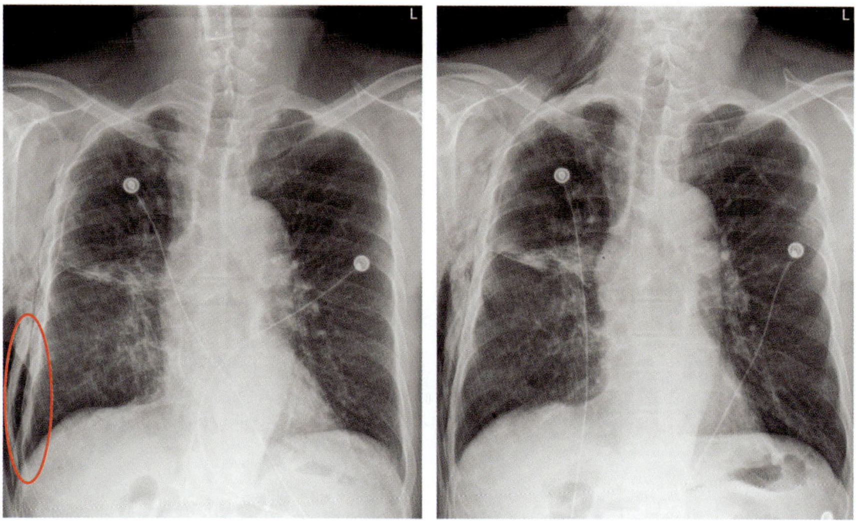

그림 6. 오른쪽 흉관 삽입 모습(좌)과 피하기종이 증가한 양상(우)

사례

흉부 X-ray 촬영 결과 전날에 비해 기흉이 호전된 소견을 보였으며, 흉관이 흉강 내 공기가 제거되는 데 적절하게 기능하고 있었다. 이후 추가 흉부 X-ray 촬영에서도 기흉이 호전되었으며, 흉관을 통한 공기누출(air leakage)이 관찰되지 않아 흉관 튜브를 잠근 상태로 유지하였다. 다음 날 흉부 X-ray 촬영을 확인한 후 제거하였다.

환자는 예정된 암 진단을 위한 검사를 다 마친 후 퇴원하였으며, 다음 외래에서 생검 결과상 폐암을 진단받았으며 수술을 앞두고 있다.

전문간호사의 역할

대상자는 시술 후 심한 통증을 호소하지 않았고, 가슴 답답함이나 호흡곤란 등의 기흉을 의심할 수 있는 증상이 거의 없었다. 그러나 시술 후 촬영한 흉부 X-ray 사진에서 기흉을 의심할 수 있는 병변이 있었으며, 다음 날 촬영한 흉부 X-ray 사진에서도 발견할 수 있었다. 전문간호사는 환자의 신체사정을 비롯하여 적극적으로 정보를 검색하고 검사결과를 통합적으로 해석하여 시술 후 기흉을 조기에 치료할 수 있었다. 전문가적 실무 역량을 발휘하였으며, 병동 간호사를 위한 기흉 조기 발견 프로그램을 개발하고 운영하는 교육자로서의 역할을 기대할 수 있다.

요약

환자는 암 진단과 병기 결정을 위해 폐 생검을 시행하였으며, 합병증으로 기흉이 발생하여 예정된 암 판별을 위한 검사를 미루어 시행하게 되었으며, 흉관 삽입 등의 추가적인 처치가 요구되었다.

환자는 암 진단에 따른 불안과 치료에 대한 불확실성으로 인해 스트레스가 있는 상황에서 시술에 따른 통증과 수면 장애까지 겪었고, 기흉으로 인한 산소요법과 흉관 삽입을 하게 되었다. 전문간호사는 환자의 치료과정마다 환자 교육을 시행해야 하며, 근거에 기반한 실무 지식을 제공해야 한다.

폐 생검의 합병증을 알고, 기흉 고위험군에 대한 이해와 조기발견을 위해 환자가 호소하는 증상을 파악하고, 폐음 청취 및 기흉 감별을 위한 신체검진을 수행해야 하며, 흉부 X-ray 사진에 대해 이해해야 한다. 다음으로 기흉의 치료법에 대해 알고 있어야 하며, 산소요법과 흉관 삽입술에 대한 실무를 숙지하고, 적절한 간호중재를 수행해야 한다.

진단 검사와 관련된 합병증 관리가 적절하게 이루어지지 못했을 경우 계획된 치료가 지연됨에 따라 환자성과에도 부정적인 영향을 미치게 되므로, 주의 깊은 환자관리가 매우 중요하다.

사례 환자는 기흉 치료를 성공적으로 마친 후 퇴원하였으며, 생검 결과를 확인하고 진단에 따라 수술을 받을 것이다.

사례로부터 배울 점

- 폐생검 시술 후 기흉은 고위험군이 아니어도 누구에게나 발생이 있을 수 있으며, 환자의 통증 호소에 민감해야 한다. 호흡곤란이나 불안정한 활력징후, 낮은 산소포화도 등의 변화가 동반되지 않더라도 기흉 발생 가능성을 숙지해야 하며, 신체사정과 흉부 X-ray 영상으로 조기발견을 도울 수 있다.
- 적절한 산소요법 적용으로 기흉의 악화를 늦추어 침습적 시술인 흉관삽입술을 예방할 수 있었을 것으로 생각한다.

참고문헌

- 대한중환자의학회. 중환자의학. 제4판. 군자출판사; 2020.
- 서울아산병원 내과 전공의위원회. 울산대학교 의과대학 서울아산병원 내과 증례집: Case of the Week. 군자출판사; 2015.
- 임경춘, 권영은, 김상희 외. 건강사정. 제8판. 서울: 학지메디컬; 2020.
- Koh M, Jang JS, Cha JH. Korean J Gastroenterol. 2020;76(2):83-7.
- Song JW. Transthoracic needle biopsy of thoracic lesions. Tuberculosis and Respiratory Diseases. 2004;56(3):241-7.
- Kuiper R, O'Donnell SM, Pesut DJ. The Essentials of Clinical Reasoning for Nurses: Using the Outcome-Present State Test Model for Reflective Practice. Sigma Theta Tau International; 2017.

09

흡인성 폐렴

학습 목표

환자의 주 호소를 토대로 적절한 병력 청취와 감별진단을 위한 검사를 알고, 대상자의 특성에 맞춘 간호 계획을 세울 수 있다. 구체적인 목표는 다음과 같다.

❶ 환자의 호흡곤란 호소를 토대로 관련 정보를 얻고 해석할 수 있다.
❷ 흡인성 폐렴과 관련된 검사와 결과를 해석할 수 있다.
❸ 흉부 X-ray 검사를 통해 흡인성 폐렴의 위치를 확인할 수 있다.
❹ 근거에 기반하여 흡인성 폐렴의 임상적 판단을 할 수 있다.
❺ 흡인성 폐렴의 간호중재와 예방을 포함한 간호계획을 세울 수 있다.

사례

52세 남자 환자는 교모세포종(glioblastoma of brain)으로 신경외과에 입원하여 개두술과 종양 제거 수술 후 동시 항암화학방사선요법을 받았다. 사지 근력 평가(limb movement)는 상지(오른쪽/왼쪽) 4/2, 하지(오른쪽/왼쪽) 4/1로 왼쪽 허약(left side weakness)이 있었다. 9월 13일 농양 제거술 후 재활치료 중인 상태이다. 스스로 객담을 배출하지 못하여 하루 1-2회 정도 구강 흡인을 시행하였으며 호흡곤란은 없었고, 의식은 명료하고, 뇌병변은 변화가 없었다. 11월 2일 음식물을 섭취하면 사레가 들리고 기침이 발생하여 비위관(levin tube, L-tube)을 삽입하여 경장영양을 했으며, 11월 13일 변형된 바륨 삼키기(modified barium swallow, MBS) 검사 후 경구 섭취 시도를 위해 죽으로 연습하다가 오후 5시경 구토를 하였다. 활력징후는 혈압 109/62 mmHg, 맥박 86회/분, 호흡 16회/분, 열은 없었고, 산소포화도(SpO_2)는 95%였으나 구토 이후 혈압 109/62 mmHg, 맥박 104회/분, 호흡 45회/분, 체온 37.8℃, 산소포화도 85%로 측정되었다. 환자는 호흡곤란을 호소하였으며 의식변화는 없었다. 부분재호흡마스크(partial rebreathing mask)로 분당 10 L의 산소요법을 시작하였다.

동맥혈가스분석(arterial blood gas analysis, ABGA) 검사 결과는 다음과 같다(표 1).

표 1. 동맥혈가스분석검사

검사명	결과
pH	7.405 pH
pCO_2	41.7 mmHg
pO_2	50.5 mmHg
HCO_3	25.5 mmHg
BE (base excess)	0.7 mmol/L
O_2 saturation	84.0 mmol/L
Lactic acid, whole blood	3.98 mmol/L

질문 1 대상자에게 있어 가장 중요한 문제는 무엇인가?

호흡곤란이 동반된 저산소증

대상자는 실내공기(room air)에서 동맥혈산소분압(PaO_2) 50.5 mmHg, 빈호흡(45회/분)으로 호흡곤란이 있으며, 젖산(lactic acid) 수치가 상승한 상태로 급성 저산소혈증 호흡부전 상태이다. 저유량 산소요법인 부분재호흡마스크(partial rebreathing mask)로 분당 10 L의 산소를 공급하기 시작했지만, 기관내 삽관, 기계환기(침습적 혹은 비침습적)가 필요한지 평가하고, 급성 호흡부전의 원인 치료를 시작하여야 한다.

질문 2 대상자의 문제를 해결하기 위해 어떤 정보가 필요한가?

1. 호흡부전 평가

호흡양상과 부호흡근 사용 유무, 역설적 복부 움직임(abdominal paradox), 기이호흡*(paradoxical respiration), 청색증, 빈맥, 의식변화의 상태를 평가한다.

* **기이호흡**은 흡기 시 폐가 수축하고, 호기 시 폐가 커지며 흉곽이 반대로 움직이는 호흡을 말한다.

2. 균배양 검사

대상자는 37.8℃로 발열이 있고, 스스로 객담을 배출하지 못하고, 만성 흡인(chronic aspiration)이 의심되며 항생제 투여가 필요하다. 객담 그람염색 및 균배양 검사(gram stain and culture, bacteria), 혈액배양검사, 소변배양검사 등을 시행한 후 항생제 내성 균주 위험성에 따라 항생제 종류를 선택하고, 향후 환자 경과와 균의 종류와 항생제 감수성 검사 결과를 바탕으로 조정해야 한다.

알아보기

적합한 객담이란

저배율 100배의 현미경 시야에서 상피세포가 10개 미만이고 다형핵 백혈구는 25개 이상이면 적절한 검체이다.

3. 혈액검사

ABGA, 전혈구계산(complete blood cell count, CBC), C반응 단백질(C-reactive protein, CRP) 검사결과 확인이 필요하고, 필요시 프로칼시토닌(procalcitonin) 검사를 확인할 수 있다.

알아보기

감염성 발열 질환의 진단표지자

혈청 CRP: 급성기에 증가한다. 감염의 악화나 치료 실패 파악에 유용하다.

혈청 프로칼시토닌

- 프로칼시토닌은 세균 감염 시 급성기에 증가한다.
- 감염 외에 수술, 외상, 화상 심장성 쇼크, 심한 췌장염, 자가면역질환, 심한 신부전, 심한 간부전 등에서 증가할 수 있고, 전신 징후 없는 국소 감염이거나 세균 감염 초기에는 정상일 수 있어 해석에 주의해야 한다. 민감도와 특이도가 낮다.
- 병원획득폐렴/인공호흡기 관련 폐렴 의심 환자에서 임상상 외 프로칼시토닌을 참고하여 치료 여부를 결정하는 것을 권고하지 않는다.
- 항생제 중단을 결정할 때는 임상상 외 프로칼시토닌을 참고할 수 있다.

4. 연하곤란평가 확인

침습-흡인 척도(penetration-aspiration scale, PAS)가 8점인 상태로 삼킴 재활을 중단하고, 비위관 영양도 금식으로 중단하였다. 위내 내용물의 잔류량이 많은 경우 흡인의 위험성이 증가할 수 있다.

알아보기

침습-흡인 척도(penetration-aspiration scale, PAS)

침습-흡인 척도는 연하장애가 있는 환자의 삼킴 정도를 파악하기 위한 척도이다(표 2). 침습(penetration)은 음식물이 기도, 후두 내로 들어오지만, 성대 아래까지는 통과하지 않는 것이며, 흡인(aspiration)은 음식물이 기도, 후두 내로 통과한 후 성대 아래까지 통과하는 것이다.

표 2. 침습-흡인척도

점수	내용
1	음식물이 기도로 넘어가지 않음
2	음식물이 기도로 들어가 성대 위에 머물러 있으나 스스로 기도 밖으로 배출할 수 있음
3	음식물이 기도로 들어가 성대 위에 머물러 있으나 스스로 기도 밖으로 배출할 수 없음
4	음식물이 기도로 들어가 성대에 닿아 있는 상태로, 스스로 기도 밖으로 배출할 수 있음
5	음식물이 기도로 들어가 성대에 닿아 있는 상태로, 스스로 기도 밖으로 배출할 수 없음
6	음식물이 기도로 들어가 성대를 지나 아래쪽으로 내려갔으나 스스로 기도 밖으로 배출할 수 있음
7	음식물이 기도로 들어가 성대를 지나 아래쪽으로 내려갔으나 스스로 배출하려는 노력을 함에도 기도 밖으로 배출할 수 없음
8	음식물이 기도로 들어가 성대를 지나 아래쪽으로 내려갔으나 배출하려는 어떠한 노력도 없음

5. 흉부 X-ray 검사, 호흡음 사정 결과와 관련된 정보

1) 흉부 X-ray 검사: 전후(anteroposterior, AP) 촬영

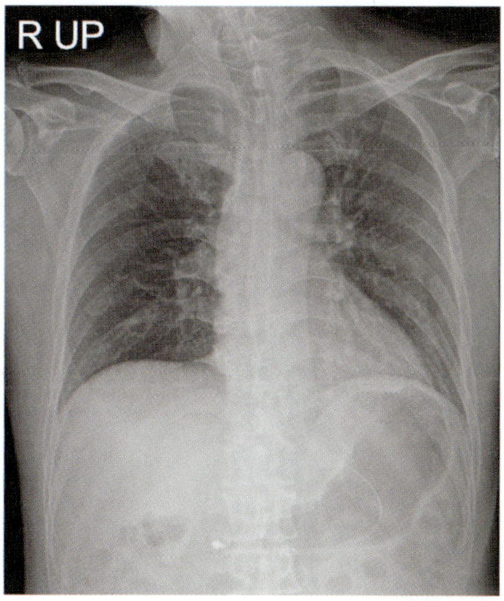

그림 1. 11월 13일 오후 5시(구토 후)

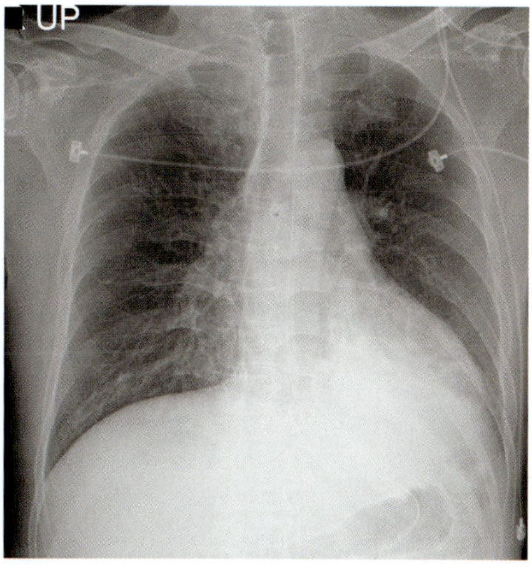

그림 2. 11월 14일 오전 7시

흡인(aspiration) 당시에는 흉부 X-ray 검사(그림 1)에서 이상소견이 바로 나타나지 않을 수 있으므로 경과 관찰이 필요하다. 이 대상자의 경우 구토 다음날 흉부 X-ray 검사(그림 2)에서 양폐하엽의 간유리음영과 좌폐하엽의 폐경화를 확인할 수 있었다. 구토의 흡인된 내용물로 인하여 음영이 더 증가하는 데 기여했을 수 있다. 왼쪽 가로막이 보이지 않고, 왼쪽 아래 부분의 음영이 비교적 균일하게 증가하여 심장 뒤쪽의 혈관분포가 보이지 않는다(실루엣 징후 양성). 흡인(aspiration)된 내용물이 중력에 의해 아래로 내려가 좌폐하엽의 병변으로 진행되었음을 유추할 수 있다.

2) 호흡음 청진

흡인성 폐렴의 경우 청진 시 악설음(crackle)이 들린다.

6. 과거력

흡인성 폐렴을 진단받고 10월 1일에 항생제를 사용했었다.

알아보기

흉부 영상검사 판독 소견

흉부 X-ray 검사- 폐경화와 간유리 음영

폐경화: 액체나 세포 등이 폐포의 공기를 대체하여 폐가 단단하게 된 상태이다.
폐포가 공기 대신 누출액(transudate), 삼출액(exudate), 출혈, 세포, 단백물질 등으로 완전히 대체되어서 흉부 X-ray 검사에서 폐혈관 윤곽이 소실될 정도로 증가한 음영으로 폐용적의 변화가 거의 없고, 공기기관지조영이 보일 수 있다(그림 3).

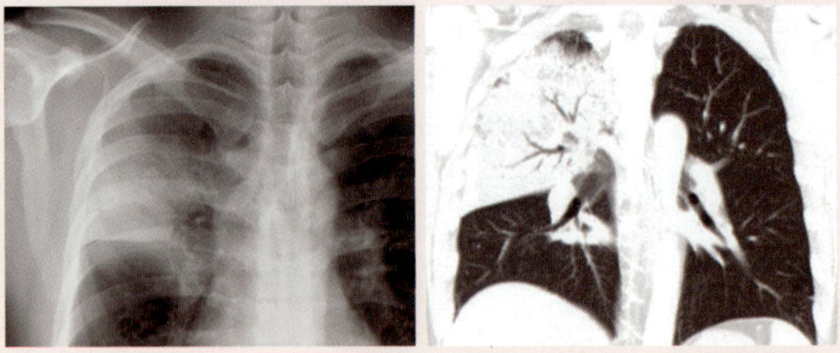

그림 3. 폐경화
(출처: 대한흉부영상의학회)

간유리음영: 폐포와 폐간질을 침범하는 다양한 폐질환에서 보일 수 있으며, 병변이 있는 부위의 폐혈관 윤곽을 소실시키지 않는 정도의 증가된 음영으로 폐경화보다 덜 진한 음영을 나타낸다(그림 4).

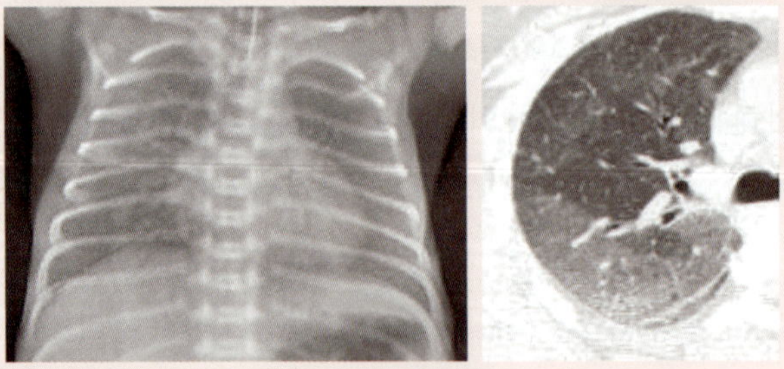

그림 4. 간유리음영
(출처: 대한흉부영상의학회)

실루엣 징후(silhouette sign)

정상적으로 잘 보여야 할 구조물의 경계가 인접한 부위에 비슷한 음영의 병변이 생김으로써 사이의 경계가 소실되는 것이다. 폐 병변의 위치 파악에 도움이 된다.

질문 3 대상자의 예상되는 진단명은 무엇인가?

흡인성 폐렴(aspiration pneumonia)

이 대상자는 폐렴의 구분 중 병원획득폐렴 중 흡인성 폐렴으로 생각할 수 있다.

흉부 X-ray AP에 좌폐하엽(left lower lobe, LLL)에 새로운 폐침윤이 발생하였고, 발열, 화농성 객담, 백혈구 증가 증상으로 폐렴을 생각할 수 있다. 입원 48시간 경과 후 흡인이 되었고, 연하곤란이 있고, 영양공급은 위관 영양이며, 앉은 자세에서 흡인이 되었고 병변 위치가 중력에 의한 흡인 호발 부위였다. 유해 액체의 대량 흡인에 의해 생기는 급성 폐손상인 비감염성 흡인 폐렴과는 구별된다.

알아보기

폐렴

폐렴의 정의

가스 교환이 이루어지는 세기관지 이하 부위의 폐실질에 발생하는 감염질환으로 주로 세균에 의해 발생하거나, 바이러스, 진균 혹은 기생충에 의해 발생할 수도 있다.

폐렴의 진단

흉부 방사선 사진상 새로운 폐침윤이 있으면서, 아래 3가지 중에서 2가지 이상의 증상이 있으면 진단할 수 있다.

1) 체온 38.3℃ 이상
2) 화농성 기관 및 기관지 분비물
3) 백혈구수 증가 또는 감소(11,000/mm^3 이상이거나 4,000/mm^3 미만)

고령 환자의 경우 특징적인 증상 대신 호흡수 증가나 의식 저하와 같이 비특이적인 증상으로 발현할 수 있으므로 진단에 주의가 필요하다.

폐렴의 종류

1) 폐렴이 발생한 환경에 따른 분류: 균주 분포, 항생제 선택, 예후 등에 있어 중요하다.
   (1) 지역사회획득폐렴(community-acquired pneumonia, CAP): 병원 밖의 사람에게 발생하는 폐렴으로 병원 입원 48시간 이내에 발생한 폐렴도 지역사회획득 폐렴으로 분류된다.
   (2) 병원획득폐렴: 입원 후 최소 48시간 이후에 입원 환자에서 발생하는 폐렴(hospital-acquired pneumonia, HAP)과 중환자실에서 인공호흡기 치료를 받기 위해 기도삽관을 경험한 환자에서 48시간 이후에 발생하는 인공호흡기 관련 폐렴(ventilator-associated pneumonia, VAP)을 포함한다.

〈계속〉

2) 환자의 면역 상태에 따른 분류: 면역부전자(immunocompromised)는 바이러스, 진균(fungus) 등이 원인 병원체일 수 있다.

폐렴의 중증도 분류

CURB-65 기준(criteria): 5가지 변수(각 1점, 총 0~5점)

(1) Confusion
(2) Urea (BUN) > 7 mmol/L (20 mg/dL)
(3) RR > 30/min
(4) BP (SBP < 90 mmHg or DBP < 60 mmHg)
(5) Age ≥ 65

경증 CAP (0~1점): 낮은 사망률(1.5%), 외래치료
중등도 CAP (2점): 중간 사망률(9.2%), 입원치료
중증 CAP (3~5점): 높은 사망률(22%), 입원치료 (4~5점이면 중환자실 입원 고려)

폐렴 예방간호

- 철저한 감염관리: 손 씻기 중요
- 의식이 없는 환자의 응급 기관 내 삽관 시 예방적 항생제 사용
- 전신 마취 전 8시간 금식
- 뇌졸중 또는 기계호흡 발관(extubation) 후에 삼킴 기능 평가 및 재활
- 구강간호: 칫솔질과 의치 세척 및 필요시 치과진료
- 의식저하를 유발할 수 있는 약물은 항상 주의
- 침상 머리 세우기(30-45도)

알아보기

병원획득폐렴

병원내폐렴

병원내폐렴은 입원 후 48시간 이후에 발생하는 폐렴으로 정의된다. 이는 세균의 잠복기를 고려하여 입원 당시 지역사회에서 얻은 세균에 의한 폐렴이 아님을 의미한다. 각종 의료장치, 병원 내 환경, 그리고 의료진이나 다른 환자로부터 원인 균주를 획득할 수 있게 된다. 실제 감염의 경로 중 제일 중요하다고 알려진 것은 입인두 내 분비물이 기도로 흡인되거나, 기관 내 삽관이 된 환자의 경우 기관튜브 커프 위에 고여 있던 분비물이 흡인되는 기전이다. 그 외에 드물지만 위장관 내의 세균이 호흡기 내로 이동하거나, 공기를 통해서 원인균이 직접 하부 호흡기로 들어가거나, 신체 내 다른 감염 병소로부터 혈액을 통해 폐로 전이되는 기전들도 병원내폐렴의 감염 경로로 알려지고 있다.

〈계속〉

흡인성 폐렴

병원성 세균으로 집락(colonization)되어 있는 구강인두 분비물 흡인으로 생긴 감염성 경과를 말하며 위 또는 구인두 내용물이 후두와 하부 호흡기로 들어가는 것으로 정의된다.

흡인성 폐렴의 진단

흡인 병력이 있으면서 발열이나 기침, 가래 같은 호흡기 증상이 있고, 흉부 X-ray 검사에서 음영이 보이면 폐렴으로 진단할 수 있다(그림 5A, B).

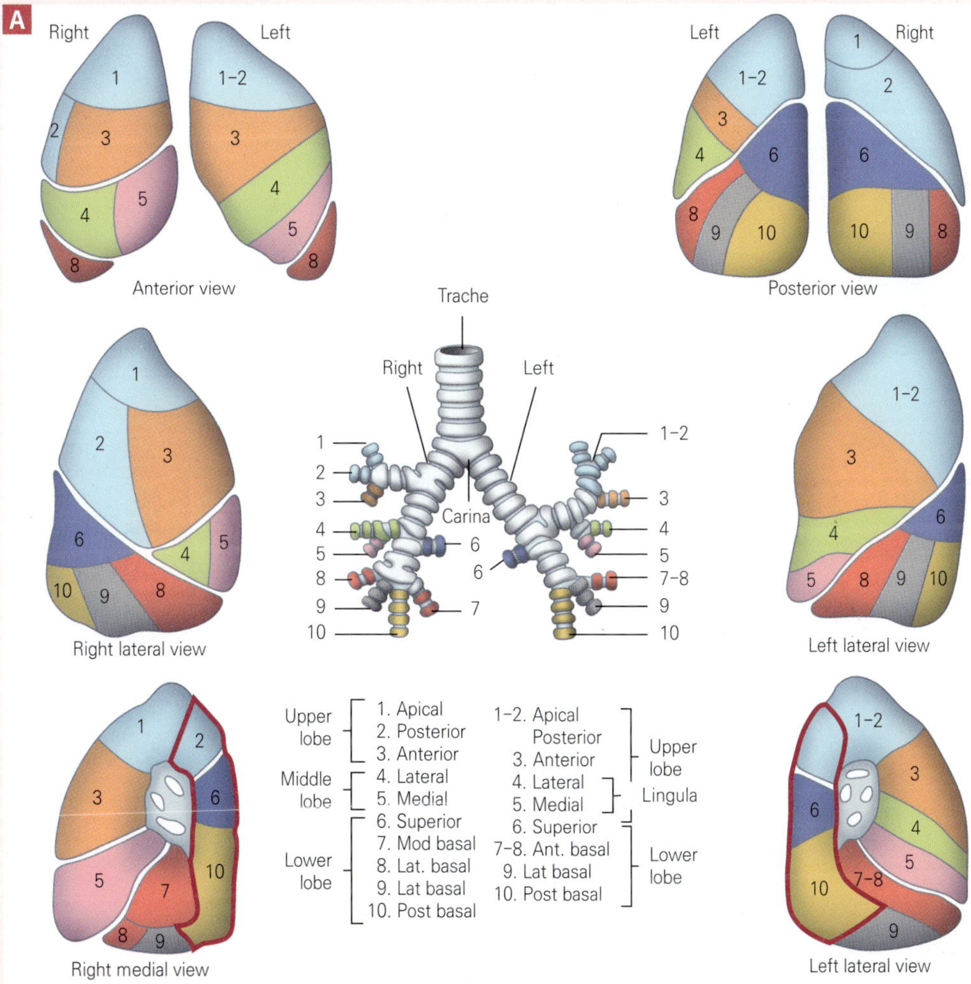

그림 5(A). 흡인 호발 부위 앙와위(2,6,10)

앙와위: 상엽 후분절(뒤구역), 하엽 상분절(위구역)과 하엽 후폐저(뒤구역) (posterior segments of the upper lobes, superior segments & posterior basal segments of the lower lobes)

〈계속〉

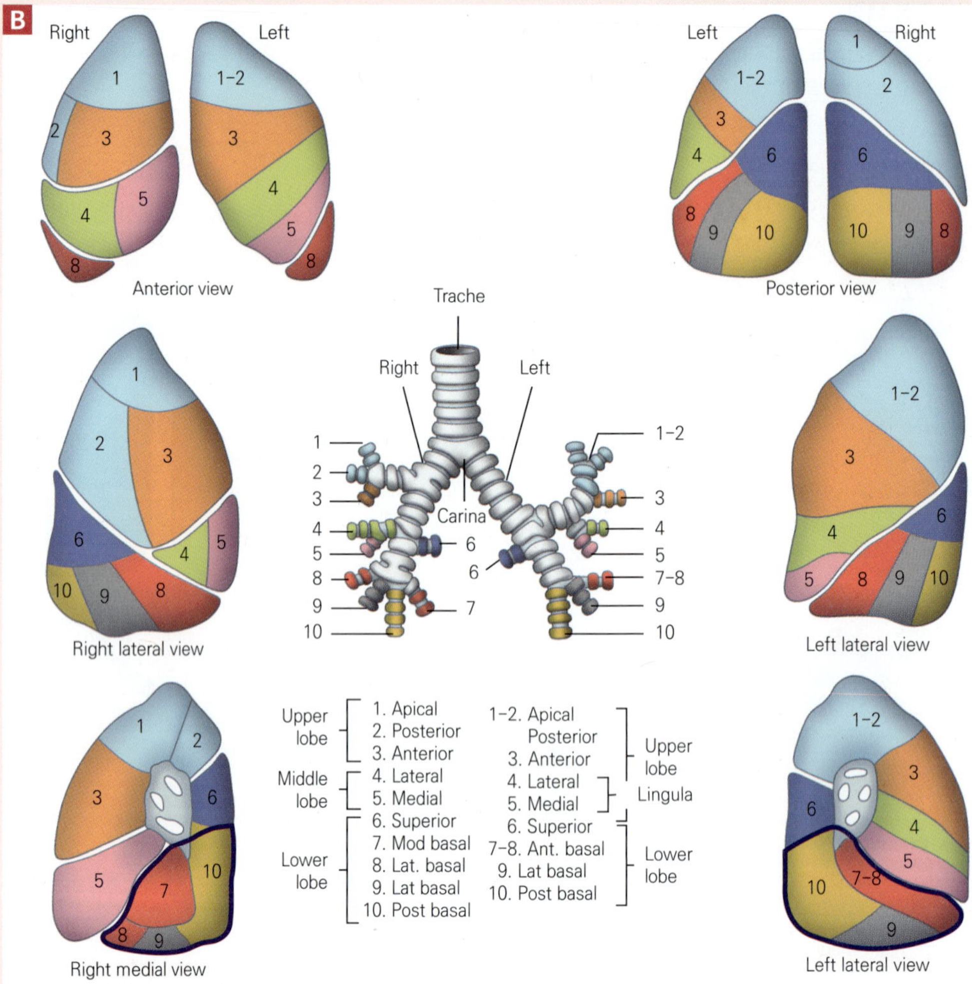

그림 5(B). 흡인 호발 부위 기립위나 반앙와위(7~10)

기립위나 반앙와위: 하엽저부(바닥구역)(basal segments of the lower lobes)

흡인성 폐렴의 위험인자

- 신경학적 이상: 경련, 파킨슨, 뇌졸중, 치매
- 의식저하: 심정지, 약물, 마취, 알코올
- 연하곤란
- 기도의 방어기전 손상
- 반복된 구토
- 발관 후(post-extubation)
- 위장운동 장애: 위식도 역류
- 위관영양(tube feeding)

〈계속〉

기계환기를 사용하지 않는 경우 미생물(microbes in non ventilator associated HAP, NV-HAP): *아시네토박터 바우만니(Acinetobacter baumannii)*, *녹농균(Pseudomonas aeruginosa)*, *황색포도상구균(Staphylococcus aureus)*이 가장 흔하다.

흡인성 폐렴의 예방

흡인성 폐렴의 위험도가 높다고 판단되면, 경구식이보다 비위관을 통한 음식물 공급을 권장한다.

연하곤란 환자는 비위관을 통해 영양을 공급하면 직접적인 흡인의 위험성은 줄 수 있으나, 유동식 제공 시 역류에 의해 흡인 위험이 증가하고, 구강 내 타액으로 인한 흡인성 폐렴은 피할 수 없게 된다.

질문 4 어떤 우선순위로 문제를 해결하겠는가?

1. 산소요법
2. 항생제요법과 금식
3. 흉부물리요법
4. 폐렴 예방간호 교육

질문 5 어떤 절차와 방법에 따라 문제를 해결하겠는가?

1. 산소요법

급성 저산소혈성 호흡부전 상태로 고유량 산소요법(high-flow oxygen therapy, HFOT)으로 산소를 제공한다. 고유량 비강 캐뉼라(high flow nasal cannula, HFNC)를 이용하여 흡입산소분율(fraction of inspired O_2:FiO_2) 0.4, 분당 50 L 유량(flow)으로 산소요법을 변경하여 산소포화도 95%, 호흡 25회/분으로 산소화가 개선되었다. 산소포화도 지수의 비율(ratio of oxygen saturation index, ROX index)은 95/0.4/25=9.5로 측정되었다. ROX index가 4.88 이상으로 기관 내 삽관을 고려할 정도는 아닌 것으로 판단할 수 있다. 경과관찰하면서 산소요구도의 증가, 호흡수 증가로 ROX index가 감소하지 않는지 관찰이 필요하다.

알아보기

고유량 비강 캐뉼라 산소요법

고유량 비강 캐뉼라(high flow nasal cannula, HFNC) 산소요법은 산소를 가온, 가습하여 공급하는 고유량 산소요법이다. 대상자의 호흡요구량을 충족시켜 호흡양상의 변화와 관계없이 일정한 산소분압을 비교적 정확하게 공급할 수 있다. 해부학적인 사강(dead space)을 감소시키고, 기도 내 양압을 제공하여 산소화에 기여하고, 호흡일(work of breathing)을 줄여준다. 가온가습을 통해 기도의 건조를 방지하고, 기도 내 섬모운동을 유지하여 객담배출에도 도움이 된다.

HFNC를 적용한 환자는 ROX index를 관찰해야 하며, 4.88 미만인 경우 기관 내 삽관을 고려해야 한다.

* **ROX index 계산**: 산소포화도/흡입산소분율/호흡수($SpO_2/FiO_2/RR$)

2. 항생제요법과 금식

11월 13일 균배양 검사 후 경험적 항생제로 피페라실린-타조박탐(piperacillin-tazobactam) 4.5 g을 8시간 간격으로 정맥주사를 시작하였다.

11월 14-20일 메로페넴(meropenem) 1 g을 8시간 간격과 콜리스틴(colistin) 150 mg을 12시간 간격으로 정맥주사를 변경하였다.

다제내성(multi-drug resistance, MDR) 위험 요인이 있는 환자로 다음날 항생제 단계를 높였고, 감염내과와 상의하여 결정하였다. 추후 검사 결과에서도 카바페넴내성 그람음성균(carbapenem resistant gram negative bacilli, CRGNB)이 검출되었다.

흡인 위험성이 있어 금식을 하고, 안정된 후 다시 경관영양을 시행하였다.

사례

* 11월 13일 객담 그람염색 및 배양검사(Gram Stain and Culture, Bacteria, sputum) 결과는 다음과 같다.

: Pseudomonas aeruginosa (CRGNB), Klebsiella pneumoniae

알아보기

병원획득폐렴의 항생제 치료

병원획득 폐렴 진료 및 항생제 사용 지침은 다음과 같다(그림 6).

● 다제내성균(MDR pathogens)

Peudomonos. Aeruginosa

methicillin-resistant Staphylococcus aureus (MRSA)

Acinetobacter spp.

Antibiotic-resistant Enterobacteriaceae;

ESBL(+), carbapenem-resistant

Legionella spp.

Burkholderia cepacian

Aspergillus spp.

● MDR 위험요인

최근 3개월 이내의 정맥주사 항생제 치료

VAP 발생 전 5일 이상의 입원

그 지역사회/병원의 높은 항생제 내성률

VAP 발생 시 패혈증 쇼크(septic shock)

ARDS 이후 VAP 발생

혈액투석, 면역저하/면역억제 치료, 중증 기저질환,

MRSA 집락화(colonization) 등

있음 / 없음

● MDR 위험요인이 있는 경우

그람음성균에 대한 2제 항생제 병합

(P. aeruginosa가 주 목표)

+MRSA에 대한 항생제

● MDR 위험요인이 없는 경우

단일 항생제(다음 중 하나 선택)

piperacillin-tazobactam, cefepime,

levofloxacin

beta-lactams (다음 중 하나 정맥주사)	두 번째 그람음성균에 대한 항생제 (다음 중 하나 정맥주사)	MRSA에 대한 항생제 (다음 중 하나 정맥주사)
piperacillin-tazobactam, cefepime, ceftazidime, imipenem, meropenem	amikacin, gentamicin, tobramycin, ciprofloxacin, levofloxacin, colistin, polymyxin	linezolid, vancomycin

그림 6. HAP/VAP 항생제 치료

3. 흉부물리요법

폐에 축적된 분비물을 외부적인 진동과 중력을 이용하여 효율적으로 배출하기 위한 방법이다.

호흡치료 시작 전에 점액용해제 분무(nebulizer)를 시행한 후 심호흡과 기침 방법 설명, 타진 및 진동 요법과 함께 체위 배액을 시행한 후 객담 배출을 격려하였다. 대상자의 경우 흉부 X-ray 사진을 기반으로 양하엽(특히 좌하엽) 뒷부분을 중심으로 흉부물리요법을 시행하였다. 흡인, 구토의 위험성으로 침상머리를 낮추지는 않고, 양쪽 하엽을 중심으로 측와위를 취하면서 진동기를 사용하였다. 객담을 혼자서 뱉어내는 양은 소량이었고, 남은 객담을 배출시키기 위해 흡인하였다. 객담은 노란색에서 화농성으로 바뀌고, 양도 증가하였다. 각각 양측 측와위 상태에서 하루 3회 정도 진동요법을 왼쪽을 중심으로 양폐하엽 뒤아래 부분을 시행하기로 하고, 호흡치료 진행 시 주의점에 대해서도 교육하였다.

4. 폐렴 예방간호 교육

경관 영양 도중뿐 아니라 종료 후에도 30분 이상 침상 머리를 30-45도 세운다. 흡인 증상 발생 시 식사 중인 경우는 식사를 바로 중단시킨다. 이차적인 흡인(aspiration) 예방을 위하여 환자의 고개를 옆으로 돌린다. 구토를 하는 경우에는 그 양과 양상을 확인한다. 구강간호의 중요성에 대해 교육하고, 방법을 설명하였다.

질문 6 대상자에게 필요한 F/U 계획은 무엇인가?

1. 폐렴 호전 확인 후 항생제 중단

혈액검사(표 3)와 흉부 X-ray 검사(그림 7)를 통해 폐렴 상태가 호전되는지 확인하고 항생제 중단 여부를 결정한다.

산소요법:
11월 13일 HFNC(FiO_2 0.4, 40 L/분),
11월 15일 비강 캐뉼라(3 L/분),
11월 17일(실내)공기상태

발열: 11월 16일 이후 발열은 없음

표 3. 혈액검사 결과

검사명(단위) \ 날짜	11월 13일	11월 14일	11월 16일	11월 20일
WBC count, blood (x10^3/μL)	10.47	11.54	12.60	8.67
CRP, quantitative (mg/dL)	0.7	5.67	13.39	1.09

흉부 X-ray 검사: 좌폐하엽 폐경화의 호전 양상

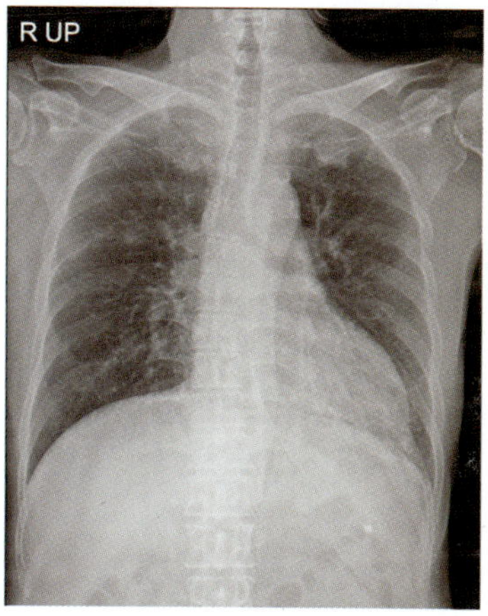

그림 7. 11월 19일 흉부 X-ray (AP)

알아보기

폐렴의 치료

항생제 선택은 항생제 MDR 위험성에 따라 달라진다.

항생제는 적어도 5일 이상 투여한다.

치료 종료를 위해서는 48-72시간 동안 발열이 없어야 한다. 불안정한 임상 징후(발열, 심박수 증가, 호흡수 증가, 저혈압, 저산소증, 의식저하)가 1개 이상 남아있으면 안 된다.

폐렴의 치료 반응은 치료 후 3~5일 이내 주관적 증상이 호전되고, 흉부 X-ray 검사 호전은 최소 4-6주 추적 관찰이 필요하며, 고령의 경우 12주 이상 추적관찰이 필요할 수도 있다.

2. 연하 기능 평가 및 재활

침습-흡인 척도로 연하기능 상태를 재평가하고, 빠른 연하기능 회복을 위한 연하(삼킴)재활 치료를 시행할 수 있다. 폐렴환자의 회복기에 시행하는 연하기능 평가는 환자의 안전한 회복과 흡인의 재발 방지를 위해서 필요하다.

전문간호사의 역할

전문간호사는 실제적이고 잠재적인 호흡기계 문제를 가진 대상자에게 근거에 기반한 흡인성 폐렴의 위험요인 분석과 환자 사정을 통한 임상적 판단으로 개별적인 호흡치료를 진행하였다. 환자, 보호자, 담당 의료진이 흡인성 폐렴의 치료계획을 체계적으로 유지 관리할 수 있도록 의사소통하여 실무 관련 자문 역할을 수행하였다. 향후 다시 흡인이 재발할 위험성이 큰 대상자로 질병에 대한 이해와 관리, 예방 방법 관련하여 교육, 상담 등의 역할을 수행하였다.

요약

환자는 구토로 인하여 흡인성 폐렴이 발생하여 급성 저산소혈증 호흡부전이 발생하여 우선 저유량 산소요법인 안면 마스크(facial mask)로 산소를 제공한 상태로, 미국 호흡기 관리 협회(American association for respiratory care, AACR) 권고대로 고유량 산소요법인 HFNC로 변경하였다. ROX index가 9.5로 기관내 삽관을 고려할 정도는 아니었고, 양하엽의 간유리음영과 좌하엽의 폐경화로 중력에 반하는 구역(dependent area)에 객담 배출이 중요한 상황이었다. 환자는 뇌수술 후 근력저하로 재활치료 중으로 객담배출이 원활하지 못하고, 경관영양, 연하곤란으로 흡인(aspiration)의 위험성이 있었다. 이전 흉부 CT를 확인하였을 때, 만성적인 흡인이 의심되는 상황이었고, 진료과는 항생제를 배양검사와 다재내성균 위험성에 따라 감염내과와 상의하여 조정하였다. 기도개방성 유지를 위해서 심호흡과 기침 교육, 체위배액과 진동요법, 흡인 간호(suction)를 진행하였다. 급성기에 병동에서의 관리방법에 대해서 환자, 보호자, 의료진과 의사소통 하였고, 이후 흡인(aspiration) 예방법에 대해 침상머리 세우기, 경관 유동식 관리, 삼킴치료 시 유의점, 구강간호, 호흡치료 방법 등에 대해서 환자, 보호자 교육을 수행하였다. 환자는 추가적인 폐렴 악화 증상 없이 퇴원하였다.

사례로부터 배울 점

- 경관영양을 하거나 연하치료를 하는 경우 흡인(aspiration)될 위험성이 있으므로, 흡인예방간호가 필요하며, 흡인된 경우 흡인된 내용물을 제거하는 것이 중요하므로 호흡치료가 필요하다. 특히 근력약화가 있는 경우 스스로 객담을 배출할 수 없다고 평가된다면 흡인(suction)이 필요할 수 있고, 효과적으로 제거되지 않는다면 기관 내 삽관의 필요성에 대해서도 사정해야 한다.
- 급성 저산소혈성 호흡부전의 경우, 고유량요법인 HFNC 산소요법의 선택을 고려할 수 있으며, 기관내 삽관 필요성의 판단은 ROX index를 활용할 수 있다.
- 환자의 폐병변과 원인에 따라 호흡치료, 체위배액 방법을 선택한다.
- 폐렴의 종류와 MDR 위험성에 따른 항생제 선택과 치료효과 평가는 중요하다.

참고문헌

- 강은영, 용환석, 김채리, 외. 성인의 흡인 관련 폐질환: 영상의학적 이해. J Korean Soc Radiol. 2018;79(4):218-26.
- 대한결핵 및 호흡기학회 [Internet]. 호흡기 주요질환, 폐렴(성인). Available from: https://www.lungkorea.org/general/disease/disease_05_a.php
- 대한뇌졸중학회. 뇌졸증 진료지침. 2009.
- 대한중환자의학회. 중환자의학 4판. 군자출판사; 2020.
- 대한흉부영상의학회. 흉부영상의학 용어사전. 2016.
- 신규성. 파워내과 02 10판. 군자출판사; 2020.
- 질병관리청. 성인 병원획득 폐렴 진료 및 항생제 사용 지침. 2023.
- Mandell LA, Niederman MS. Aspiration Pneumonia. N Engl J Med. 2019;380(7):651-63.
- Neill S, Dean N. Aspiration pneumonia and pneumonitis: a spectrum of infectious/noninfectious diseases affecting the lung. Current opinion in infectious diseases. 2019;32(2): 152-7.
- Piraino T, Madden M, Roberts KJ, et al. AARC Clinical Practice Guideline: Management of Adult Patients With Oxygen in the Acute Care Setting. Respir Care. 2022;67(1):115-28.
- Rathbun KP, Bourgault AM, Sole ML. Oral Microbes in Hospital-Acquired Pneumonia: Practice and Research Implications. Crit Care Nurse. 2022;42(3):47-54.
- Robert L. Egan's Fundamentals of Respiratory care. 11th ed. Elsevier; 2017.
- Roca O, Caralt B, Messika J, et al. An Index Combining Respiratory Rate and Oxygenation to Predict Outcome of Nasal High-Flow Therapy. Am J Respir Crit Care Med. 2019;199(11):1368-76.
- Strickland SL, Rubin BK, Drescher GS, et al. AARC clinical practice guideline: effectiveness of nonpharmacologic airway clearance therapies in hospitalized patients. Respir Care. 2013;58(12):2187-93.

신경계

10 뇌경색

11 뇌전증

12 두개내압 상승

10

뇌경색

학습 목표

환자의 주 호소를 토대로 적절한 병력 청취와 감별 진단을 위한 검사를 알고, 대상자의 특성에 맞춘 간호 계획을 세울 수 있다. 구체적인 목표는 다음과 같다.

❶ 환자의 신경학적 증상을 토대로 관련 정보를 얻고 해석할 수 있다.
❷ 급성기 뇌졸중 환자의 재관류치료에 대해 이해하고 이를 적용할 수 있다.
❸ 급성기 뇌졸중 환자의 뇌졸중전문치료실에서의 간호를 수행할 수 있다.
❹ 뇌졸중 환자의 퇴원 후 관리에 대한 간호를 적용할 수 있다.

사례

75세 남자 환자는 대장 내시경 검사를 위해 입원하였으며 심방세동으로 인해 복용하던 아픽사반(apixaban)을 2일간 중단한 상태였다. 다음날 담당간호사가 간호 순회를 하던 중, 기존에 없던 운동성 실어증과 우측 상하지 근력 약화가 발견되어 뇌졸중 팀이 호출되었다.

질문 1 대상자에게 있어 가장 중요한 문제는 무엇인가?

갑작스러운 신경학적 증상 발생

대상자는 갑작스러운 운동성 실어증과 우측 상하지 근력 약화가 발생하였다. 이는 급성기 뇌졸중이 의심되는 상태로 환자에 대한 빠른 사정 및 급성기 뇌졸중 검사가 필요한 상황이다.

병원 내 뇌졸중 환자는 병원 외 뇌졸중 환자에 비해 중증도가 훨씬 높다고 알려져 있으며, 일반 인구에 비해 뇌졸중 발생률이 높은 편이다. 이는 입원 환자가 가지고 있는 기저 질환이나 중등도와도 연관될 수 있다. 따라서 뇌졸중으로 입원하지 않은 환자라 하더라도, 갑자기 악화된 신경학적 악화가 있을 경우 급성 뇌졸중의 가능성에 대해 염두에 두는 것이 중요하다.

질문 2 대상자의 문제를 해결하기 위해 어떤 정보가 필요한가?

1. 환자의 신경학적 증상

급성기 뇌경색이 의심되는 경우는 미국 국립보건원 뇌졸중 척도(national institutes of health stroke scale, NIHSS)에 의한 검진을 시행해야 한다. 신경학적 검진 시 우측 상하지는 중력에 들 수 있는 정도인 3등급, 경미한 정도의 우측 안면 마비, 경미한 구음 장애, 그리고 완전 실어증이 관찰되어 NIHSS는 총 11점[질문수행 1점, 지시수행 1점, 안면마비 1점, 상지근력(우) 2점, 하지근력(우) 2점, 최상언어능력 3점, 구음장애 1점]으로 나타났다.

알아보기

FAST (face, arm, speech, time) 척도

FAST 척도는 뇌졸중 증상을 쉽게 알아볼 수 있는 가장 유용한 평가 도구 중 하나로 다음을 의미한다. 다음 중 한 개의 증상이 갑작스럽게 나타나면 급성기 뇌졸중을 의심할 수 있다.

- F (face): 얼굴마비
- A (arm): 한쪽 팔 마비
- S (speech): 구음장애/언어장애
- T (time): 한 개 이상의 증상이 보이면 구급 센터로 이동

NIHSS (national institutes of health stroke scale)

NIHSS는 의식수준, 질문수행, 지시수행, 최적의 주시, 시야, 안면마비, 상하지근력, 사지 운동실조, 감각, 최상 언어능력, 구음장애 및 인식상실과 부주의상태(무시)의 총 15개 검사 항목으로 구성되어 있으며, 신경학적 검사에서 찾을 수 있는 중요한 임상 징후의 손상 정도를 양적으로 측정할 수 있다. NIHSS는 허혈성 뇌졸중 환자에게 가장 많이 사용되는 뇌졸중 중증도 평가 도구로서 뇌손상의 악화나 호전을 관찰하는 데 용이하다.

뇌졸중 환자의 증상 및 징후가 환자에 따라 매우 다양하므로 NIHSS를 신뢰성 있게 사용하기 위해서 적절한 훈련을 받아야 한다. 비디오 교육과 교육 후 인증 제도가 활용되고 있으며 모든 의료진이 측정 가능한 도구이다. 한국어판 NIHSS의 내용 및 동영상 교육 이수는 http://www.stroke-edu.or.kr/에서도 확인할 수 있다. 도구의 항목과 점수의 간략한 설명은 다음과 같다(표 1).

표 1. 한국판 미국국립보건원 뇌졸중척도(K-NIHSS)

항목	점수					
	0	1	2	3	4	측정불가
1a. 의식수준	명료	기면	혼미	혼수		
1b. 의식수준: 2개 질문	모두 정확	한 개 정확	둘 다 부정확			
1c. 의식수준: 2개 지시	모두 정확	한 개 정확	둘 다 부정확			
2. 최적의 주시	정상	부분	완전			
3. 시야	정상	부분	완전	양측		
4. 안면 마비	정상	경미	부분	완전		
5a. 상지근력(좌)	정상	4등급	3등급	2등급	0~1등급	측정불가
5b. 상지근력(우)	정상	4등급	3등급	2등급	0~1등급	측정불가
6a. 하지근력(좌)	정상	4등급	3등급	2등급	0~1등급	측정불가
6b. 하지근력(우)	정상	4등급	3등급	2등급	0~1등급	측정불가
7. 사지 운동실조	정상	사지 중 하나	사지 중 둘 이상			측정불가
8. 감각	정상	경도-중등도	중증 혹은 완전			
9. 최상 언어 능력	정상	경도-중등도	중증	완전		
10. 구음장애	정상	경도-중등도	중증			측정불가
11. 인식상실과 부주의상태(무시)	정상	부분	완전			
총점						

항목 5, 6, 7 측정불가: 절단, 관절고정술 등으로 수행불가한 경우, 항목 10 측정불가: 기관삽관 또는 기타 물리적 장애 경우

2. 신경학적 증상 발생 시간

환자의 마지막 정상 관찰 시간은 당일 오전 5시이며 최초 비정상 발견 시간은 오전 5시 30분으로 담당 간호사가 발견한 즉시 주치의에게 보고한 상황이었다. 뇌졸중 팀에게 호출된 시간은 오전 5시 45분으로 마지막 정상 관찰 시간으로부터 45분이 지난 시점이다. 대상자는 뇌졸중 재관류 치료의 대상임을 감안하고 응급 뇌경색 검사를 진행하였다.

알아보기

신경학적 증상 발생 시간

뇌졸중의 증상 발생부터 발견까지의 시간 경과에 따라 급성기 치료가 달라지며 이는 환자의 예후에도 중요한 영향을 미친다. 따라서 환자의 마지막 정상관찰시간(last known normal time, LNT), 최초 비정상 발견시간(first found abnormal time, FAT)을 정확하게 아는 것은 중요한 정보이다. 신경학적 증상 발생 시간은 재관류치료 여부를 결정하는 주요 인자 중 하나이다.

3. 과거력 및 투약처방

대상자의 과거력상 심방세동이 있었으며 혈전예방을 위해 항응고제인 아픽사반을 복용하던 중 검사를 위해 중단하고 있었다.

질문 3 대상자의 예상되는 진단명은 무엇인가?

항응고제 중단으로 인한 급성기 뇌경색

대상자는 심방세동으로 항응고제를 평소 복용하던 환자로, 항응고제 중단에 의한 혈전 발생으로 인한 급성기 뇌경색이 의심되는 상황이다. 급성기 뇌경색의 초기 치료에 대한 신속한 준비가 필요하다.

질문 4 어떤 우선순위로 문제를 해결하겠는가?

1. 영상 검사
2. 정맥내혈전용해제
3. 동맥내재관류요법
4. 뇌졸중전문치료실에서의 간호

질문 5 어떤 절차와 방법에 따라 문제를 해결하겠는가?

1. 영상 검사(CT 또는 MR)

초급성기 뇌졸중 환자에서 재관류치료를 결정하기 위해서는 빠른 뇌영상검사가 필요하다. 이 중 CT는 신속히 촬영할 수 있는 장점이 있으며 뇌출혈을 감별하여 정맥내혈전용해제 투약 여부를 결정하는 데 매우 유용하여 초기 검사로 추천된다. MR은 초기 뇌경색병변을 잘 보여줄 수 있으며 혈전의 형상이나 길이, 관류에 대한 다양한 정보를 제공하여 초기에 필요한 영상 검사이다.

2. 정맥내혈전용해제

급성뇌경색환자에 대한 가장 중요한 치료는 재관류치료이다. 재관류치료에는 정맥내혈전용해제와 동맥내재관류요법이 있다.

재관류치료로서 정맥내혈전용해제는 증상 발생 4.5시간까지만 투약할 수 있으며 혈전용해제인 조직플라스미노겐활성제(tissue plasminogen activator, TPA)가 선택된다. 혈전용해제 투약이 빠를수록 환자의 예후가 좋으므로 즉각적인 투약이 필요하다.

알아보기

정맥내 TPA 투여 방법

1. TPA 투여 전 수축기혈압(systolic blood pressure, SBP) <185 mmHg, 이완기혈압(diastolic blood pressure, DBP) <110 mmHg임을 확인한다.
2. 정맥내 혈전용해제 용량의 10%는 1분 동안 일시 주입하고, 나머지를 60분간 정주한다(최대 용량: 90 mg).
3. 신경학적 검진: 혈전용해제 투여 중에는 매 15분마다, 다음 6시간 동안은 매 30분마다, 그 다음 16시간 동안은 매시간 시행한다.
4. 혈압: 혈전용해제 투여 중 또는 투여 후 2시간 동안은 매 15분마다, 다음 6시간 동안은 30분마다, 다음 16시간은 매시간 시행한다.
5. 환자가 심한 두통을 호소하거나 갑작스러운 혈압 상승, 오심, 구토 등이 발생하면 TPA 투여를 중단하고 응급 CT를 촬영한다.
6. TPA 투여 후 SBP<180 mmHg, DBP<105 mmHg로 유지한다.
7. 모니터링을 위해 뇌졸중전문치료실로의 입실을 고려한다.

3. 동맥내재관류요법

동맥내재관류요법은 뇌경색 환자에서 동맥 내로 혈전 부위에 약물을 직접 투여하여 혈전을 용해시키거나, 혈전제거기구들을 이용해서 폐색된 혈관을 재개통시키는 방법이다. 이는 근위부 혈관폐색이 확인되고 증상 발생 6시간 이내라면 적응증이 될 수 있다. 증상 발생 6-24시간인 경우라도 의사의 판단에 따라 시행하기도 한다. 또한 폐색된 뇌혈관의 재개통이 얼마나 빨리 되는지에 따라 환자의 예후가 달라지므로 즉각적인 준비가 필요하다.

알아보기

급성기 뇌졸중 환자 진료 순서 체계

뇌졸중은 촌각에 따라 예후가 달라지는 질환으로 시간에 따른 진단과 치료가 중요하다.

표 2. 시간에 따른 진료 순서 지침

목표 시간	진단 접근법
0-10분	활력징후 확인, 환자 병력 청취, 혈액검사 시행
10-20분	활력징후 추적검사, 신경학적 검진
20-40분	영상검사(CT 또는 MR)
40-60분	재개통치료 및 급성기 뇌졸중 치료 결정

4. 뇌졸중전문치료실에서의 간호

급성기 뇌졸중 환자는 초기에 신경학적 증상 악화가 있을 수 있어 주의 깊은 관찰이 필요하다. 활력징후, 신경학적 검진은 주기적으로 사정하고, 실시간 모니터링을 통해 환자의 상태를 조기 발견할 수 있다.

알아보기

뇌졸중전문치료실

급성기 뇌졸중 환자는 수일 이내에 신경학적 증상 악화가 있을 수 있어 주의 깊은 관찰이 필요하다. 따라서 초기에 뇌졸중전문치료실에서의 간호가 필요하다. 뇌졸중전문치료실에서는 활력징후, 신경학적 검진을 주기적으로 사정해야 하며, 실시간 모니터링을 통해 환자의 상태를 즉시 발견할 수 있다. 뇌졸중전문치료실에서의 집중 간호는 환자의 증상 악화를 예방할 수 있으며 후유장애 및 사망률, 삶의 질에도 영향을 미친다.

사례

환자는 즉시 뇌CT를 촬영하였고, 영상에서 '뇌출혈 없음'으로 판독되었다. 이후 혈전 용해제 TPA 0.9 mg/kg 정맥주사가 처방되었다. 투여 전 환자의 활력징후는 혈압 140/75 mmHg, 맥박 78회/분, 호흡 20회/분, 체온 36.8°C였고, 전혈구 수치와 혈액응고 수치는 정상이었다. 10% 부하 용량(loading dose)인 0.09 mg/kg은 담당의가 투약하였으며, 나머지 용량은 인퓨전펌프를 통해 1시간 동안 정맥주입되었다. 그러는 동안 앞서 예약된 뇌 MR검사를 시행하였다. TPA 주입을 마친 후 시행한 NIHSS 신경학적 검진 결과는 전과 동일하였다.

혈전용해제 투여 중에 촬영한 MR 영상을 확인한 결과, 왼쪽 중간대뇌동맥 폐색이 발견되었다(그림 1).

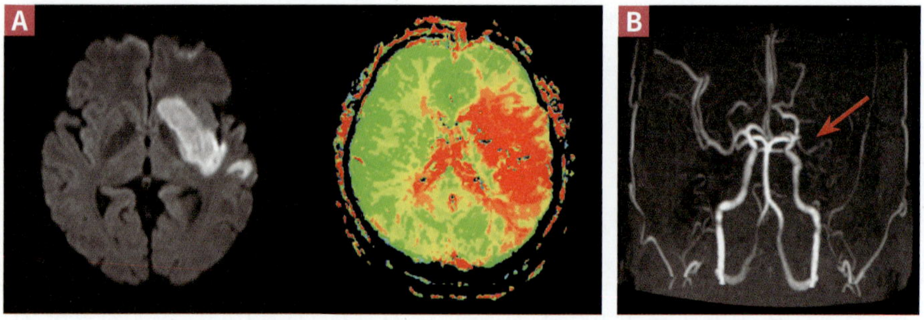

그림 1. MR 영상. (A) 왼쪽중간대뇌경색 모습, (B) 왼쪽중간대뇌동맥혈관 폐색

즉시 뇌혈관중재팀에 연락하여 동맥내재관류요법을 시행하였다. 환자의 왼쪽 중간대뇌동맥에 있던 혈전이 제거되었고, 혈관이 재개통된 것을 확인하였다(그림 2, 그림 3).

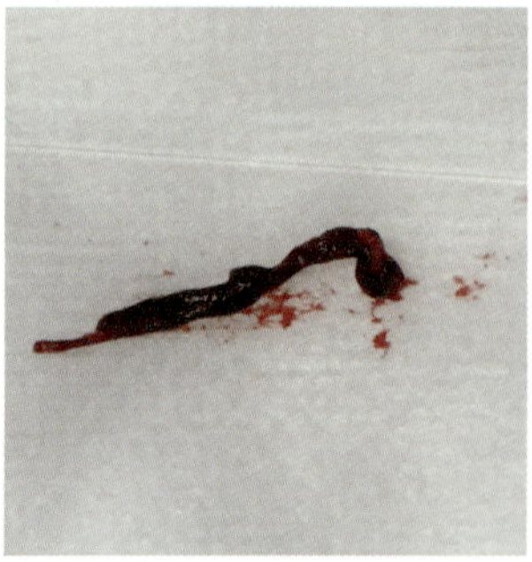

그림 2. 동맥내재관류요법을 통해 흡인된 혈전

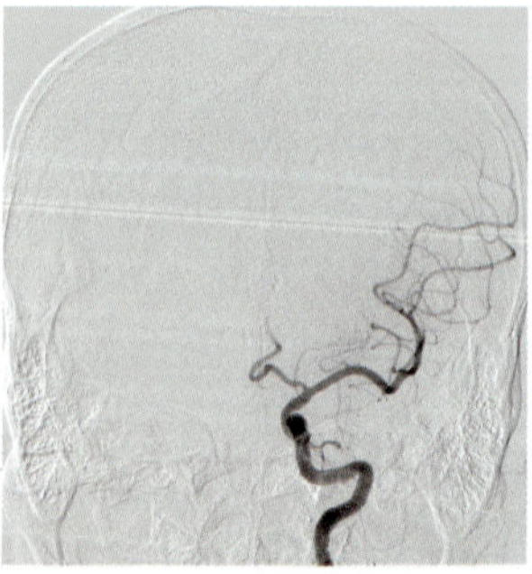

그림 3. 시술 후 왼쪽 중간대뇌동맥 재관류 모습

질문 6 대상자에게 필요한 F/U 계획은 무엇인가?

1. 출혈위험성 확인과 과관류증후군 예방

TPA 사용으로 인한 출혈위험성을 모니터링하며, 시술 후 과관류증후군을 예방하기 위해 혈압 조절이 필요하다. 또한 신경학적 증상 변화뿐만 아니라 두통, 오심 등의 증상도 모니터링해야 한다.

알아보기

과관류증후군

과관류증후군은 뇌혈관중재술 등으로 인해 뇌관류가 갑작스럽게 증가하면서 두통, 국소신경계증상 혹은 경련을 유발하는 상태이다. 갑작스러운 뇌관류의 증가는 혈액뇌장벽을 손상시켜 뇌부종을 야기하고, 심한 경우 출혈까지 이르게 할 수 있다. 이 경우는 적극적인 혈압 조절이 중요하다.

2. 재발 예방 교육

급성기 뇌경색 환자의 경우 지속적인 항혈전제의 복용과 위험인자관리가 중요하다. 환자의 경우 심방세동으로 인한 뇌경색으로 항응고제의 지속적인 복용과 주기적인 외래 방문이 필요하다. 또한 고혈압이 함께 있던 상태로 이에 대한 관리를 교육해야 하며, 환자는 언어장애가 있었으므로 주보호자 교육도 필요하다. 또한 응급실로 와야 할 대표적인 뇌졸중 증상과 함께, 퇴원 후 지역에서의 뇌졸중센터인증병원에 대한 정보를 주보호자에게 제공해야 하겠다.

3. 뇌경색 합병증 예방 관리

뇌경색은 후유장애로 인한 여러 가지 합병증이 나타날 수 있다. 환자의 경우 연하장애 정도가 심하여 연하보조식을 섭취하고 있었으며 연하장애평가를 통해 흡인을 주의하도록 교육이 필요하다.

알아보기

연하장애평가

급성기 뇌졸중 환자의 약 50%에서 연하장애가 있으며 흡인성 폐렴이 매우 주의된다. 급성기 뇌졸중 환자는 첫 식이를 시작하기 전 연하장애를 평가하도록 권고되어 있다. 연하장애평가는 '의식 상태 확인' → '입을 벌리거나 삼킴을 시도할 수 있는지 평가' → '침삼킴검사' → '물삼킴검사'의 단계를 통하여 최종 식이를 결정한다. 환자가 연하장애평가를 통해 식사를 진행하더라도, 식사 중 흡인 증상이 없는지를 지속적으로 관찰해야 하며 안전한 섭취 방법에 대한 교육이 제공되어야 한다.

4. 사회 복귀를 돕기 위한 재활 치료

환자는 재활치료, 언어치료, 연하치료가 계획되었다. 장기적인 재활을 위해 재활병원으로의 이송을 계획하였으며 장기적인 치료에 대한 사회복지 정보를 제공해야 한다. 환자의 이행도 정도뿐만 아니라, 주보호자 및 가족의 지지 정도, 사회적 지지 정도에 따라 사회적 복귀 상황이 달라질 수 있어 개별적인 상담 및 접근이 필요하다.

사례

시술 후 환자는 뇌졸중전문치료실로 입실하였다. 시술 후 활력 징후와 NIHSS를 주기적으로 측정하였으며, 심전도와 산소포화도를 실시간으로 모니터하였다. 또한 TPA 사용으로 인한 출혈 위험성을 모니터링하였으며, 수축기 혈압은140 mmHg 이하로 조절하였다.

시술 직후 환자의 NIHSS는 경미한 우측 안면마비, 경미한 구음장애, 중등도의 운동성 실어증, 우측 상하지 근력 4등급, 총 8점으로 약간의 호전 추이를 보였다[안면마비 1점, 구음장애 1점, 질문수행 1점, 지시수행 1점, 상지근력(우) 1점, 하지근력(우) 1점, 최상언어능력 2점]. 또한 심방세동이 원래 있던 분으로 심박수가 조절되는 심방세동(atrial fibrillation with controlled ventricular response, A fib with CVR)이 지속적으로 관찰되어 아픽사반을 재투약하였다.

환자는 사회복지팀 상담을 통해 퇴원 후 요양등급과 장애등급에 대한 정보를 제공받았으며, 연고지의 뇌졸중전문재활병원으로 전원 예정이다.

전문간호사의 역할

전문간호사는 환자의 정확한 증상 발생 시간을 확인하였으며, 재관류치료 가능성을 염두에 두고 영상 검사가 빠르게 이루어질 수 있도록 도왔다. 또한 NIHSS를 이용한 신경학적 상태를 확인하였다. 정맥내혈전용해제 치료 전후 간호와 동맥내관류요법의 전후 간호를 수행하였으며, 재관류치료 후 뇌졸중전문치료실에서의 집중 관리 사항을 확인하는 등 임상실무 전문가로서의 역할을 수행하였다. 또한 뇌경색으로 인한 합병증 관리와 재발 예방에 대한 관리 교육을 수행함으로써, 환자의 사회 복귀를 도왔다. 환자뿐만 아니라 주보호자에게도 관련 교육을 시행하여 가족의 지지가 향상되도록 하였다.

전문간호사는 환자의 급성기 뇌경색 치료가 이루어질 수 있도록 명확한 환자 파악 및 사정, 그리고 중재를 제공하였다. 또한 환자의 사회 복귀를 위해 환자 및 가족들에게 필요한 교육을 수행하는 교육자 및 상담가로서의 역할을 수행하였다.

요약

환자는 입원 중 급성기 뇌경색이 의심되어 재관류치료를 빠르게 받았다. 급성 신경학적 증상악화는 발견 시점에 따라 예후가 달라질 수 있으므로 이에 대한 발견과 급성기 중재는 매우 중요하다. 급성기뇌경색은 초기에 신경학적 증상 악화가 나타날 수 있어 뇌졸중전문치료실에서의 집중 관리가 필요하며 뇌졸중전문치료실에서의 모니터링은 담당간호사의 역할이 매우 중요하다.

환자는 퇴원 후 지속적인 외래 방문뿐만 아니라 후유 장애 감소를 위한 장기적 재활치료가 필요하여 이에 대해 주보호자에게 교육을 하였다. 또한 장기적 치료 및 관리에 대한 가족 및 사회적 지지 체계가 동반되어야 하므로 이에 대한 간호가 함께 제공되어야 한다.

환자는 급성기 뇌경색 치료를 성공적으로 마친 후 재활병원으로 퇴원하였으며, 지속적인 외래 방문을 통해 관리를 받을 것이다.

사례로부터 배울 점

- 뇌졸중 발생은 누구에게나 올 수 있으므로, 이에 대한 대표적인 증상에 대해 잘 알고 있는 것이 중요하다. 또한 급성기 뇌졸중이 의심될 때, 뇌졸중팀에게 빠르게 연락하는 것이 중요하다.
- 급성기 뇌졸중이 의심되는 경우 재관류치료를 빠르게 시행하는 것이 중요하며, 이후 신경학적 증상 악화 및 모니터링을 위해 뇌졸중전문치료실에서의 관리가 필요하다.
- 재활 치료 후 사회 복귀를 위한 교육과 지지 체계 연결이 중요하다.

참고문헌

- 대한뇌졸중학회. 뇌졸중. 제3판. 범문에듀케이션; 2023.
- 서울아산병원 신경과/신경비상팀. 신경계 응급 상황 솔루션. 제2판. 대한의학; 2020.
- 한정희. 환자와 가족을 위한 전문상담, 드림널스; 2022.

11

뇌전증

학습 목표

환자의 주 호소를 토대로 적절한 병력 청취와 감별진단을 위한 검사를 알고, 대상자의 특성에 맞춘 간호 계획을 세울 수 있다. 구체적인 목표는 다음과 같다.

❶ 환자의 증상을 토대로 정보를 얻고 경련 증상을 파악할 수 있다.
❷ 경련 후 합병증을 확인하기 위한 검사와 결과를 해석할 수 있다.
❸ 경련의 간호 중재와 일상생활관리를 포함한 간호 계획을 세울 수 있다.

사례

22세 여자환자가 경련으로 응급실에 내원하였다. 보호자는 환자가 "으악" 소리를 지르더니 거실 바닥에서 양측 팔다리를 뻣뻣하게 떠는 양상으로 경련했다고 하였다. 환자는 현재 의식 상태는 명료(alert)하였으나 두통과 전신 근육통이 있고, 오심을 호소하며 한 번의 구토가 있었다고 하였다.

응급실 간호사가 환자와 보호자에게 이전 병력에 대해 질문하던 중 갑자기 환자가 "으악"하고 소리를 지르는 발성(vocalization)이 있었으며, 눈동자와 고개가 우측으로 돌아가는 전신 강직 증상의 전신강직간대발작(generalized tonic-clonic seizure, GTC)을 2분간 보인 후 저절로 멈추는 것을 목격했다. 청색증(cyanosis), 호흡곤란과 침 흘림(drooling)이 관찰되어 간호사는 비강 캐뉼라(nasal prong)를 이용하여 6 L/분 산소를 적용하고 구인두 흡인(oro-pharyngeal suction)을 시행하였으며, 입 주변에 침 흘림 및 혀 깨물기의 증상을 발견하였다. 환자는 발작 직후 10분 동안 수면을 취하고 저절로 깼으며, 깨어난 후 의식상태는 명료하였고, 지남력 질문 시 적절하게 대답하였다. 환자는 오른팔에 힘이 없는 마비증상이 10여 분간 더 지속되다가 없어졌고, 발작에 대한 기억이 없다고 표현하며 두통과 전신 근육통을 호소하였다.

질문 1 대상자에게 있어 가장 중요한 문제는 무엇인가?

"으악" 소리를 지르며 바닥에서 양측 팔다리를 뻣뻣하게 떠는 양상의 경련

경련(convulsion)은 과도하고 비정상적인 근육수축 현상을 뜻한다. 환자는 눈동자의 움직임과 목의 움직임으로 국소 발작의 모습을 보이다가 전신강직간대발작의 양상으로 이행되었다.

환자와 목격자로부터 자세한 병력 청취로 발작 양상은 물론 발작 전후의 사항까지 알아내야 한다. 전신강직간대발작 전에 전조 또는 국소발작의 모습을 보였다면 국소발작으로 시작하여 전신발작으로 이행된 경우이며 국소발작으로 분류되므로 초기 증상에 대한 확인이 중요하다.

알아보기

급성증상발작

급성증상발작(acute symptomatic seizure)이란 급성 전신상태(예: 요독증, 전해질 불균형, 알코올 금단, 무산소증) 또는 급성뇌질환(예: 뇌졸중, 수막뇌염, 외상성 뇌손상)으로 인해 발생하는 발작이며, 유발발작(provoked seizure)으로 불리기도 한다. 급성 유발 요인을 치료한 후 발작이 재발되지 않는다.

발작의 분류

발작은 한쪽 대뇌 반구의 일부분에서 시작하는 국소 발작(부분 발작)과 대뇌 양측 대뇌반구에서 병발되는 전신 발작으로 분류한다.

국소발작(focal seizure)

국소발작은 의식/인식의 장애에 따라 분류하며 의식이 유지되는 국소 발작은 한쪽 대뇌 반구의 일부분에 국한되어 발생하며 발병 부위에 따라 운동, 감각, 정신 증상 등의 다양한 형태가 있다. 운동 영역을 침범하여 발생하는 국소운동발작은 신체의 일부분에서 간대 또는 강직발작으로 나타난다. 발작 후 원인 병소에 대한 발작 후 억제(postictal depression)에 의해 발작이 있던 부위에 수 분에서 수 시간 근 위약이 나타날 수 있고, 이를 토드 마비(todd's paralysis)라고 한다. 국소 운동 발작이 멈추지 않고 30분 이상 지속되는 경우 부분뇌전증지속증(epilepsia partialis continua)이라고 부른다.

전조(aura)는 발작 시 환자가 가장 처음 느끼는 증상으로, 국소 발작이며 비교적 흔한 전조는 뱃속에서 치밀어 오르는 느낌(epigastric uprising sense), 공포, 비현실적인 느낌, 어지럼증, 주위 물체가 낯설어 보이거나(déjà vu), 주위 물체가 전에 본 것과 같이 친근하게 느껴지는 것(jamais vu), 감각 증세이상, 환시나 환청 등 뇌전증 발생 부위에 따라 다양하게 나타난다.

의식 장애를 동반한 발작은 주로 무엇을 응시하면서(staring) 하던 행동을 멈추거나, 일정한 행동을 반복하는 자동증(automatism)이 나타난다. 입맛을 다시거나(lip smacking), 침을 반복적으로 삼키거나, 손을 반복적으로 비비거나 옷자락을 만지작거리는 자동증이 흔하게 관찰된다. 발작 직후에는 발작 후 혼돈, 두통, 수면, 기억상실 등이 흔히 나타난다.

국소발작이 대뇌의 전 부위로 퍼져 전신발작으로 이환되는 것을 국소발작에서 기인하는 이차성 전신발작(focal to bilateral tonic-clonic seizure)이라 하고 이 과정이 빠르게 진행되는 전신발작과 감별이 쉽지 않아 전조 등의 자세한 병력 청취가 도움이 된다.

전신발작(generalized seizure)

전신발작은 대뇌 전체가 갑작스럽게 흥분하여 발작파를 보이는 것으로 발작 양상에 따라 다음과 같이 구분된다. 전신강직간대발작(generalized tonic-clonic seizure, GTC)은 전신 발작 중에 가장 흔히 볼 수 있으며, 갑작스러운 의식 소실과 함께 전신 근육의 긴장으로 뻣뻣해지고(강직기, tonic phase) 이후 반복적으로 떠는(간대기, clonic phase)양상으로 진행된다. 호흡근의 긴장으로 괴성이 동반되고 호흡곤란과 청색증을 보이기도 한다. 입에선 침과 거품이 나오고 턱의 간대발작으로 혀를 깨물기도 하며 요실금이나 대변 실금이

〈계속〉

나타날 수 있다. 이후 간대발작으로 다양한 주기와 강도를 가지는 반복적인 간대 움찔거림이 보인다. 발작 후에는 수면, 기면이나 혼돈 등 다양한 의식장애, 기억 소실, 두통, 근육통이 동반된다. 결신발작(absence seizure)은 일시적인 의식 소실이 주 증상으로 눈을 깜박이면서 하던 행동을 멈추고 멍하게 앞을 응시하며 수 초에서 수십 초 정도 후 회복한다. 근간대발작(myoclonic seizure)은 빠르고 짧은 근육의 순간적인 수축이 한쪽 또는 양쪽 팔다리와 몸통에 한 번 또는 연달아 반복되는 것이 특징이다. 무긴장성 발작(atonic seizure)은 순간적인 의식 소실과 함께 근육의 긴장이 순간적으로 빠지는 발작 형태로 갑자기 넘어져서 머리, 안면, 치아 등을 다치는 경우가 많다. 강직성 발작(tonic seizure)은 근육의 수축으로 사지가 뻣뻣하게 굳는 것이며, 간대성 발작(clonic seizure)은 강직기를 동반하지 않고 간대기만 있는 전신발작을 말한다.

질문 2 대상자의 문제를 해결하기 위해 어떤 정보가 필요한가?

1. 과거력 및 복용약물 정보

최근 열이나 경련을 일으킬만한 병력이 없는 상태로 급성 원인이 없는 두 번의 경련이 발생한 상황으로, 뇌전증 진단과 함께 항경련제 투약이 필요한 상황이다. 과거 질환 및 약물 부작용 등의 병력 청취가 필요하다.

2. 뇌파(electroencephalography, EEG)

뇌파 검사는 뇌전증의 진단과 분류에 있어 필수적인 검사로 뇌전증의 분류는 주로 발작의 임상양상과 뇌파에 의하여 결정된다. 주의할 점은 30-40%의 뇌전증 환자에서는 처음 시행한 뇌파에서 별다른 이상소견이 확인되지 않는 경우가 많다. 따라서 뇌전증모양 방전(epileptiform discharge)이나 뇌파발작(electrographic seizure)이 확인되지 않는다는 이유로 뇌전증이 아니라고 할 수 없다.

3. 뇌 영상(CT, MRI)

전산화단층촬영(computed tomography, CT) 검사를 이용하기도 하나, 해마경화증(hippocampal sclerosis), 종양(tumor), 해면혈관종(cavernous hemangioma), 피질형성이상(cortical dysplasia) 등을 감별하기 위해서 고해상도 MRI를 시행하는 것이 추천된다.

사례

환자는 발작에 대한 원인 검사로 뇌파감사와 뇌 자기공명영상(magnetic resonance imaging, MRI)검사를 시행하였다.

MRI
Left hippocampal sclerosis
EEG
Epileptic form discharge: frequent regional spike and waves in left temporal area, These findings suggest focal seizure disorder

환자는 이전 기왕력 없이 건강했으며, 최근 하루 2-3시간의 수면을 취하는 수면 부족과 업무로 인한 스트레스를 표현하였다.

4. 뇌척수액 검사

모든 뇌전증 발작 환자를 대상으로 뇌척수액검사를 시행할 필요는 없다. 그러나 발열, 의식 변화나 수막자극 징후가 동반되어 뇌수막염이나 뇌염과 같은 중추신경계 감염이 의심되는 경우 뇌척수액 검사를 시행한다.

5. 혈액검사

발작 후 오심, 구토 증상으로 전해질 불균형은 없는지, 항경련제 대사에 영향을 줄 수 있는 질환(간, 신장질환, 감염 등)이나 상태(임신 등)를 확인하기 위해 전혈구수(complete blood count, CBC)검사와 간기능 검사, 혈액요소질소(blood urea nitrogen, BUN)와 크레아티닌(creatinine, Cr)검사를 시행해야 한다. 경련에 의해 혈청 크레아틴키나제(creatine kinase, CK)와 미오글로빈(myoglobin) 등이 증가하며, 이러한 소견은 실신과 경련발작을 감별하는 구별하는 데 도움이 된다. 물론 낙상에 의한 광범위한 근육 손상 또는 무의식 기간 동안 장기간 압박에 의해서도 CK 농도가 증가될 수 있다.

사례

혈액검사 결과는 다음과 같다(표 1).

표 1. 혈액검사 결과

검사명	결과
Sodium	134 mol/L
CK	2,852 IU/L
Myoglobin	911 ng/mL

반복되는 전신강직간대발작으로 인해 횡문근융해증(rhabdomyolysis) 가능성이 있으며, 오심과 구토 증상은 체액불균형으로 인해 저나트륨혈증(hyponatremia)을 유발할 수 있으므로 정확한 사정을 통해 환자의 상태를 파악하는 것이 중요하다.

질문 3 대상자의 예상되는 진단명은 무엇인가?

뇌전증

환자는 발작 초기 증상이 눈동자와 고개가 우측으로 돌아가는 전신강직 증상으로 국소발작에서 기인하는 이차성 전신강직간대발작으로 국소발작에 해당되며, 뇌파검사와 MRI 검사상 국소 병소를 보이는 구조적 뇌병변(structural lesion)을 가지는 국소 뇌전증(focal epilepsy)으로 진단할 수 있다.

알아보기

뇌전증(epilepsy)

뇌전증은 특별한 유발요인 없이 대뇌 신경세포의 비정상적이고 과도한 흥분으로 인해 발생한 발작(unprovoked seizure)이 반복적으로 나타나는 뇌질환으로 치료를 시작하는 것이 일반적인 원칙이다. 이처럼 뇌신경세포의 과도한 흥분으로 나타나는 발작을 뇌전증 발작(epileptic seizure)이라고 하며, 신경세포가 흥분하는 기간 동안 일시적으로 짧게 나타난다.

경련(convulsion)은 뇌신경세포 활동을 포함하지 않는 용어이며, 겉으로 드러나는 경련이 뇌전증 발작 때문이 아닐 수도 있기 때문에 공식 용어로 사용하지 않는다. 그럼에도 불구하고 환자가 겉으로 드러나는 모습이 경련이고 그 원인이 뇌전증 발작일 때는 경련 발작(convulsive seizure)이라는 표현을 사용할 수 있다.

〈계속〉

뇌전증의 분류는 뇌전증 발작을 시작한 위치에 따라 구분한 후, 이를 근거로 뇌전증을 시작 위치에 따라 다시 분류한다. 뇌전증 중에서 특정 증후군으로 진단할 수 있는 경우라면 해당 증후군 진단명을 붙인다(예: juvenile myoclonic epilepsy, lennox-gastaut syndrome). 뇌전증 발생 원인을 구조적 뇌병변(예: 뇌졸중, 뇌종양, 해마경화증), 유전성(예: SCN1A mutation), 감염(예: 결핵 수막염), 대사성(예: 포르피린증, 요독증), 면역(예: 항NMDA수용체 자가면역뇌염), 원인 미상으로 구분하고, 여기에 동반된 질환을 함께 고려하게 된다(예: 학습장애, 정신병, 수면장애).

뇌전증지속상태(status epilepticus, SE)는 과거에는 30분 이상 지속적인 발작 또는 30분 이상 의식 회복 없이 반복되는 발작의 연속 상태로 정의하였다. 그러나 전신발작이 3분 이상 지속하는 경우가 극히 드물고 뇌전증지속상태의 기간이 길수록 이환율이나 사망률이 높아지므로 조기치료를 위해 최근에는 5분 이상 계속하는 발작이나 의식 회복 없이 반복되는 2회 이상의 발작을 뇌전증지속상태로 정의한다.

질문 4 어떤 우선순위로 문제를 해결하겠는가?

1. 신경계 응급처치: A (airway)- B (breathing) - C (circulation) - D (disability)

2. 항경련제 투여

3. 환자 안전 간호 제공

질문 5 어떤 절차와 방법에 따라 문제를 해결하겠는가?

1. 신경계 응급처치: A (airway)- B (breathing) - C (circulation) - D (disability)

발작의 종류와 지속시간에 따라 뇌신경세포의 손상, 비가역적인 신경계 손상 및 장애, 사망률이 증가하므로 초기 응급처치가 중요하다. 뇌전증 발작 발생 후 첫 5분 이내에는 항경련제(antiseizure medication)를 투여할 필요가 없다. 대신 이 시점에 의료진이 취해야 할 조치로는 A 기도유지(airway) - B 호흡(breathing) - C 혈압유지(circulation) - D 신경계 진찰(disability)이 있다. 이와 함께 환자가 다치지 않도록 조치하면서 산소공급, 기관내 삽관(필요시), 심전도 부착, 맥박산소측정장치 부착, 혈당검사, 정맥로 확보, 혈액검사 등의 조치를 순차적으로 신속하게 진행한다.

임상현장에서는 조기에 뇌전증지속상태를 인지하고, 이에 따른 빠른 치료가 이루어질 수 있는 병원 내 프로토콜을 활용하는 것이 유용하다.

사례

환자는 발작 중 침흘림(drooling)과 혀깨물기가 관찰되어 먼저 침이 기도를 막지 않도록 측위로 자세변경을 하였다. 환자에게 청색증(cyanosis)과 호흡곤란이 관찰되어 비강 캐뉼라(nasal prong)를 이용하여 6 L/분 속도로 산소를 적용하였고 맥박산소측정장치를 부착하고, 구인두 흡인(oro-pharyngeal suction)을 시행하였다. 신경학적 상태사정상 환자는 눈동자와 고개가 우측으로 돌아가는 전신 강직 증상의 전신강직간대발작을 2분간 보인 후 저절로 발작이 멈추었다. 발작 종료 후 환자의 의식은 명료하였고, 발작 당시는 기억하지 못했다.

2. 항경련제 투여

뇌전증발작이 5분 이내로 저절로 멈추지 않는다면 항경련제를 즉시 정맥경로로 투여해야 한다.

항경련제는 발작의 재발가능성을 낮추는 것뿐만 아니라 약에 의한 부작용에 대한 위험성(약물 특이 반응, 피부발진, 인지기능장애, 혈액학적 영향 등)도 반드시 고려하여 선택해야 한다. 병원에 내원한 성인 환자에게 가장 먼저 투여해야 할 약제는 로라제팜(lorazepam, ativan®) 2-4 mg (1-2분에 걸쳐 천천히 정맥주사)이며, 정맥로가 확보되지 않은 상태라면 미다졸람(midazolam) 10 mg 근육 주사도 좋은 대안이 된다.

항경련제는 경구 투여가 가장 보편적인 방법이지만 대체 경로로 투약이 필요한 경우도 있다. 예를 들어 수술 전이나 수술 중, 급성 중증 외상, 의식이 저하되어 삼키기가 어려운 경우, 위장질환이 있는 경우, 소아에서 구토나 설사로 인해 경구 복용이 어렵거나 거부하는 경우 등이다. 응급상황 시 의료기관에서는 디아제팜(diazepam), 로라제팜(lorazepam), 페니토인(phenytoin), 페노바르비탈(phenobarbital), 발프로산(valproate, valproic acid), 레비티라세탐(levetiracetam), 라코사마이드(lacosamide) 등을 주사제로 사용할 수 있다.

일차 치료(주로 벤조디아제핀; 로라제팜, 미다졸람 등)가 발작을 멈추지 못하고 5분 이상 경련이 지속되거나 반복되면 뇌전증지속상태(status epilepticus)라고 한다.

3. 환자 안전 간호 제공

발작 중인 환자는 옆으로 눕게 하거나 머리를 한쪽으로 돌려 입에 고인 타액이 옆으로 흐르게 한다. 침대를 평평하게 하고, 보조 난간을 올려주고, 난간 패드를 설치해서 손상을 예방하도록 한다. 안경은 벗기고, 환자 주위의 딱딱하거나 날카로운 물건을 치우고, 옷은 느슨하게 해준다. 발작 중에는 절대로 환자의 입 안에 어떤 것도 넣지 않도록 한다. 산소와 흡인 기구를 갖추고 있다면 산소를 공급해 준다. 환자가 반응을 하게 되면 발작이 있었음을 차분하게 설명하고 불안감을 줄일 수 있도록 지지해 준다.

사례

30분 후 환자는 같은 양상의 전신강직간대발작을 반복하여 의사에게 알린 후 로라제팜(lorazepam) 2 mg 정맥주입을 처방받아 투여하였다. 이후 처방된 페니토인(phenytoin) 20 mg/kg을 부하용량(loading dose)으로 정맥투여하기 시작하였다. 환자에게 심전도 모니터링을 시행하면서 부정맥, 어지럼증, 혈관통, 피부발진 등의 부작용에 대해 설명하고 부작용 발생 시 알리도록 교육하였다.

페니토인 부하용량 주사 투여 시작 30분이 지날 무렵 보호자가 "환자가 멍하고 손이 뻣뻣해요"라고 보고하였다. 신경계 사정 시 환자는 응시하면서(staring) 하던 행동을 멈추고, 입맛을 다시는 행동(lip smacking)과 침을 반복적으로 삼키고 오른손을 반복적으로 비비거나 옷자락을 만지작거리는 자동증(automatism)과 의식 장애를 동반한 국소발작을 1분 30초간 보였다. 발작 직후 환자의 의식상태는 혼돈이 3분간 지속되었고 이후 명료한 의식상태로 회복하였다. 환자는 오른팔에 위약감을 호소하는 토드 마비(todd's paralysis) 증상이 10여 분간 더 지속되다가 회복되었으며 경련 양상에 대해 기억나지 않는다고 표현하였다.

1시간 후 같은 양상의 국소 발작이 1회 더 발생하였으며 발작 직후 의식은 명료하였으나 환자는 경련 양상이 기억나지 않는다고 표현하였다.

환자는 페니토인 정맥주사 투여 후 어지럼증(dizziness)을 호소하며 "걷는 것이 어려워요"라고 했고, 지속적으로 오심을 호소하며 근육통이 있다고 표현하였다.

질문 6 대상자에게 필요한 F/U 계획은 무엇인가?

1. 반복되는 전신강직간대발작 이후 이차적 손상 예방

뇌전증지속상태에서 발작이 지속되면 이상 고온증, 저혈당, 혈압 변화, 산증(acidosis), 횡문근융해증, 폐부종, 뇌부종, 뇌압조절기능 상실과 같은 대사 이상이 진행되어 이차적인 뇌손상이 더해질 수 있기 때문에 발작을 가능한 빨리 종료하기 위해 약물치료를 지체 없이 시작해야 한다.

항경련제는 처방대로 규칙적인 복용을 하도록 환자와 보호자를 교육하고, 발작 유발요인 및 전조증상에 대해 알고 대처하도록 한다.

2. 일상 생활 관리

추후 반복되는 발작 시 외상을 막고 일상생활 관리를 위한 교육이 필요하다.

사례

환자는 더 이상의 발작이 없는 상태로, 항경련제 부작용과 발작 시 대처법, 일반적인 생활 관리에 대해 설명을 듣고 퇴실하였다.

알아보기

발작 환자의 일반적인 생활관리

- 약은 처방한 대로 복용한다. 항경련제의 반감기를 고려하여 하루 2번 분복한다.
- 자신의 발작 양상을 알고 발작 횟수를 기록해 두도록 한다.
- 충분한 수면을 취한다.
- 안전한 환경에서 규칙적이며 적당한 운동을 하도록 한다.
- 무리한 육체적 정신적 활동(과로, 피로, 스트레스)은 가급적 줄이도록 한다.
- 한약, 술, 건강보조식품 등은 간에 부담을 주고 항경련제의 농도를 변화시켜서 치료를 방해하므로 금지하여야 한다.
- 자신의 뇌전증 발작에 대한 유발요인(스트레스, 과로, 피로, 수면부족, 음주 등)을 찾아서 이를 피하는 것이 치료에 도움이 된다.

전문간호사의 역할

급성증상발작이 있는 환자간호에서 전문간호사는 임상실무 전문가로서 기도확보 및 산소를 적용하는 등 우선순위에 따른 신경학적 응급처치를 행하였고, 발작 중 신체 손상을 최소화하도록 주변환경을 정리하고 환자 안전을 위해 가까이에서 환자를 모니터링하였다. 신경학적 증상을 신속하고 정확하게 사정하여 빠른 약물적 치료가 시작될 수 있도록 진료과와 의사소통하였고 발작 후 환자에게 발작상태에 대한 정보를 공유하고 환자가 안정을 취하도록 정서적 지지를 제공하였다. 대상자는 발작 후 혼돈, 오심, 구토, 근육통 등의 증상과 항경련제 투여로 인한 어지럼증의 부작용을 일시적으로 보고하였다. 이러한 증상은 외상, 낙상의 위험요인이 되므로 환자안전에 대한 교육을 시행하였다.

갑작스러운 발작과 진단, 질환에 대한 인식 부족은 약물순응도에 영향을 주며 발작이 재발되는 요인이기도 하다. 이를 예방하기 위해 환자와 보호자에게 질환 교육과 일상생활관리를 위한 교육자의 역할이 중요하다.

갑작스러운 발작은 보호자와 의료진도 신속한 대처가 어려울 수 있으므로 안전에 유의하며 발작에 대처하고 환자 간호에 대한 의료진 교육자로서의 역할이 중요하다.

요약

환자는 갑작스러운 전신강직간대발작으로 응급실을 내원하였으며, 반복되는 발작으로 항경련제 투여가 결정되었다. 반복되는 발작으로 인한 환자의 후유증과 약물 투여로 인한 부작용이 발생하였다. 전문간호사는 환자의 발작에 대한 대처와 질환, 발작 증상에 대한 정보 제공, 약물에 대한 정보 제공, 일상 생활 관리 교육 등의 환자 교육을 시행하였고 근거에 기반한 실무 지식을 제공하였다. 발작에 대한 대처 미흡이나, 부작용 관리가 적절하게 이루어지지 못했을 경우, 환자 증상 악화, 재원 기간 증가 및 합병증 발생 증가에 따라 환자 성과에도 부정적인 영향을 미치게 되므로, 주의 깊은 환자 관리가 매우 중요하다.

사례로부터 배울 점

- 뇌전증 발작은 양상에 따라 간호사의 대처가 다르며, 외상, 낙상 예방 등 간호 관리가 필수적이다. 또한 항경련제 사용에 따른 약물 부작용과 혈액검사 등의 이상 수치에 대한 정보를 미리 습득하여 적절한 교육 및 관리가 이루어져야 한다.
- 급성증상발작의 원인과 증상 등 질환 관련 정보를 정확히 인지하고, 발작 중 외상이 발생하지 않도록 하며 낙상 예방 및 부작용에 대한 빠른 대처는 발작환자의 재원 기간을 줄이는 데 도움이 된다.

참고문헌

- 대한뇌전증학회. 임상뇌전증학. 범문에듀케이션; 2018.
- 전상범. 신경계 응급상황 솔루션. 대한의학; 2019.
- 중환자전문간호교육과정협의회. 신경계 중환자간호. 군자출판사; 2014.
- Epilepsy Foundation [Internet]. Self-Management of Seizures [cited 2014 March 4]. Available from: http://www.epilepsy.com/get-help/managing-your-epilepsy/managing-my-seizures-101/epilepsy-self-management.

12

두개내압 상승

학습 목표

환자의 주 호소를 토대로 적절한 병력 청취와 감별진단을 위한 검사를 알고, 대상자의 특성에 맞춘 간호 계획을 세울 수 있다. 구체적인 목표는 다음과 같다.

❶ 환자의 병력과 증상 정보를 얻고 해석할 수 있다.
❷ 근거에 기반해서 두개내압 상승에 대한 임상적 판단을 할 수 있다.
❸ 뇌실-복막강 션트 수술 후 간호 중재와 합병증 예방을 위한 간호 계획을 세울 수 있다.
❹ 두개내압 상승 환자에 대한 간호 중재와 예방법을 포함한 간호 계획을 세울 수 있다.

사례

39세 여자 환자가 삼중음성유방암*으로 수술 후 뼈, 림프절, 뇌전이로 감마나이프 수술과 함께 수차례 고식적 항암화학요법을 받았다. 연수막 전이(leptomeningeal metastasis, LM)로 오마야 저장소(ommaya reservoir)를 삽입하여 메소트렉세이트(methotrexate)를 척수강 내에 주입하였고, 최근에는 뇌전이가 악화되어 개두술을 통한 종양 제거 후 7월 12일 파클리탁셀(paclitaxel) + 펨브로리주맙(pembrolizumab) 치료를 받았다.

10일 전부터 발생한 심한 두통과 오심으로 8월 2일 전문간호사와 상담 후 응급실을 방문하였다.

활력징후는 혈압 126/80 mmHg, 맥박 70회/min, 호흡 18회/min, 체온 36.5°C였다. 의식상태는 명료하였으나 단어 사용과 질문에 답하는 것을 어려워했다.

* **삼중음성유방암이란** 면역병리검사에서 에스트로겐수용체(ER), 프로게스테론수용체(PR), 표피성장인자수용체 2(HER2)의 3가지가 모두 음성인 유방암을 말한다.

질문 1 대상자에게 있어 가장 중요한 문제는 무엇인가?

두통과 오심

진통제를 복용 중이었으나 10일 전부터 발생한 심한 두통과 오심으로 힘들어하고 있으며 두통은 얼굴 통증척도(facial pain scale, FPS)로 6점이고, 말이 잘 나오지 않아 통증 양상은 표현하지 못했다. 3주 전 받았던 항암화학요법은 오심, 구토가 경미한 약제이며 병력을 봤을 때 뇌전이와 연수막 전이가 있고, 운동성 실어증도 동반되는 등 신경학적 문제를 의심할 수 있다.

질문 2 대상자의 문제를 해결하기 위해 어떤 정보가 필요한가?

1. 신경학적 검사를 포함한 신체검진

신경학적 증상을 판단하기 위해 뇌신경과 운동신경 사정이 필요하다.

동공 크기(pupil size, P/S)와 빛에 대한 동공 반응(light reflex, L/R)은 3P/3P이며, 복시는 없었다.

안구운동 검사 시 안구진탕이나 안구근육마비는 없었다. 안면신경 사정 시 얼굴의 비대칭이나 마비는 없었으며 혀의 비정상적인 움직임이나 치우침은 없었다.

근육강도 등급(motor power)은(표 1) 상지 4/4(우측/좌측), 하지 4/4(우측/좌측)였으며, 글래스고 혼수척도(glasgow coma scale, GCS)는(표 2) Eye opening (4점), Verbal response (3점), Motor response (6점)이었다.

알아보기

근력 및 의식 사정

표 1. 근육강도 등급

점수	반응
0	움직임이 없다
1	경련성 움직임은 있으나 의미 있는 움직임이 없다
2	외측으로 움직일 수 있으나 약간의 저항을 이길 수 없다
3	중력에 반하여 움직일 수 있으나 약간의 저항을 이길 수 없다
4	중력과 약간의 저항에 반하여 움직일 수 있으나 완전한 강도는 아니다
5	완전한 근육 강도를 보인다

근육강도는 0-5등급으로 나눈다. 두개내압 상승 환자는 손상된 뇌의 반대쪽 근육의 강도가 저하된다.

표 2. 글래스고 혼수척도

범주	반응	점수
눈뜨는 반응 (Eye opening)	자발적으로 눈을 뜸	4
	구두 지시에 따라 눈을 뜸	3
	통증에 대한 반응으로 눈을 뜸	2
	눈을 뜨지 않음	1
언어 반응 (Verbal response)	지남력 있음	5
	혼돈스러운 대화, 지남력 없음	4
	부적절한 반응, 이해할 수 없는 단어 사용	3
	이해할 수 없는 말을 함, 소리 냄	2
	언어적 반응 없음	1
운동 반응 (Motor response)	지시에 따라 움직임	6
	통증 자극에 국소화된 반응 보임	5
	통증에 대한 회피반응 보임	4
	통증 자극에 대해 비정상적인 굴곡 반응(제피질 자세)	3
	통증 자극에 대해 신전 반응(제뇌 자세)	2
	반응 없음	1

글래스고 혼수척도는 눈, 언어, 운동의 세 가지 영역을 평가하여 각 영역의 점수를 합산함.
가장 낮은 점수는 3점(깊은 혼수 또는 사망), 가장 높은 점수는 15점(각성 상태)이다. 8점 이하는 중증 뇌손상, 9-12점은 중등도 손상, 13점 이상은 경미한 뇌손상과 관련이 있음.

2. 뇌 전산화단층촬영(brain CT) 또는 뇌 자기공명영상(brain MRI) 검사

뇌의 병변이나 출혈, 수두증, 뇌조직 이동 등을 확인할 수 있다.

검사 결과는 다음과 같다(그림 1, 2).

Brain CT (7월 23일)

1. Slightly interval increased size of ventricles since the last CT (2023/6/16).
   ➔ R/O Progression of leptomeningeal seeding cannot be excluded
2. Grossly no change of treatment-related leukoencephalopathy in the bilateral cerebral white matters since the last CT (2023/6/16).
3. No definite evidence of acute intracranial hemorrhage or large territorial infarction.

Brain MRI (8월 2일)

1. Slightly interval increased size of ventricles since the last MRI (2023/7/21).
2. Diffuse leptomeningeal enhancement along the bilateral cerebral and cerebellar folia, cranial nerves (predominant for left cerebral sulci).
   ➔ Consistent with leptomeningeal seeding.
3. No definite evidence of acute infarction on diffusion weighted image.

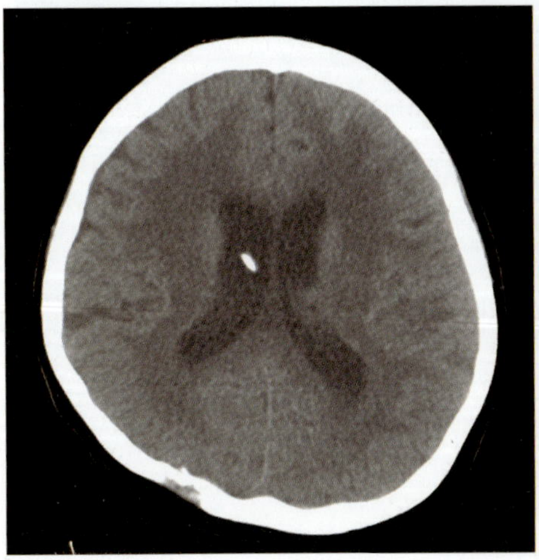

그림 1. Brain CT (7월 23일)

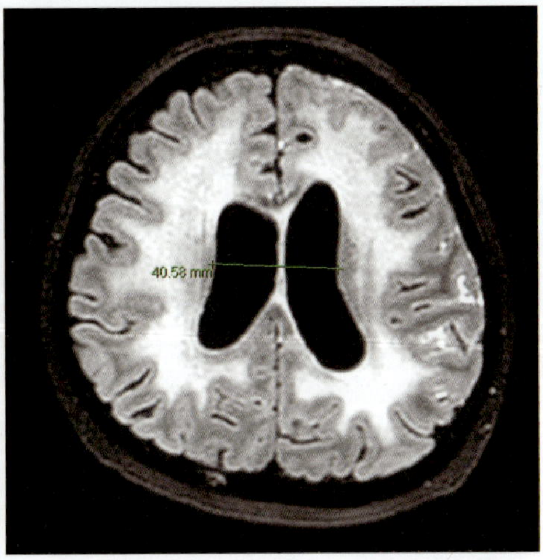

그림 2. Brain MRI (8월 2일)

3. 두개내압 측정

오마야 저장소를 천자하여 측정한 두개내압은 30 mmHg이었고, 뇌척수액 20 mL를 배액하였다. 정상적인 두개내압은 7-15 mmHg이며 두개내압이 20 mmHg 이상 지속되는 경우 두개내압 상승으로 판단할 수 있다.

질문 3 대상자의 예상되는 진단명은 무엇인가?

두개내압 상승(increased intracranial pressure, IICP)

CT와 MRI 결과 뇌실 크기가 증가한 수두증 소견을 보이며, 두통과 오심을 호소하고, 두개내압이 30 mmHg로 두개내압 상승이 의심되었다.

알아보기

두개내압 상승

두개골 안은 뇌 실질, 뇌척수액, 혈액으로 구성되어 있다. 두개골은 단단하고 크기가 고정되어 있기 때문에 이 세 요소의 용적이 증가하면 두개내압이 상승하게 된다. 암환자의 두개내압 상승의 가장 큰 원인은 뇌 전이이며, 뇌 전이를 일으키는 가장 흔한 암은 폐암, 유방암, 흑색종이다. 뇌 전이는 연수막 전이와 연관이 있는데, 연수막 전이를 동반한 유방암 환자의 36-66%에서 뇌 전이가 보고되었다.

뇌와 척수를 둘러싼 수막에 종양세포가 침윤하는 것을 연수막 전이라고 한다. 연수막 전이로 인한 뇌척수액의 흡수 장애는 폐쇄성 수두증과 두개내압 상승을 유발할 수 있다. 두개내압 상승의 가장 흔한 증상은 두통이며, 구토와 메스꺼움, 집중력 저하, 의식 변화, 유두 부종, 자신이 원하는 정확한 단어를 찾지 못하거나 다른 사람의 말을 이해하는 데 어려움을 겪는 경우 등이 있다. 두개내압의 상승은 다양한 이차 뇌손상을 일으키고 사망이 초래될 수 있기 때문에 빠르고 적극적인 중재를 통해 두개내압을 조절해야 한다.

질문 4 어떤 우선순위로 문제를 해결하겠는가?

1. 적절한 체위 유지 및 두개내압 상승 활동 피하기
2. 고삼투압 요법 및 스테로이드 투여
3. 뇌실-복막강 션트(ventriculo-peritoneal shunt, VPS) 수술

질문 5 어떤 절차와 방법에 따라 문제를 해결하겠는가?

1. 적절한 체위 유지 및 두개내압 상승 활동 피하기

1) 적절한 체위 유지

경정맥(jugular vein) 압박을 완화하여 뇌 관류압을 유지하기 위해 침상 머리는 30도 정도 올리고, 목은 일직선으로 중앙에 위치하도록 하였다. 환자에게 사지를 교차하거나 고관절을 과하게 굴절시키지 않도록 하였다.

2) 두개내압 상승 활동 피하기

두통은 얼굴 통증척도(facial pain scale, FPS) 6점으로 타진(targin®) 20/10 mg 1일 2회 복용하면서 케토롤락(ketorolac) 30 mg 정맥주사를 필요시 적용하였다. 오심, 구토, 변비, 기침, 발작 등의 증상을 사정하였고 증상 발생 시 의료진에게 알리도록 환자와 보호자를 교육하였다.

2. 고삼투압 요법 및 스테로이드 투여

만니톨(mannitol) 20% 100 mL와 덱사메타손(dexamethasone) 5 mg을 6시간 간격으로 정맥주사하였다.

알아보기

두개내압 상승의 약물요법

만니톨은 삼투성 이뇨제로 혈청 삼투압을 증가시키고, 뇌 실질에서 수분을 제거하여 두개내압을 감소시킨다. 삼투성 이뇨 효과로 인해 체액 고갈과 전해질 불균형이 발생할 수 있어 전해질 모니터링과 함께 0.9% 생리식염수로 체액을 보충하거나 전해질 보충이 필요할 수 있다. 효과는 1시간 내에 최고점에 달하며, 지속시간은 1.5-6시간이다.

코티코스테로이드(corticosteroid)는 뇌종양이나 감염에 의한 두개내압 상승에서 도움이 될 수 있다. 갑자기 약을 중단하면 부신기능부전이 발생할 수 있어 천천히 용량을 줄이도록 한다.

3. 뇌실-복막강 션트(ventriculo-peritoneal shunt, VPS) 수술

타과 협진하여 8월 5일 뇌실-복막강 션트 수술을 받았다.

알아보기

뇌실-복막강 션트

VPS는 카테터의 근위 부분은 뇌실에 삽입되고, 원위 부분은 복막강에 위치시켜서 뇌척수액을 뇌실로부터 복막강으로 이동시킨다(그림 3). 배액된 뇌척수액은 복강 내에 있는 많은 작은 혈관을 통해 흡수되며 두개내압을 정상으로 유지할 수 있다.

유방암 환자의 5-16%에서 중추신경계(central nervous system, CNS) 전이가 발생하고, 이 중 10-25%에서 연수막 전이가 발생한다. 연수막 전이에서 사망까지의 평균 생존 기간은 4.5개월로 예후가 좋지 않으며, 연수막 전이를 가진 환자의 두개내압이 상승하거나 수두증이 발생했을 때 VPS는 필수적인 완화 치료 중 하나이다.

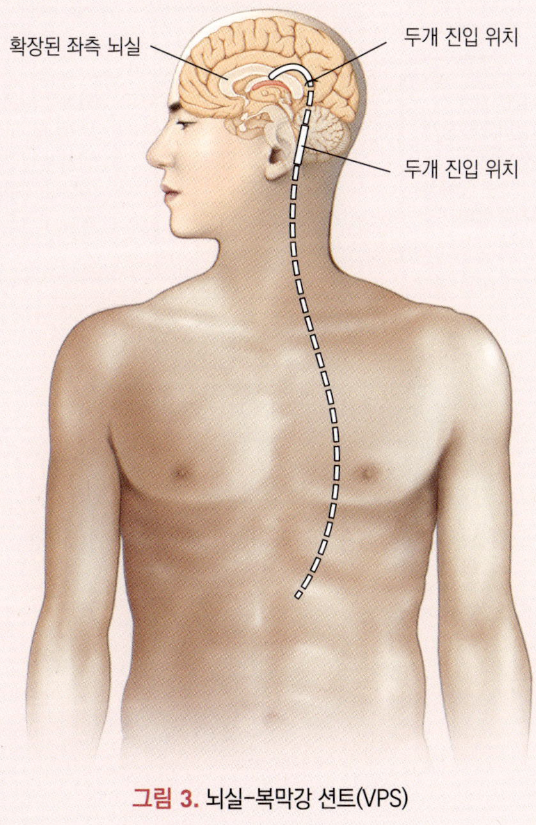

그림 3. 뇌실-복막강 션트(VPS)

알아보기

두개내압 상승 환자의 치료 알고리즘

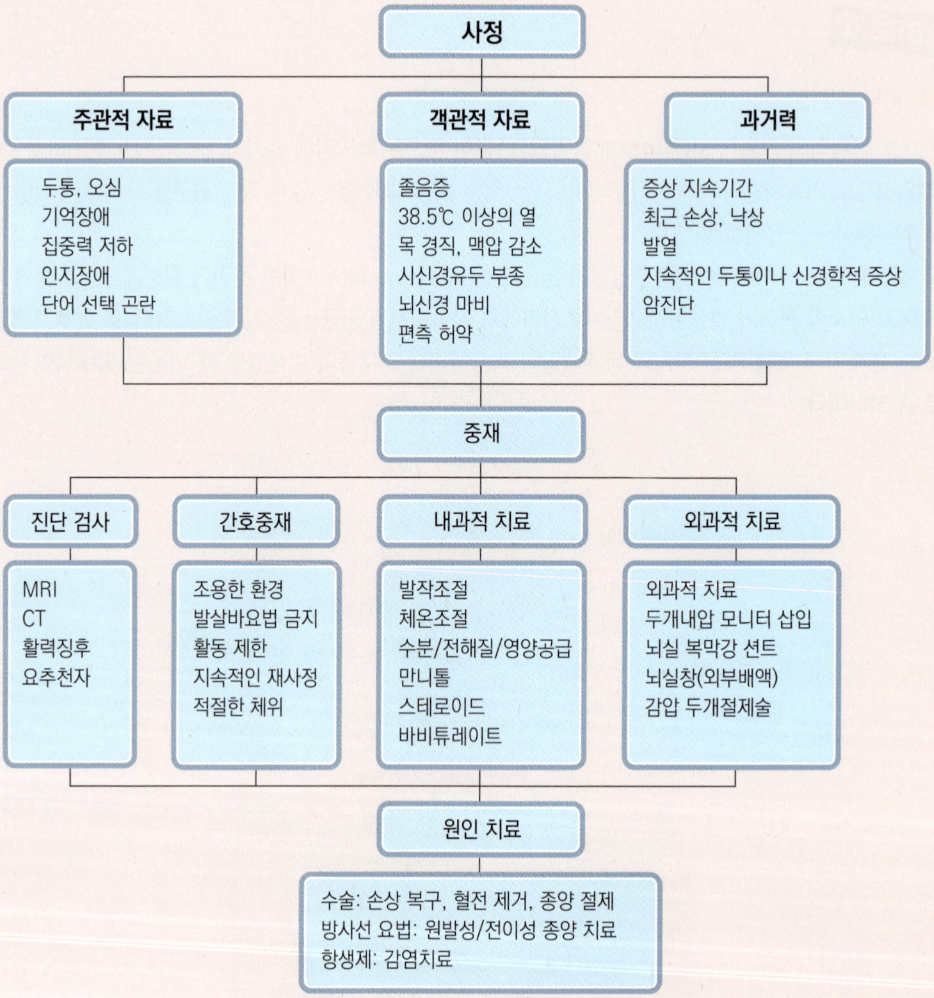

그림 4. 두개내압 상승 환자의 사정과 치료를 위한 알고리즘

질문 6 대상자에게 필요한 F/U 계획은 무엇인가?

1. 두개내압 상승 증상 호전 확인

8월 5일 VPS 시행 후 두개내압 상승 증상이 호전되었는지 확인하였다. 두통은 FPS 4점으로 감소하였으며, 실어증 증세도 호전되었다.

오심, 두통은 없었으며 GCS는 Eye opening (4점), Verbal response (5점), Motor response (6점)이었다. Brain CT를 시행하여 심실 크기, 출혈 등을 확인하였다.

Brain CT (8월 7일)

1. Slight improvement of ventricular dilatation.
2. No change of diffuse leukoencephalopathy.

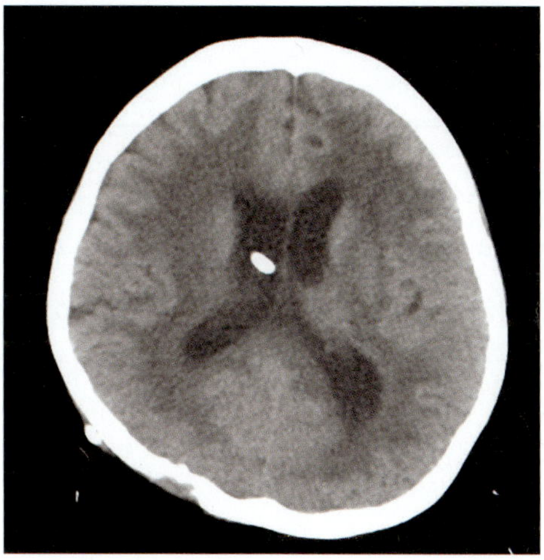

그림 5. Brain CT

2. VPS 후 관리 및 환자 교육

VPS 카테터 절개 부위의 출혈, 피부 발적, 압통, 통증, 발열, 복통 등의 감염 증상을 확인한다. 오심, 구토, 두통, 복시, 의식수준의 변화 등 신경학적 증상의 재발을 확인한다.

환자와 보호자에게 감염 징후와 신경학적 증상 재발에 대해 교육하고, 증상 발생 시 병원에 방문하도록 한다.

알아보기

뇌실-복막강 션트의 합병증

감염과 션트 기능이상이 가장 흔한 VPS 합병증이다.

VPS의 폐쇄는 두개내압 상승으로 이어지며, 뇌척수액이 복강으로 과다하게 배액되면 뇌실이 수축하거나 붕괴되어 수막이 두개골 안쪽 표면에서 떨어져 나가 출혈이 발생할 수 있다. 이물질로 복막염이 발생할 수 있으며, 복막강에서 뇌척수액이 흡수되지 않으면 복부 팽창과 불편감, 복수가 발생할 수 있다.

3. 항암화학요법 계획

VPS 후 항암화학요법 계획을 세우기 위해 진료과에 협진하기 위해 외래 진료를 예약하였다.

전문간호사의 역할

오심, 구토, 두통은 두개내압 상승의 전형적인 징후이지만 비특이적인 증상이기 때문에 환자의 병력과 함께 생각하지 않으면 두개내압 상승을 의심하는 건 쉽지 않다. 또한 두개내압이 상승됨에 따라 증상이 급격하게 변하고, 영구적인 장애나 사망으로 이어질 수 있기 때문에 빠른 진단과 중재가 이루어질 수 있도록 조정자 역할과 임상실무 전문가, 환자 교육/상담 등의 역할을 수행하였다.

요약

환자는 뇌전이와 연수막 전이를 동반한 유방암 환자였으며, 심한 두통과 오심, 언어장애를 호소하며 응급실로 이동하였다. 신경학적 증상을 판단하기 위해 뇌신경과 운동신경을 사정하였다. 근육 강도가 떨어져 있고, 운동성 실어증이 관찰되었다.

CT와 MRI에서 뇌실 크기가 증가한 수두증이 관찰되며, 두개내압이 30 mmHg로 두개내압 상승 진단을 받았다. 두개내압을 감소시키기 위해 적절한 체위가 유지될 수 있도록 침상머리는 30도 올리고 목은 중앙에 위치할 수 있도록 하였다. 만니톨과 덱사메타손을 투여했으며, 연수막 전이로 인한 수두증과 두개내압 상승으로 완화치료인 VPS 수술을 받았다.

VPS 후 두개내압 상승 증상은 호전되었으며 brain CT상 뇌실 크기도 감소하였다. VPS 합병증으로 발생할 수 있는 감염과 션트 기능이상으로 인한 신경학적 증상은 발견되지 않았으나 이후 증상 발생 시 신속하게 병원 방문을 할 수 있도록 환자와 보호자에게 교육하였다. 이후 항암화학요법 여부를 결정하기 위해 혈액종양내과 진료가 필요하다.

사례로부터 배울 점

- 암환자의 두개내압 상승의 가장 큰 원인은 뇌전이이며, 뇌전이는 연수막 전이와 관련이 있다. 연수막 전이를 동반한 유방암 환자의 36-66%에서 뇌전이가 보고되었다. 연수막 전이로 인한 뇌척수액의 흡수 장애는 폐쇄성 수두증과 두개내압 상승을 유발할 수 있다. 정상적인 두개내압은 7-15 mmHg이며 두개내압이 20 mmHg 이상 지속되는 경우 두개내압 상승이라고 한다.
- 두개내압 상승의 가장 흔한 증상은 두통이며 구토와 오심, 집중력 저하, 의식 변화, 언어장애 등이 있다. 환자는 항암화학요법 중이었기 때문에 구토와 오심이 항암화학요법으로 인한 증상인지 두개내압 상승으로 인한 증상인지 구별하기 위한 병력 사정이 중요하다.
- 두개내압을 감소시키기 위한 중재로 침상 머리를 30도 상승시키고, 목은 중앙에 위치하도록 한다. 구토, 변비, 기침, 통증을 조절하여 두개내압을 상승시킬 수 있는 증상을 조절하고 예방한다. 뇌손상을 확인하기 위해 지속적으로 신경학적 변화와 증상을 사정한다.
- VPS 수술을 받은 연수막 전이 환자는 임상적 개선을 경험했고, 56%는 추가 종양 치료를 받았지만 감염과 혈종, 션트 기능장애가 발생할 수 있어 증상 사정과 환자 보호자 교육이 중요하다.

참고문헌

- 김연희, 권인각, 김정혜 외. 암환자 증상관리. 포널스; 2017.
- Figura NB, Rizk VT, Armaghani AJ, et al. Breast leptomeningeal disease: a review of current practices and updates on management. Breast Cancer Res Treat. 2019;177(2):277–94.
- Freeman WD. Management of Intracranial Pressure. Continuum. Minneap Minn. 2015;21(5 Neurocritical Care):1299–323.
- Kareemi H, Pratte M, English S, et al. Initial Diagnosis and Management of Acutely Elevated Intracranial Pressure. J Intensive Care Med. 2023;38(7):643–50.
- Kim HK, Lee HS, Heo MH, et al. Ventriculoperitoneal Shunt for CNS Metastasis in Breast Cancer: Clinical Outcomes Based on Intrinsic Subtype. Clin Breast Cancer. 2021;21(4):e402–e14.
- Lamba N, Fick T, Nandoe Tewarie R, et al. Management of hydrocephalus in patients with leptomeningeal metastases: an ethical approach to decision-making. J Neurooncol. 2018;140(1):5–13.
- Le Rhun E, Weller M, van den Bent M, et al. Leptomeningeal metastasis from solid tumours: EANO–ESMO Clinical Practice Guideline for diagnosis, treatment and follow-up. ESMO Open. 2023;8(5):101624.
- Sener U, Kumthekar P, Boire A. Advances in the diagnosis, evaluation, and management of leptomeningeal disease. Neurooncol Adv. 2021;3(Suppl 5):v86–v95.
- UpToDate [Internet]. Evaluation and management of elevated intracranial pressure in adults cited 2019 Apr 26]. Available from: https://www.uptodate.com/contents/evaluation-and-management-of-elevated-intracranial-pressure-in-adults?search=increased%20intracranial%20pressure&source=search_result&selectedTitle=2~150&usage_type=default&display_rank=2
- Vacca VM, Jr. Ventriculoperitoneal shunts: What nurses need to know. Nursing. 2018;48(12):20–6.

면역계

13

면역관문억제제 관련 갑상선 기능 이상

학습 목표

환자의 주 호소를 토대로 적절한 병력 청취와 신체검진을 수행할 수 있고, 감별진단을 위한 검사를 알고, 대상자의 특성에 맞춘 간호 계획을 세울 수 있다. 구체적인 목표는 다음과 같다.

❶ 환자가 호소하는 증상 정보를 얻고 해석할 수 있다.
❷ 면역관문억제제에 대해 설명할 수 있다.
❸ 갑상선 기능 저하/항진증의 증상과 징후를 구별할 수 있다.
❹ 갑상선 기능검사(thyroid function tests, TFT) 검사 결과를 해석할 수 있다.
❺ 환자의 갑상선 기능저하에 대해 근거에 기반한 임상적 판단을 할 수 있다.
❻ 갑상선 기능저하 관련 간호중재와 예방법을 포함한 간호 계획을 세울 수 있다.

사례

53세 여자 환자가 난소암을 진단받고 백금계 항암화학요법 후 시행한 전산화단층촬영(computed tomography, CT)에서 전이를 확인하였다. 이 환자는 종양억제유전자인 브라카1(breast cancer gene, BRCA 1) 양성이다. 10월 11일부터 면역관문억제제인 니볼루맙(nivolumab) 항암치료를 시작하였다. 2주기 치료 이후 보호자(배우자)의 전화상담을 통해 환자가 면역관문억제제 치료 이후 피로감을 더 느끼고 식사량도 줄어 종양전문간호사에게 의뢰되었다.

환자는 면역관문억제제 투여 이후 이전보다 심해진 전신피로감을 호소하였고 면역관문억제제 투여 전 시행한 갑상선기능검사(thyroid function tests, TFT)상에서 갑상선 자극 호르몬(thyroid stimulating hormone, TSH)이 약간 상승하였고, 유리티록신(free T4)은 정상 범위였던 환자군으로 11월 3일 종양전문간호사와의 전화상담 이후 11월 7일 혈액종양내과 외래를 내원하였다. 내원 이후 시행한 갑상선 기능검사 결과는 다음과 같다(표 1).

표 1. 갑상선 기능검사 결과

	TSH	free T4	T3
10.11	5.32 mIU/L	0.84 ng/dL	0.07 ng/dL
10.25	9.36 mIU/L	0.91 ng/dL	0.75 ng/dL
11.07	23.7 mIU/L	0.99 ng/dL	0.79 ng/dL

질문 1 대상자에게 있어 가장 중요한 문제는 무엇인가?

면역관문억제제 투여 후 발생한 전신피로감

환자는 면역관문억제제를 투여하면서 쉽게 피로함을 느꼈으며, 최근 전신피로감이 급격히 심해지며 일상생활의 어려움을 호소하였다.

질문 2 대상자의 문제를 해결하기 위해 어떤 정보가 필요한가?

1. 갑상선 기능검사의 해석과 의미

환자가 외래 내원 이후 시행한 TFT 결과는 정상 범위보다 상승되어 있는 TSH와 정상 범위의 free T4로 확인되어 TFT 결과상 갑상선 기능저하를 유추해볼 수 있다.

알아보기

갑상선 기능 검사 결과별 분류

다음은 free T4, TSH 등 갑상선 기능 검사 결과에 따라 분류한 표이다(표 2).

표 2. 갑상선 검사 결과에 따른 분류

TSH (mIU/L) \ Free T4(ng/dL)	<0.8	0.8-1.9(정상)	>1.9
>5	현성(overt) 갑상선기능저하증(4)	불현성 (무증상, subclinical) 갑상선기능저하증(5)	
0.4-5(정상)			
<0.4		불현성 갑상선기능항진증(2)	현성 갑상선기능항진증(1)

1) Free T4 증가, TSH 감소

현성(overt) 갑상선기능항진증 소견으로, 흔한 원인에는 그레이브스병, 일과성 갑상선염(산후, 무통성, 아급성)이 있다. 드문 원인으로 갑상선 호르몬 투여, 이소성 갑상선 조직 또는 난소 갑상선종, 아미오다론 투여, 임신성 갑상선 중독증, 포상기태, 가족성 임신성 갑상선기능항진증이 있다.

2) Free T4 정상, TSH 감소

불현성(subclinical) 갑상선기능항진증 소견으로, 흔한 원인에는 갑상선 호르몬 투여, 일과성 갑상선염의 일시적 경과, 스테로이드 치료, 도파민 또는 도부타민 투여, 비갑상선 질환 등이 있다.

3) Free T4 감소, TSH 정상 또는 감소

비갑상선질환, 갑상선 기능 항진증 치료 시작 후 초기 상태가 흔한 원인이다. 드문 원인으로는 뇌하수체 질환(이차성 갑상선기능저하증)이 있다.

4) Free T4 감소, TSH 증가

현성 갑상선기능저하증 소견으로 만성 자가면역성 갑상선염(하시모토 갑상선염), 방사능 요오드 치료 후 또는 갑상선 절제술 후 상태, 일과성 갑상선염의 갑상선 기능저하증 시기이다.

5) Free T4 정상, TSH 증가

불현성 갑상선기능저하증 소견으로 만성 자가면역성 갑상선염(하시모토 갑상선염), 비교적 흔한 원인으로 약물(위장관 운동 촉진제, 요오드양이 많은 건강식품, 아미오다론 등)이 있다.

6) Free T4 증가, TSH 정상 또는 증가

드물게 갑상선 호르몬 과다 섭취 또는 불규칙적인 섭취, 갑상선 호르몬 저항성 증후군, TSH 분비 뇌하수체 선종, 매우 드물게 갑상선 호르몬 자체에 대한 항체 형성이 있다.

2. 갑상선 기능에 영향을 주는 상황 및 약제

갑상선 기능 검사 이상의 원인으로 실제 갑상선 질환보다 스트레스 상황, 약물 또는 신체 질환에 의한 갑상선 기능 검사의 이상이 더 많은 원인을 차지한다. 급성 스트레스 상황이 발생하면 수 시간 이내에 총 T3 (total T3)가 감소하고, TSH 증가가 가능하기 때문이다. 또한 갑상선 기능에 영향을 주는 약제로 면역관문억제제(immune checkpoint inhibitor), 글루코코티코이드(glucocorticoids), 도파민 작용제(dopamine agonists), 소마토스타틴 유사체(somatostatin analogues), 인터루킨(Interlukin)-2, 알렘투주맙(alemtuzumab), 아미오다론(amiodarone), 티로신 키나아제 억제제(tyrosine kinase or multi-kinase inhibitors), 경구 에스트로젠, 선택적 에스트로젠 수용체 조절제(selective estrogen-receptor modulator), 프로프라놀롤(propranolol), 페노바비탈(phenobarbital), 페니토인(phenytoin), 카바마제핀(carbamazepine), 리팜핀(rifampin), 콜레스티라민(cholestyramine), 비오틴(biotin), 헤파린(heparin) 등이 있다.

3. 면역관문억제제 투여 전 기저질환 관련 정보

환자는 BRCA 1 양성, 백금 저항성 난소암 환자로 최근 CT상 간 전이 소견 외에 다른 기저질환은 없었다.

4. 면역관문억제제 투여 시 내분비계 부작용

면역관문억제제의 종류에 따라 나타나는 부작용에는 차이가 있으며 내분비계 부작용을 의심할 수 있는 증상으로는 사라지지 않는 두통, 비정상적인 두통, 빠른 심장박동, 발한 증가, 극심한 피로감과 쇠약감, 근육통, 체중증가 또는 체중감소, 현기증, 갈증, 탈모, 과민성 또는 건망증 같은 기분이나 행동의 변화, 메스꺼움 또는 구토, 시력 변화 등 비특이적 증상들이 있다. 따라서 환자가 호소하는 증상을 잘 파악해야 하며, 사례 환자의 경우에는 극심한 피로감과 쇠약감, 식이저하 등의 증상으로 내분비 기능 저하를 의심할 수 있었다.

알아보기

면역관문억제제

우리 몸에는 면역 반응이 너무 과도하게 나타나지 않도록 조절하는 '관문'이 있는데, 면역항암제인 면역관문억제제가 이를 억제하는 역할을 한다. 이 관문이 제대로 작동하지 못하는 경우, 면역 항진에 의한 자가면역 질환이 발생할 수 있다. T-세포를 활성화시키는 약제의 기전으로 인해 자가면역과 관련된 피부발진, 장염, 간염, 폐렴 또는 뇌하수체염 등이 나타날 수 있다.

암세포의 작용을 억제하는 것 또한 면역관문억제제이다. 이는 암세포에 대한 인체의 면역 반응을 억제하는 신호전달과정을 억제하여 T-세포의 활성화 작용을 유도한다. 암세포는 우리 몸에서 살아남기 위해 면역관문을 조종해 마치 정상 세포인 것처럼 꾸며 면역세포로부터 자신을 보호하는데, 이때 암세포가 면역세포를 피해 가는 기전을 억제함으로써 면역세포가 암을 공격해 없앨 수 있게 된다.

면역관문억제제의 내분비계 부작용

면역관문억제제에 의한 내분비계 부작용은 갑상선 기능 이상, 뇌하수체염, 일차성 부신기능 부전, 당뇨 등으로 나타난다. 인체의 면역체계가 활발해지면 면역세포가 정상세포를 공격하여 면역매개 부작용이 나타나게 되며, 면역관문억제제 치료를 받는 환자의 약 10% 환자들이 경험한다. 갑상선 기능이상은 세포예정사 단백질-1 (programmed cell death protein-1, PD-1), 세포예정사 리간드 단백질-1 (programmed cell death-ligand protein 1, PD-L1) 억제제 투여군에서 주로 나타나며 뇌하수체염은 이필리무맙(ipilimumab) 사용군에서 특징적으로 나타난다. 또한 갑상선기능항진증은 PD-1 억제제 투여군에서 조금 더 나타난다.

질문 3 대상자의 예상되는 진단명은 무엇인가?

면역관문억제제 관련 갑상선 기능 저하

환자는 면역관문억제제 투여 전에도 TFT상에서 약간의 TSH 상승, free T4 정상 범위였던 환자로, 면역관문억제제 투여 이후 심해진 전신피로감, 식욕저하를 보이며 TSH가 기저검사보다 높은 수치를 보이고 있다. 면역관문억제제 투여 이후 TFT검사 결과 10 mU/L 이상의 TSH 상승 및 free T4 정상 소견으로 갑상선기능저하증으로 판단되었다.

질문 4 어떤 우선순위로 문제를 해결하겠는가?

1. 내분비내과 협진 의뢰
2. 일상에서의 피로감 조절
3. 향후 면역관문억제제 투여에 대한 계획

질문 5 어떤 절차와 방법에 따라 문제를 해결하겠는가?

1. 내분비내과 협진 의뢰

면역관문억제제 투여 이후 TFT검사 결과 10 mU/L 이상의 TSH 상승 및 free T4 정상 소견으로 갑상선기능저하증으로 판단되었다. 내분비내과 협진을 통하여 갑상선호르몬 대체요법으로 레보티록신(levothyroxine) 1.5 mcg/kg/day을 시작하였다. 레보티록신과 같은 갑상선 호르몬제제의 경우 함께 복용하는 음식이나 다른 약물에 의해 흡수가 방해될 수 있어 아침 식사 전 공복에 복용하도록 교육하였다. 이를 통해 TSH를 좁은 범위 안에 유지할 수가 있다. 갑상선 호르몬제제는 위장관 산성도에 많은 영향을 받으며, 칼슘제/미네랄/철분제제를 함유하는 약물은 최소 4시간의 투여 간격을 유지하도록 교육하였다.

알아보기

면역관문억제제 관련 갑상선 기능이상 관리방법

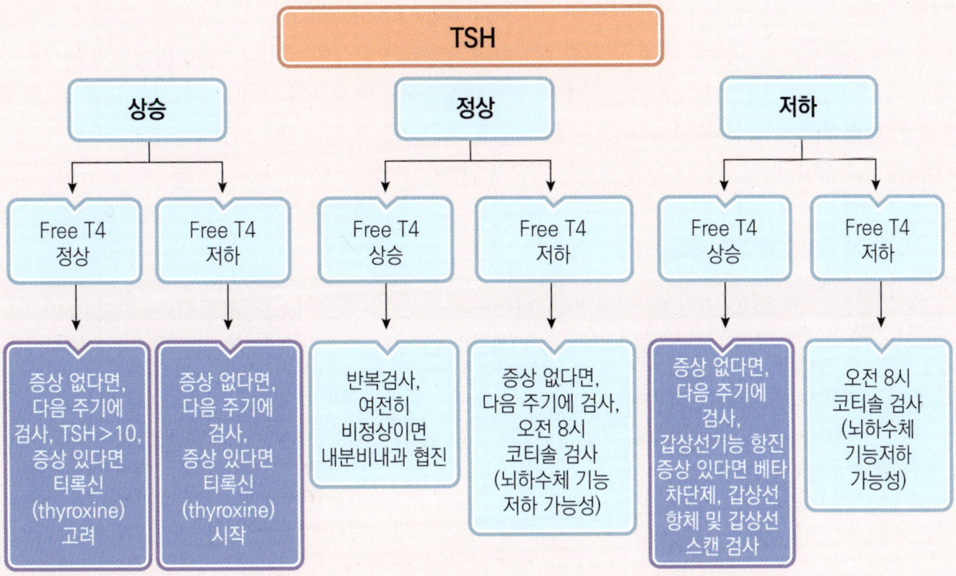

그림 1. 면역관문억제제 관련 갑상선 기능 이상 관리지침

표 3. 면역관문억제제 관련 갑상선 기능이상의 증상 및 치료방법

호르몬 이상	증상	치료
갑상선기능저하 TSH (>10) 상승 free T4 정상 범위	무증상, 피로감, 건조한 피부, 변비, 우울감, 추위에 민감, 체중증가	• 면역관문억제제 지속 • 레보티록신(levothyroxine) 1.2-1.5 mcg/kg/day 시작 • 용량 조정을 위해 4-6주마다 TSH 검사 반복
갑상선기능항진 TSH 저하, T4/total T3 상승	무증상, 심계항진, 더위를 참지 못함, 안절부절 또는 불안, 손 떨림, 체중감소	• 면역관문억제제 지속 여부는 증상에 따라 증상 없을 경우: 지속 증상 있을 경우: 증상 해결될 때까지 보류 • 갑상선기능항진 해소될 때까지 증상 조절을 위해 베타 차단제(β-blocker)사용: 프로프라놀롤(prapranolol), 에테놀롤(atenolol), 메토프롤롤(metoprolol) • 4-6주마다 갑상선 기능검사, 갑상선 기능 항진 지속되면 그레이브스병(Graves`s disease)의심: TSH 수용체 항체 검사 고려 • 갑상선기능항진증환자는 갑상선 호르몬대체요법이 필요한 갑상선기능저하증(50-90%)으로 발전할 수 있음

알아보기

면역관문억제제 관련 갑상선 기능 이상의 등급별 관리방법

일반적으로 면역관문억제제 투여 후 발생하는 부작용 관리는 미국 암연구소(national cancer institute, NCI)의 의약품 이상사례 증등도 기준(common terminology criteria for adverse events, CTCAE version 5.0)을 바탕으로 증상을 나누어 치료 방법을 결정한다. 1등급은 증상이 없거나 경미, 임상적 또는 진단적 관찰 필요, 중재는 필요 없으며 2등급은 국소적 또는 비침습적인 중재가 필요하다. 3등급은 의학적으로 중요하지만 생명 위협은 되지 않는 상태, 입원 치료 필요, 자가 간호 활동에 제한되고 4등급은 생명을 위협하는 결과를 초래할 수 있어 응급 중재가 필요한 경우를 말한다(표 4).

표 4. 이상사례 증등도에 따른 관리방법

호르몬 이상	1등급		2등급	3등급	4등급	5등급
갑상선기능 저하증	증상이 없는 갑상선 자극호르몬 (TSH) <10 mIU/L	증상이 없는 갑상선 자극호르몬 (TSH) >10 mIU/L	증상이 있고 일상생활, 자가관리 활동에 제약이 있는 경우	심각한 증상과 일상 생활, 자가관리에 제한이 있는 경우	생명을 위협하는 결과	사망
	면역관문억제제 지속 투여 및 갑상선호르몬 검사 주기적으로 진행	티록신(thyroxine) 투여 및 4주 간격 모니터링	증상이 소실될 때 까지 면역관문억제제 투여 중단. 티록신(thyroxine)투여 및 4주 간격 모니터링. 면역관문억제제를 투여 지속할 경우엔 6주 간격으로 갑상선호르몬 검사를 진행	증상이 호전되거나 수치가 정상화 될 때까지 면역관문억제제 중단. 점액수종일 경우에는 필요한 경우 갑상선호르몬제(정맥) 투여		사망
갑상선기능 항진증	증상이 없는 경우		증상이 있고 일상생활, 자가관리 활동에 제약이 있는 경우	심각한 증상과 일상생활, 자가관리에 제한이 있는 경우	생명을 위협하는 결과	사망
	면역관문억제제 지속하면서 2-3주 간격으로 모니터링		면역관문억제제 투여 중단; 비선택적 베타차단제 시작; 갑상선기능 항진증 6주 이상 지속될 경우에는 티오아미드(thioamide) 투여 고려	증상이 완화될 때까지 면역관문억제제 투여 중단; 심각한 증상 및 갑상선독성발작 일 경우에는 스테로이드와 포화요오드화칼륨용액 투여를 고려해야 한다. 증상이 호전될 때까지 비선택적 베타차단제를 투여하고 그레이브스병일 경우엔 티오아미드(thioamide) 투여를 고려		사망

2. 일상에서의 피로감 조절

1) 운동

피로 감소에 효과적인 운동은 신체 기능을 좋아지게 하고 피로감을 줄이며 편안함과 집중력, 식욕, 수면을 증가시키지만 체력이 회복되지 않은 경우라면 운동 전 자신의 신체 상태를 확인하고 필요시 담당의와 상의 후 운동을 시작하도록 하며, 무리하지 않고 조금씩 늘려가도록 하였다.

2) 영양섭취

균형 잡힌 식사와 충분한 수분섭취를 통해 일상의 피로 관리를 하는 것이 중요하기에 환자 및 보호자에게 교육하였다.

3) 수면

충분한 수면은 피로관리에 중요하며 낮 동안에는 가급적 30분-1시간 이내로 제한하고 잠들기 전에는 조용하고 편안한 환경을 유지하고 카페인 등을 피하도록 교육하였다.

3. 향후 면역관문억제제 투여에 대한 계획

레보티록신 복용을 유지하면서 면역관문억제제는 지속하기로 하였다. 환자의 경우, 일상생활에 제한이 있는 2등급 이상반응 소견으로 갑상선호르몬 대체 요법을 진행하면서 면역관문억제제는 지속 투여 예정임을 설명하였다.

알아보기

면역관문억제제 관련 갑상선 기능이상 관리

면역관문억제제 투여 이후 발생하는 내분비계 부작용 중 갑상선 기능 저하증은 흔하게 발생할 수 있으며 치료 후 4-10주 사이에 발생한다. 세포독성 T-림프구 관련 항원 4 (cytotoxic T-lymphocyte associated antigen, CTLA4) 억제제와 PD-L1 억제제보다 PD-1 억제제와 병합면역치료에서 더 흔하게 발생된다.

갑상선 기능저하일 경우 95%가 원발성으로 갑상선 자체에서 갑상선 호르몬 생산이 감소되어 TSH 상승 및 freeT4 정상 혹은 감소 소견을 확인할 수 있으며 호르몬 대체 요법을 진행하면서 4-6주마다 TFT 검사를 통해 추적관찰하게 된다. 레보티록신은 젊고 건강한 환자의 경우에는 1.2-1.5 mcg/kg/day로 투여하며 65세 이상, 또는 심장질환이 있는 경우는 0.8-1.0 mcg/kg/day로 투여해야 한다. 갑상선 기능저하 증상이 있거나 TSH가 높고 free T4가 낮은 환자는 부신기능부전 확인을 위해 아침마다 코티솔 검사도 추가로 진행해야 한다.

갑상선 기능항진일 경우는 대부분 일과성 또는 진행성 갑상선염 때문에 만들어져 있던 갑상선 호르몬이 유리되고 갑상선 자가면역 반응으로 TSH 수용체가 자극되어 갑상선 호르몬 생성이 증가되는 소견으로 TSH 감소 및 free T4 정상 혹은 상승 소견을 보인다. 갑상선 기능항진일 경우에도 TFT를 추적관찰 하며 그레이브스병(Graves`s disease)이 의심된다면 TSH 수용체 항체검사 등을 고려해 볼 수 있다.

면역관문억제제 투여를 종료하더라도 6-12개월마다 추적관찰이 필요하다. 갑상선 대체 요법을 진행하면서 면역관문억제제는 지속 투여할 수 있고, 환자 및 보호자에게 증상관리 교육 및 추적관찰의 필요성에 대한 설명이 필요하다.

질문 6 대상자에게 필요한 F/U 계획은 무엇인가?

1. 갑상선 기능검사 추적관찰 확인

면역관문억제제로 인한 갑상선 기능저하증으로 4주 간격으로 TFT 검사를 진행하였다.

2. 갑상선호르몬 대체요법 이후 관련 증상 호전 여부 확인

2주 간격 외래 내원 시 증상 상담을 통해 환자의 관련 증상에 대해 확인하였다.

사례

레보티록신 복용 이후 4주 뒤 시행한 TFT는 정상 범위 내에서 유지되었다. 2주 간격 외래 내원 시 환자의 일상생활에서의 피로감 정도에 대해 확인했으며 환자는 간단한 집안일은 할 수 있을 정도로 호전 양상이라고 하였다.

전문간호사의 역할

전화상담을 통해 대상자의 증상에 대한 빠른 문제해결이 가능하도록 타 부서와의 협의 진료를 위해 외래 일정 조정 등을 진행하며 조정자의 역할을 수행하였고, 근거에 기반하여 부작용을 관리할 수 있는 임상 실무 전문간호사의 역할, 환자/보호자에게 교육, 타부서와의 협력자 등의 역할을 수행하였다.

요약

환자는 면역관문억제제 투여 이후 발생한 갑상선 기능저하증으로 인해 전신피로감을 호소하였고, TFT검사 결과 TSH 상승 및 free T4 정상 소견으로 갑상선기능저하증으로 판단되어 내분비내과 협진을 시행하였으며 레보티록신 갑상선호르몬 치료를 시작하였다. 전문간호사는 면역관문억제제 투여 전 환자와 보호자에게 부작용과 관련된 항암화학요법 교육을 시행했고, 이후 전화상담을 통해 환자와 보호자는 면역관문억제제 투여 후 달라진 증상에 대해 인지할 수 있었다. 레보티록신 호르몬제 복용 이후 전신피로감 증상은 완화되었고, 갑상선 기능검사를 추적하면서 면역관문억제제는 지속 투여 받았다.

사례로부터 배울 점

- 면역관문억제제 투여 이후 초기증상은 종종 피로와 권태감처럼 비특이적일 수 있으나, 이상반응 발생 시 환자들이 빠르게 인식할 수 있도록 이상반응에 대한 정보를 정확하게 교육하고 전달하는 것이 중요하다. 면역관문억제제 관련 부작용은 투여 후 2-15주 사이에 주로 발생하며 대부분의 부작용은 가역적이나, 내분비계 부작용이 발생하면 치료 후에도 장기적 호르몬 치료가 필요하다.
- 면역관문억제제 관련 갑상선 기능이상은 투여 기간 중 언제라도 발생할 수 있기 때문에 치료 시작 시 갑상선 기능 확인이 필요하다. 또한 치료 기간 중 정기적인 임상 평가를 토대로 필요한 경우는 갑상선 기능변화를 확인해야 하며 갑상선 장애의 임상 징후와 증상 발현을 조기 발견할 수 있도록 모니터링을 해야 한다.

참고문헌

- 서울아산병원 내과학교실. 서울아산병원 내과 매뉴얼. 제5판. 군자출판사; 2020.
- 서정애. 면역항암제 각론. 병원약사회지. 2020;37(3):358-70.
- Muir CA, Clifton-Bligh RJ, Long GV, et al. Thyroid Immune-related Adverse Events Following Immune Checkpoint Inhibitor Treatment. J Clin Endocrinol Metab. 2021;18;106(9):e3704-e3713.
- Thompson JA, Schneider BJ, Brahmer J, et al. Management of Immunotherapy-Related Toxicities, Version 1.2022, NCCN Clinical Practice Guidelines in Oncology. JNCCN. 2022;20(4):387-405.
- Sznol M, Postow MA, Davies MJ, et al. Endocrine-related adverse events associated with immune checkpoint blockade and expert insights on their management. Cancer Treat Rev. 2017;58:70-6.
- Brahmer JR, Abu-Sbeih H, Ascierto PA, et al. Society for Immunotherapy of Cancer (SITC) clinical practice guideline on immune checkpoint inhibitor-related adverse events. J Immunother Cancer. 2021;9(6):e002435.
- George AS, Fernandez CJ, Eapen D, et al. Organ-specific adverse events of Immunecheckpoint inhibitor therapy, with special reference to endocrinopathies. touchREV Endocrinol. 2021;17(1):21–32.
- Haanen J, Obeid M, Spain L, et al. Management of toxicities from immunotherapy: ESMO Clinical Practice Guideline for diagnosis, treatment and follow-up. Ann Oncol. 2022;33(12):1217-38.

14

사이토카인 방출 증후군

학습 목표

환자의 주 호소를 토대로 적절한 병력 청취와 감별진단을 위한 검사를 알고, 대상자의 특성에 맞춘 간호 계획을 세울 수 있다. 구체적인 목표는 다음과 같다.

❶ 환자의 증상 및 객관적 정보를 통해 이중특이성 항체 치료제 부작용을 유추할 수 있다.
❷ 근거에 기반하여 사이토카인 방출 증후군에 대한 임상적 판단을 할 수 있다.
❸ 사이토카인 방출 증후군과 관련된 간호 중재를 포함한 간호 계획을 세울 수 있다.

사례

B세포 급성 림프모구성 백혈병(B cell acute lymphoblastic leukemia, B-ALL)을 진단받은 53세 여자 환자가 관해 유도요법 후 1차 공고요법으로 미토산트론(mitoxantrone)과 고용량 시타라빈(high dose cytarabine) 치료를 완료하고 동종 조혈모세포 이식을 기다리던 중 재발 판정을 받아 입원하였고(표 1), 2차 관해 유도요법으로 블리나투모맙(blinatumomab)을 진행하기로 계획하였다.

표 1. 백혈병 표지자 검사

검사명	결과(%)	형광강도*	특이성
CD3	–	–	T cell
cCD3	–	–	T cell
CD5	–	–	T cell
CD7	–	–	T cell
CD10	55	+	Common ALL Ag
CD19	95	++	B cell
CD20	–	–	B cell
cCD22	–	–	B cell
CD34	96	+++	Stem cell
cCD79a	92	++	B cell
HLA	95	++	
CD61	–	–	Platelet GP IIIa
TdT	42	+	Nuclear TdT
cCD61	–	–	Platelet GP IIIa

(* 형광강도(fluorescence intensity): + dim, ++ moderate, +++ bright, – negative for gated cells)

◆ Conclusions: Bone marrow (gated blast region: 56.67%): C/W B-lymphoblastic leukemia

전문간호사는 환자와 보호자에게 항암치료 계획 및 항암제 부작용에 대해 설명하였고 발열, 숨찬 증상 등이 생기면 즉시 담당 의료진에게 알릴 것을 설명하였다.

오후 4시 항암제 전처치로 덱사메타손(dexamethasone) 20 mg을 투여하였고, 오후 5시부터 블리나투모맙 9 mcg을 시간당 10 cc로 정맥투여를 시작하였다. 항암치료 전 활력징후는 혈압 113/81 mmHg, 맥박 87회/분, 호흡 20회/분, 체온 37.2℃였고, 다른 증상이나 감염의 징후는 관찰되지 않았다.

〈계속〉

오후 7시경 환자는 심한 오한을 호소하였고, 활력징후는 혈압 160/124 mmHg, 맥박 127회/분, 호흡 30회/분, 체온 37.7℃ 관찰되어 당직 의사는 페티딘(pethidine) 25 mg을 정맥주사하도록 처방하였다.

페티딘 25 mg을 정주한 후 오한은 호전되었으나 환자는 계속 숨찬 증상을 호소하였고 산소포화도(SpO_2)를 확인하니 88%로 측정되어 비강 캐뉼라(nasal cannula)를 통해 분당 2 L의 산소요법을 적용하였다.

환자에게 인후 불편감, 호흡기 증상, 방광염 증상, 늑골 척추각 압통, 항문 불편감 등의 감염 증상은 관찰되지 않았다. 밤 11시경 다시 오한과 숨찬 증상이 심해졌고 활력징후는 혈압 142/89 mmHg, 맥박 123회/분, 호흡 30회/분, 체온 39.9℃, 산소포화도 93%로 측정되어 항암제 투여를 잠시 중단하기로 하였다.

블리나투모맙 투여 시작 날의 흉부 X-ray, 흉부 전산화단층촬영(CT), 복부 전산화단층촬영(CT) 결과에서는 특이 소견이 발견되지 않았다(그림 1, 2).

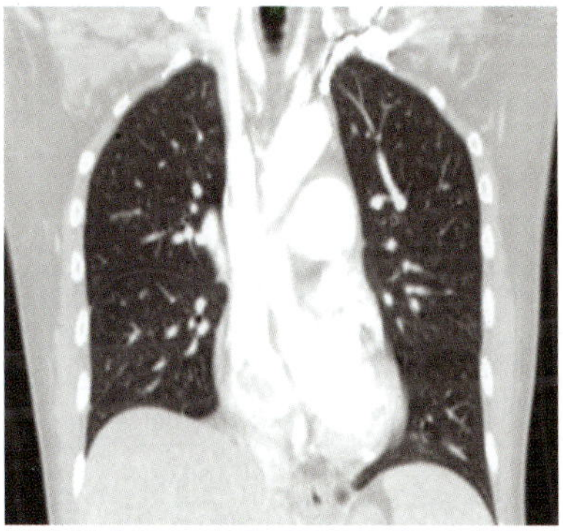

그림 1. 흉부 CT

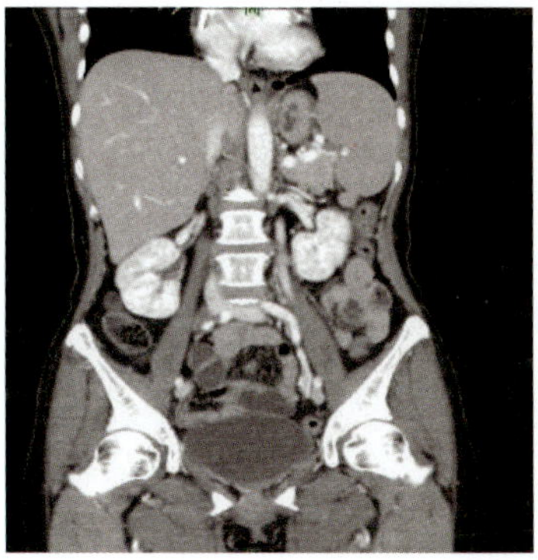

그림 2. 복부 CT

〈계속〉

혈액검사와 소변검사 결과는 다음과 같다(표 2, 3).

표 2. 혈액검사 결과

검사명	결과
WBC count	43.91 x10^3 /μL
Atypical lymphocyte	1%
Blast cell	57%
ANC (absolute neutrophil count)	5.27 ×10^3 /μL
Hemoglobin	8.5 g/dL
Platelet	53 × 10^3 /μL
ESR	33 mm/h
LDH	7,515 U/L
Total bilirubin	0.39 mg/dL
Direct bilirubin	0.22 mg/dL
AST	159 IU/L
ALT	33 IU/L
BUN	16.9 mg/dL
Creatinine	0.68 mg/dL
Estimated GFR	>90 mL/min/1.73m^2
Calcium	9.0 mg/dL
Phosphorus	3.2 mg/dL
Na	136 mmol/L
K	4.9 mmol/L
Uric acid	3.6 mg/dl
Calcium ionized	1.29 mmol/L
CRP, quantitative (high sensitivity)	10.90 mg/dL
PT (INR)	1.07 INR
APTT	48.7 sec
Fibrinogen	524 mg/dL
D-Dimer	3.25 ug/mL

표 3. 소변검사 결과

Urine microscopy
RBC <1 cells/HPF
WBC <1 cells/HPF
Epithelial cell 1-3 cells/HPF
Cast 1-2/LPF

질문 1 대상자에게 있어 가장 중요한 문제는 무엇인가?

오한, 호흡곤란이 동반된 활력징후의 변화

대상자는 항암제 투여 후 처음 발생한 오한에 대해 페티딘 25 mg을 투여하고, 산소를 적용한 뒤 증상이 호전되고 있었으나, 수 시간 내 체온, 호흡수, 심박동수, 혈압이 동반 상승하는 모습을 보이며 환자의 활력징후에 변화가 생겼다. 이는 즉각적인 대처가 요구되는 증상이다.

질문 2 대상자의 문제를 해결하기 위해 어떤 정보가 필요한가?

1. 영상검사

흉부 CT에서 폐렴 등의 의심 소견 없었고 복부 CT에서도 감염 의심 소견은 보이지 않았다.

2. 항암제의 부작용에 대한 확인 필요: 블리나투모맙(blinatumomab) 약제의 부작용 확인

활력징후 확인 및 현재 호소하고 있는 증상이 사이토카인 방출 증후군(cytokine release syndrome, CRS) 또는 다른 상태와 관련이 있는지 확인해야 한다. CRS 임상 양상으로 발열, 오한, 두통, 발진, 오심, 빈맥, 무기력 증상, 감기 유사 증상, 호흡곤란 등이 있으나 이 증상들은 감염이나 패혈증, 암의 급속한 진행, 폐색전증 등에서도 발생될 수 있으므로 항암제 부작용에 따른 증상인지를 전신 사정하는 것이 필요하다.

알아보기

블리나투모맙

블리나투모맙은 재발하거나 다른 항암제 치료에 저항하는 B세포 급성 림프모구 백혈병(B cell acute lymphoblastic leukemia, B-ALL)에 사용하는 면역치료제로 몸의 면역계를 활용하여 암세포를 공격하는 항암제이다. 이 약제는 ALL 세포 표면에서 발현되는 단백질(CD19)과 T세포에서 발현되는 단백질(CD3)에 동시에 결합하여 면역체계가 암세포를 없애는 것을 도와준다. 이 약은 면역계에 작용하기 때문에 정상세포나 조직에서 면역반응이 활발해져 이와 관련된 부작용이 나타날 수 있다.

3. 사이토카인 방출 증후군 위험 요인 확인

단클론항체 항암제의 첫 투여 여부, 순환 림프구 수가 높은 백혈병 또는 림프종 환자, 유수탈수소효소(lactic dehydrogenase, LDH) 상승 등은 사이토카인 방출 증후군의 위험 요인이다.

이 환자의 경우 단클론항체 항암제의 첫 투여이고, 모세포(blast cell) 57%, 백혈구 수치 43.91×10^3/μL으로 백혈구 증가증이 동반되어 있고, LDH 7,515 U/L로 상승되어 있다.

질문 3 대상자의 예상되는 진단명은 무엇인가?

사이토카인 방출 증후군(cytokine release syndrome, CRS)

알아보기

사이토카인 방출 증후군

사이토카인 방출 증후군(cytokine release syndrome, CRS)은 발열과 다발성 장기 기능 장애를 특징으로 하는 급성 전신 염증 증후군으로 대부분 면역요법에 의해 발생한다. 이 증후군은 표적세포에서 인터루킨-2 (interleukin-2), 인터페론(interferon), 종양괴사인자(tumor necrosis factor)와 같은 사이토카인 분비와 관련이 있으며, 림프구와 같은 다른 면역세포들이 혈액으로 방출되어 발생한다.

CRS를 잘 일으키는 약제는 이중특이성 항체 치료제(bispecific antibody therapy)인 블리나투모맙(blinatumomab), 그 외 기타 면역 관련 약제로 리툭시맙(rituximab), 오비누투주맙(obinutuzumab), 브렌툭시맙 베도틴(brentuximab vedotin), 키메릭 항원 수용체 T세포(chimeric antigen receptor T cell, CAR-T) 치료, 항흉선세포 글로불린(anti-thymocyte globulin, ATG) 등이 있다.

사이토카인 방출 증후군의 시작과 지속기간은 다양하지만 매우 빠르게 악화될 수 있는 특징이 있다.

임상 증상은 가벼운 독감과 유사한 증상부터 심각한 생명을 위협하는 전신 염증 증후군까지 다양하게 나타나며 수일에 걸쳐 점진적으로 진행될 수도 있고 원인 물질에 따라 몇 주가 걸릴 수도 있다.

▷ 단클론항체, CAR-T 세포 치료, 이중특이적 항체 및 반일치 골수 이식과 관련된 CRS의 등급

1등급: 발열(체질적 증상이 있거나 없음)

2등급: 수액에 반응하는 저혈압, <40% 흡입산소분율(fraction of inspired O_2, FiO_2)에 반응하는 저산소증

3등급: 하나의 승압제로 저혈압 처치, FiO_2 40% 이상 요구하는 저산소증

4등급: 생명을 위협하는 결과, 긴급 개입이 필요

〈계속〉

▷ **단클론항체와 관련된 CSR 발생 시 관리**

1. 경미(1등급, 2등급)
   1) 약물 주입 중단
   2) 경증 CRS의 경우 근본 원인과 관계없이 산소, 항히스타민제, 해열제, 정맥 수액 및 면밀한 모니터링을 통한 증상 치료 권고
   3) 경증 CRS 환자가 대증요법을 받는 동안 진행 또는 악화하는 경우, 유발 원인에 따라 중증 CRS에 대한 치료 권고
2. 증등도~심각(3등급, 4등급)
   1) 약물 주입 중단
   2) 산소 등의 지지요법
   3) 코르티코스테로이드(corticosteroid) 사용은 CRS를 최소화하는 데 효과적이지만 이중특이적 항체 치료 효능을 감소시킬 수 있음. 반면, 토실리주맙(tocilizumab)은 효능에 부정적인 영향을 미치지 않는 것으로 보임. 따라서 CRS 치료법을 선택할 때 위험 대비 이점을 평가한 고려가 필요함
   4) 필요시 혈관수축제 적용
   5) 증상이 해결되면 주입 재개 여부 및 재주입 지침 확인 필요

질문 4 어떤 우선순위로 문제를 해결하겠는가?

1. 약물 투여 중단 및 식염수로 정맥 개방성 유지
2. 사이토카인 방출 증후군 관리
3. 절대안정, 환자와 보호자 교육 및 정서적 지지, 약물이상반응 보고 및 기록

질문 5 어떤 절차와 방법에 따라 문제를 해결하겠는가?

1. 약물 투여 중단 및 식염수로 정맥 개방성 유지

CRS는 관련 치료를 받는 누구에게나 발생할 수 있을뿐더러 발생을 예측하기 어렵고 예방적 중재에도 불구하고 충분히 발생할 수 있으므로 투약과 관련해 철저한 준비가 필요하다.

CRS 등급이 2등급 이상이 의심된다면 관련 약물을 즉시 중단하고 생리식염수로 정맥 주입경로를 유지해야 한다.

2. 사이토카인 방출 증후군 관리

CRS 발생 시 우선 기도를 유지 후 산소요법을 적용하고 환자가 안정될 때까지 활력징후를 2-5분마다, 이후 30분 동안 5분 간격, 적어도 1시간 동안은 15분 간격으로 측정하고 추가적인 약물 투여를 고려한다.

즉각적으로 덱사메타손(dexamethasone), 코르티코스테로이드(corticosteroid), 항히스타민제(antihistamine), H2 차단제(blocker) 등을 사용하고, 필요하다면 토실리주맙(tocilizumab)을 사용하는 것도 고려한다. 혈압이 떨어졌을 때는 승압제 사용도 고려할 수 있다. 코르티코스테로이드 사용은 CRS를 최소화하는 데 효과적이지만 이중특이적 항체 치료 효능을 감소시킬 수 있음을 함께 고려해야 한다.

3. 절대안정, 환자와 보호자 교육 및 정서적 지지, 약물이상반응 보고 및 기록

활력징후가 안정될 때까지는 절대 안정하도록 하고, 환자와 보호자에게 교육해야 할 핵심 내용은 CSR의 증상과 징후, CRS 조기 인지에 대한 필요성, CRS 발생 시 의료진에게 즉각적으로 알려야 하는 것에 대한 중요성, 병원에서의 CRS 치료 절차 등 이다. 또한 CRS 발생 관련 기록과 약물이상반응 보고를 시행해야 하며, 이는 향후 재투약 가능성을 평가하고, 재발 방지를 위해 필수적이다.

사례

당직 의사는 클로르페니라민(chlorpheniramine) 4 mg과 파모티딘(famotidine) 20 mg을 즉시 정맥주사하도록 처방하는 동시에 항암제 주입을 중단하도록 하였다. 담당 혈액종양내과 전문의는 덱사메타손(dexamethasone) 20 mg을 추가 투여 후 항암제 주입은 다음 날 아침이 될 때까지 투여하지 않도록 처방하였다.

항암제를 중단하고 추가 약물을 투여한 후 체온, 맥박수, 호흡수 모두 안정되면서 오전 9시부터 항암제 전처치로 덱사메타손 20 mg 주입 후 블리나투모맙(blinatumomab) 투여를 다시 시작하였다.

질문 6 대상자에게 필요한 F/U 계획은 무엇인가?

사이토카인 방출 증후군(CRS) 발생 시 적절한 추가 약물 투여로 증상이 호전된다면 조심스럽게 재투여를 고려해 볼 수 있다. 재투여로 CRS이 다시 나타날 가능성도 있으므로 환자와 보호자에게 한 번 더 CRS 관련 증상에 대한 충분한 교육이 필요하다. 또한 증상이 다시 발생하는 것과 관련된 환자와 보호자의 불안감을 사정하고 정서적 지지를 제공하는 것도 필요하다. 만약 불안감과 우울감이 조절되지 않는다면 정신건강의학과와의 협진하에 관련 약물을 투여하는 것도 고려해야 한다.

전문간호사의 역할

전문간호사는 우선 초기 사정 및 평가 과정을 거쳐 사이토카인 방출 증후군(CRS) 발생과 관련하여 고위험군인지 확인하고, CRS 증상을 조기에 발견할 수 있도록 담당 간호사와 보호자, 환자에게 충분한 교육을 제공하여 CRS 발생 시 적절한 조치가 이루어지도록 해야 한다.

전문간호사는 환자, 보호자, 혈액종양내과 전문의, 간호사 사이의 의사소통 가교로서 역할뿐만 아니라 근거에 기반하여 관련 증상을 사정하였다. 그리고 대상자에게 적절한 대처를 통해 임상적 판단을 수행하는 임상 실무 전문간호사로서 간호사, 대상자 및 보호자의 교육, 상담과 자문 등의 다각적 역할을 수행하였다.

요약

환자는 B-ALL로 블리나투모맙(blinatumomab)을 처음 투여받던 중 고열, 맥박수 및 호흡수 증가를 경험하였다. 특별한 감염의 증상이 없고 순환 림프구의 과다와 상승된 LDH 수치를 보였으며, 해당 항암제가 처음 투여되었다는 점에서 사이토카인 방출 증후군(CRS)으로 판단하였다. 이에 항암제 투여를 중단하고, 생리식염수로 정맥 개방성을 확보한 후 기도유지 및 산소투여와 함께 증상 관련 추가 약물을 투여하였다.

사례로부터 배울 점

- 사이토카인 방출 증후군(CRS)은 단클론항체 항암제의 첫 투여 시, CAR-T 세포 치료 시, 항흉선세포 글로불린(ATG) 투여에서 경험할 할 수 있는 부작용으로 즉각적인 빠른 대처가 매우 중요하다. 미흡한 대처는 삶의 질 문제뿐만 아니라 치료 지연, 심각한 경우 생명의 위협을 가져올 수도 있다. 그러므로 관련 약물 부작용 및 CSR 발생 상황에 대한 대처법을 충분히 숙지하여 적절한 처치가 조속히 이루어질 수 있게 하는 것이 매우 중요하다.
- 전문간호사는 충분한 초기 사정 및 평가 과정을 거쳐 CRS 발생할 가능성을 예측하고 증상 발생 시 원활하게 대처하도록 하여 안전하게 항암화학요법이 이루어지도록 해야 한다.
- CRS는 감염/패혈증, 심부전, 폐혈전 색전증 등의 증상과 혼동할 수 있기도 하고, CRS와 동시에 발생하는 경우도 있으므로 환자의 증상 및 임상 검사 결과 등을 근거로 하여 발생 원인을 정확하게 파악하는 것이 매우 중요하다.

참고문헌

- 김연희, 권인각, 김정혜, 외. 암환자 증상관리. Fornurse; 2015.
- 남민선, 박선영, 박지은, 외. 항암화학요법과 생물학적요법.Fornurse; 2015.
- himabukuro-Vornhagen A, Gödel P, Subklewe M, et al. Cytokine release syndrome. J Immunother Cancer. 2018;6(1):56.
- NSW [Internet] cytokine release syndrome (CRS). Available from: https://education.eviq.org.au/rapid-learning/oncological-emergencies/cytokine-release-syndrome-crs.
- Up To Date [Internet]. cytokine release syndrome (CRS) [cited 2024 Apr 02]. Available from: https://www.uptodate.com/contents/cytokine-release-syndrome-crs?search=cytokine%20 release%20syndrome&source=search_result&selectedTitle=1~150&usage_type=default&display_rank=1

15

수혈 이상반응

학습 목표

환자의 주 호소를 토대로 적절한 병력청취와 신체검진, 감별진단을 위한 검사를 알고, 대상자의 특성에 맞춘 간호계획을 세울 수 있다. 구체적인 목표는 다음과 같다.

❶ 환자가 호소하는 증상을 토대로 정보를 얻고 해석할 수 있다.
❷ 수혈 이상반응의 종류별 증상과 정의를 구별할 수 있다.
❸ 근거에 기반하여 수혈 이상반응에 대한 임상적 판단을 할 수 있다.
❹ 수혈 이상반응의 간호중재와 예방법을 포함한 간호계획을 세울 수 있다.

사례

11세 남아가 중증재생불량성빈혈을 진단받고 조혈모세포이식 대기 중이며, 방사선조사 성분채혈혈소판 1단위 수혈 시작 직후 오한과 38.6℃ 고열, 눈 주위 홍반과 부종, 가려움증을 호소하였다. 신체검진상 복부와 팔다리에 두드러기가 관찰되었고 환아와 보호자는 불안해하고 있었다. 수혈 전 115/78 mmHg였던 혈압은 72/48 mmHg로 떨어졌고, 맥박 110회/분, 호흡수 24회/분, 체온 38.6℃, 산소포화도 98%였다.

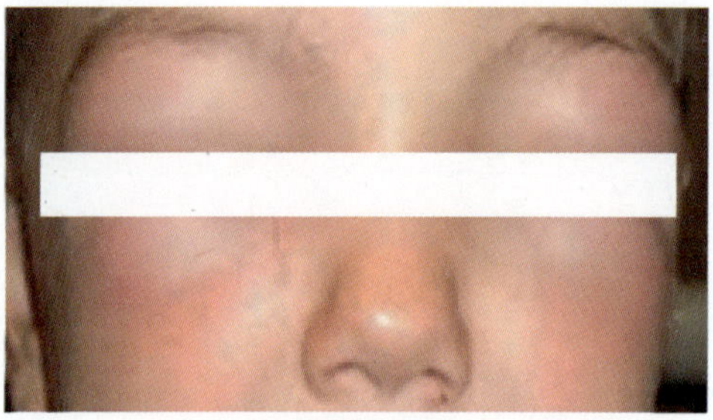

그림 1. 수혈 직후 환자의 얼굴 모습

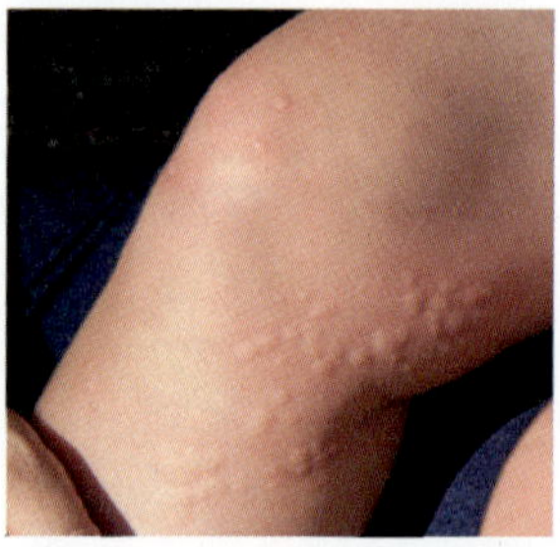

그림 2. 다리의 두드러기

폐음은 정상이었고 바로 시행한 혈액검사 결과는 아래와 같았다(표 1).

표 1. 혈액검사 결과

검사명	결과
Haptoglobin	113 mg/dL (참고범위 30-200)
Total bilirubin	0.7 mg /dL (참고범위 0.2-1.2)
Direct coombs test	음성

질문 1 대상자에게 있어 가장 중요한 문제는 무엇인가?

수혈 직후 발생한 고열, 눈 주위 부종, 두드러기와 가려움증 호소 및 저혈압

대상자는 수혈 직후 오한과 38.6℃ 고열, 혈압 감소, 눈 주위 홍반과 부종이 발생하였고, 가려움증을 호소하며 팔다리에 두드러기가 발생하였으며, 혈압이 떨어지고 불안감을 보였다. 수혈직후 발생한 급성문제인 수혈부작용으로 예상되며, 수혈부작용은 경미할 수도 있으나 생명을 위협하는 심각한 증상이 될 수 있으므로 응급 조치가 필요한 중요한 문제이다.

질문 2 대상자의 문제를 해결하기 위해 어떤 정보가 필요한가?

1. 수혈이상반응의 종류

수혈 이상반응에는 급성용혈수혈반응, 지연성용혈수혈반응, 지연성혈청학적수혈반응, 발열성비용혈수혈반응, 알레르기/아나필락시스반응, 수혈전파성감염, 저혈압반응, 수혈관련 급성폐손상, 수혈관련 순환량과다, 수혈관련 호흡곤란, 수혈 후 자반증, 수혈관련 이식편대숙주병 등이 있다(표 2).

알아보기

수혈 이상반응 종류

수혈 후 발생할 수 있는 이상반응의 종류와 각각의 정의를 알고있어야 한다(표 2).

표 2. 수혈 이상반응 종류별 관련 증상 정의

수혈 이상반응	정의
급성용혈수혈반응	수혈 중/후 24시간 이내 1개 이상 증상 발생: 옆구리/등 통증, 오한/경직, 파종성 혈관내 응고(disseminated intravascular coagulation, DIC), 발열, 혈뇨, 저혈압, 핍뇨/무뇨, 주사 부위 통증, 신부전 AND 2개 이상 검사 소견 양성 피브리노겐감소, 합토글로빈 감소, 고빌리루빈혈증, 젖산탈수효소(LDH) 증가, 혈색소혈증, 혈색소뇨증, 혈장의 용혈성 또는 용혈없는 변색, 구상적혈구 AND 둘 중 하나 (면역성) 직접항글로불린검사(direct antiglobulin test, DAT) 양성(anti- immunoglobulin G or anti-C3), 항체용출검사양성 또는 (비면역성)혈청학적검사음성, 물리적원인규명
지연성용혈수혈반응	수혈 후 24시간에서 28일 사이에 발생한 적혈구 항체에 대한 DAT 양성
지연성혈청학적수혈반응	용혈의 임상징후 없이 수혈 후 24시간에서 28일 사이 적혈구 항체 양성
발열성비용혈수혈반응	수혈 중/수혈 후 4시간 이내, 발열 또는 오한/경직
알레르기/아나필락시스반응	수혈 중/수혈 후 4시간 이내 2개 이상 증상 발생: 결막부종, 입술/혀/목젖의 부종, 눈 주위 홍반 및 부종, 전신홍조, 저혈압, 국소혈관부종, 반구진발진, 가려움증, 호흡곤란(기관지연축), 두드러기
수혈전파성감염	바이러스/세균/진균/기생충 등이 헌혈 받은 혈액에서 증명
저혈압반응	다른 저혈압을 동반하는 수혈 반응 배제, 수혈 중/후 1시간 이내 저혈압 발생
수혈관련 급성폐손상	수혈 중/후 6시간 이내 급성폐손상 발생: 저산소증과 흉부방사선검사에서 양측 폐침윤 있음. 그리고 좌심방 좌심방 혈압 증가 증거 없음
수혈관련 순환량과다	수혈 후 6시간 이내 3개 이상 발생 또는 악화: 급성호흡곤란(호흡곤란, 좌위호흡, 기침), 뇌나트륨이뇨펩티드(brain natriuretic peptide, BNP) 증가, 중심정맥압 상승, 좌심부전, 수액불균형, 폐부종
수혈관련 호흡곤란	수혈 후 24시간 이내 급성호흡곤란 발생 AND 알레르기반응/수혈 관련 급성폐손상/수혈 관련 순환량과다 정의에 맞지 않음
수혈 후 자반증	수혈받은 환자에서 혈소판 특이 항체 검출, AND 혈소판감소증(수혈 후 5-12일 발생, 20% 이상)
수혈관련 이식편대숙주병	수혈 후 2일에서 6주에 다음 증상 발생: 홍반성반구진발진, 설사, 발열, 간비대, 간기능이상, 골수무형성, 범혈구감소증

2. 급성수혈 관련 증상 분류를 위한 알고리즘에 따른 정보 확인

급성수혈 관련 증상분류 알고리즘에 따라 환아의 수혈관련 이상 반응의 종류를 알아볼 수 있다. 수혈 시작 직후 발생한 증상은 오한과 고열, 눈 주위 홍반과 부종, 가려움증, 두드러기, 저혈압이었다(표 4).

알아보기

급성수혈관련 증상분류 알고리즘

급성수혈 관련 부작용 확인을 위해 신속한 정보수집 및 환자의 증상을 중심으로 신체사정을 수행하고, 검사결과 확인을 통해 대상자의 문제를 파악할 수 있다. 수혈 관련 증상분류가 다양하므로 감별진단이 중요하다.

표 3. 급성수혈관련 증상분류 알고리즘(대한수혈학회 수혈가이드라인 2022)

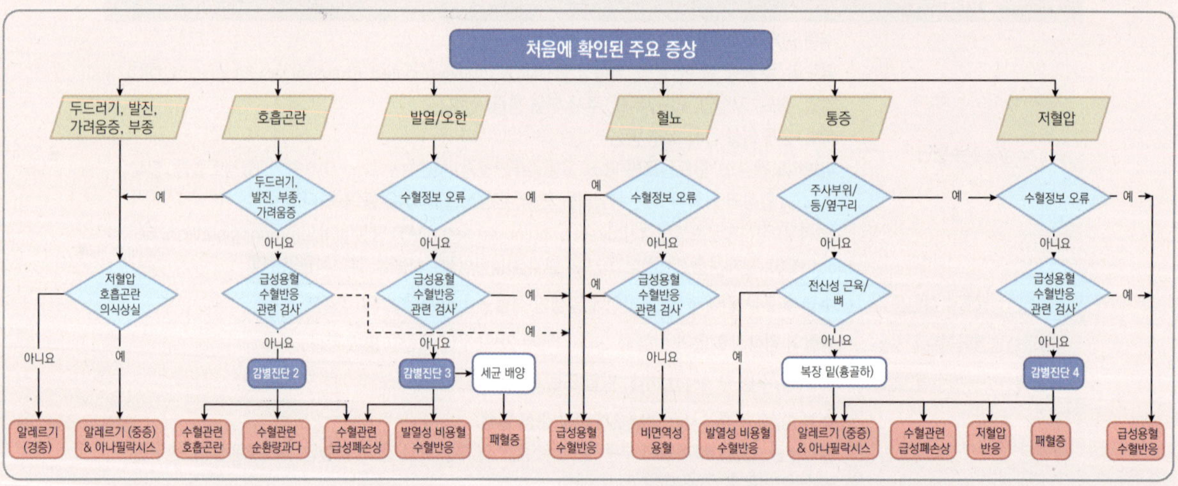

급성용혈수혈반응 관련 검사'	감별진단 2	감별진단 3	감별진단 4
• 요검사: 헤모글로빈, 헤모시데린 • 혈장의 용혈성 or 용혈 없는 변색 • 합토글로빈 감소, 섬유소원 감소 • 빌리루빈 증가, LDH 증가, 혈색소혈증 • 말초도말소견상 구상적혈구 존재	• 발열, 백혈구 항체, BNP 정상 → 수혈관련 급성폐손상 • 심비대, 이뇨제치료, BNP 증가 → 수혈관련 순환량과다 • 그렇지 않은 경우 → 수혈관련 호흡곤란	• 저산소증, 폐부종, 저혈압 → 수혈관련 급성폐손상 • DIC, 급성신부전, 저혈압 → 패혈증 • 그렇지 않은 경우 → 발열성비용혈수혈반응	• 피부 병변→ 알레르기반응 • 발열, 저산소증, 폐부종 → 수혈관련 급성폐손상 • 발열, DIC, 급성신부전, 혈액배양양성 → 패혈증 • 그렇지 않은 경우 → 저혈압반응

〈계속〉

표 4. 환아의 급성수혈관련 증상분류 알고리즘 적용

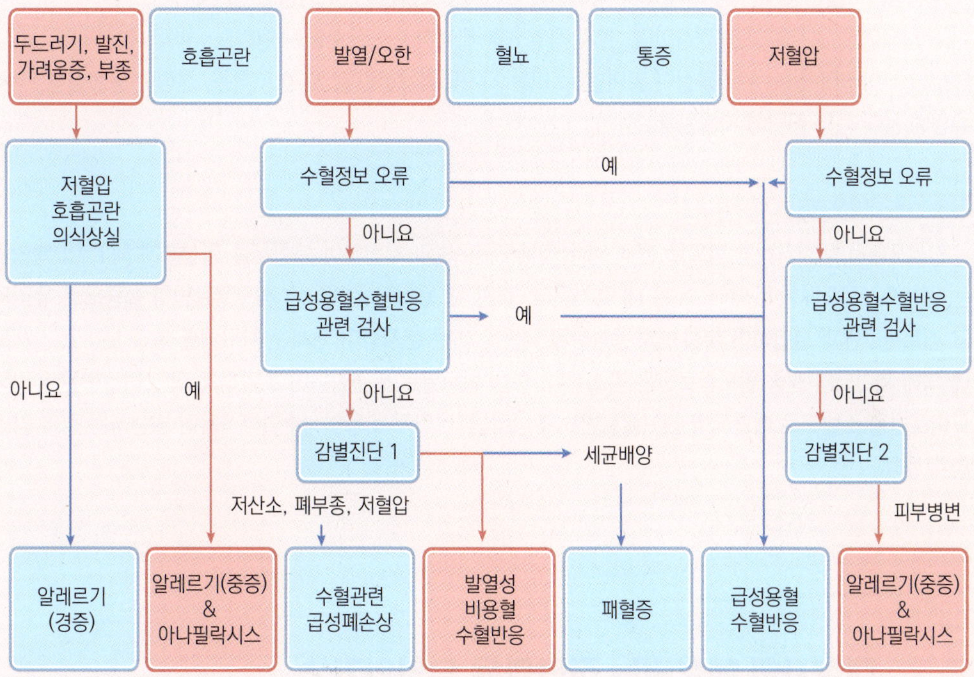

감별진단 1	감별진단 2
저산소, 폐부종, 저혈압 → 수혈 관련 급성폐손상	피부병변 → 알레르기/아나필락스 반응
DIC, 급성신부전, 저혈압 → 패혈증	발열, 저산소증, 폐부종 → 수혈 관련 급성폐손상
그렇지 않은 경우 → 발열성비용혈수혈반응	발열, DIC, 급성신부전 , 혈액배양양성 → 패혈증
	그렇지 않은 경우 → 저혈압 반응

급성용혈수혈반응 관련 검사

1. 요검사: 헤모글로빈, 헤모시데린(hemosiderin, 혈철소)
2. 혈장의 용혈성 또는 용혈 없는 변색
3. 합토글로빈 감소, 피브리노겐 감소
4. 총 빌리루빈 증가, LDH 증가, 직접쿰스검사(direct coombs test) 양성
5. 말초도말소견 상 구상적혈구 존재
6. 직접항글로불린검사(DAT) 양성

〈계속〉

직접항글로불린검사(DAT)

직접항글로불린검사는 생체 내에서 적혈구에 G면역글로불린(immunoglobulin G, IgG)이나 보체(C3d)가 부착되어 있는지를 보는 검사이다. 환자 적혈구를 세척하여 항글로불린 혈청을 가하면 적혈구에 IgG나 C3d가 부착되어 있는 경우 응집이 일어난다. 이는 자가면역용혈빈혈, 수혈 부작용, 신생아 용혈질환, 약제 유인성 용혈 등의 진단에 사용된다.

합토글로빈(Haptoglobin)

간세포에서 생성되는 단백으로 혈액 내 유리헤모글로빈과 결합하여 복합체를 형성하게 되고 이 복합체는 단핵포식세포계통에 의해 수 분 내 제거된다. 혈관 내 용혈이 일어나면 헤모글로빈이 혈중으로 유리되고 합토글로빈과 결합하여 복합체를 형성하게 되는데 이는 분자량이 커서 신사구체를 통과 못하고 간세포에 의해 제거되며 혈중 합토글로빈은 감소한다. 또한 합토글로빈 결합능이 초과하게 되면 미결합된 유리헤모글로빈은 소변으로 배출되어 헤모글로빈뇨가 나타난다. 따라서 용혈성수혈부작용이 발생하는 경우 감소하게 된다.

질문 3 대상자의 예상되는 진단명은 무엇인가?

수혈 이상반응 중 발열성비용혈수혈반응과 알레르기/아나필락시스 반응

홍반, 부종, 가려움, 두드러기가 발생하였으나, 호흡곤란, 의식 상실은 없었고 저혈압이 발생하여 중증 알레르기 반응이 의심되었다. 발열/오한이 있었고 급성용혈검사가 음성이었으므로 발열성비용혈수혈반응이 동시에 발생한 것으로 의심되었다.

알아보기

발열성비용혈수혈반응

수혈 중 혹은 수혈 후 4시간 이내 발열 38℃ 이상, 수혈 전보다 체온 1℃ 이상 상승 또는 오한/경직이 동반되는 경우로, 수혈관련 증상 중 58.8%로 가장 많이 발생하는 수혈부작용이다. 발열은 수혈 중에 시작되거나 수혈 후에 나타나기도 하며, 빈호흡, 불안감, 두통 등이 동반되기도 한다. 발열성비용혈수혈반응은 급성용혈수혈반응에서 나타나는 등 통증, 주사 부위 통증, 혈압의 변화, 혈색소뇨나 혈색소혈증 등은 나타나지 않는다. 면역성과 비면역성 원인이 있으며, 비면역성 원인으로는 혈액제제 내 백혈구에서 사이토카인이 분비되고 이것이 혈액제제 저장 중에 축적되면서 생기게 되는데, 백혈구가 제거되지 않은 제제를 수혈했을 때 흔하게 볼 수 있으며 혈장제제 수혈 시는 드물다. 면역성 원인은 환자가 갖고 있는 백혈구 항체 때문인데, 이는 공여자의 림프구, 과립구, 혈소판 등에 있는 사람백혈구항원(human leukocyte antigen, HLA) 또는 다른 항원과 작용하는 항체이다. 따라서 백혈구를 제거하면 발생이 감소한다.

알레르기/아나필락시스반응

수혈 중 혹은 수혈 후 4시간 이내 결막부종, 입술, 혀, 목젖의 부종, 눈 주위 홍반 및 부종, 전신홍조, 저혈압, 국소 혈관부종, 반구진 발진, 가려움증, 호흡곤란, 두드러기 등 10가지 증상 중 2가지 이상이 나타나면 알레르기반응으로 정의한다. 아나필락시스 반응은 상기 증상에 더하여 후두기능장애, 심한 호흡곤란, 심한 저혈압, 근육긴장저하, 실신 등이 동반되는 경우를 말한다. 이는 발열성비용혈수혈반응 다음으로 흔하게 보고되며(29.9%), 혈장단백에 의한 것이 가장 흔한 원인이므로 혈장이나 혈소판제제 수혈 시 흔하게 발생한다. 또한 특정 혈장단백의 결핍이 있는 환자의 경우(예, IgA, haptoglobin, C3, C4 등) 심한 알레르기 반응이 나타날 수 있다.

질문 4 어떤 우선순위로 문제를 해결하겠는가?

1. 수혈 중단과 수혈 정보 오류 확인

2. 수혈부작용 관리

3. 환자 지지 및 상담

4. 간호사 교육

질문 5 어떤 절차와 방법에 따라 문제를 해결하겠는가?

1. 수혈 중단과 수혈 정보 오류 확인

수혈을 즉시 중단하고 생리식염수를 연결하였다. 수혈 관련 안전사고로 인한 사망률은 심각한 수혈 사고의 52%를 차지한다. 혈액제제의 종류, 혈액형 정보, 정확한 라벨링, 수혈불출 시간 및 주입시작 시간, 적정 보관온도 정보, 백혈구필터 및 방사선 조사 여부를 확인하였다.

2. 수혈부작용 관리

1) 발열성비용혈수혈반응

해열제(acetaminophen 10-15 mg/kg)와 항히스타민제(chlorpheniramine 1 mg/kg)를 정맥투여하였다. 심한 오한으로 힘들어 할 경우 페티딘(pethidine 1 mg/kg 정맥주사)으로 조절할 수 있다. 용혈반응과의 감별을 위해 증상 재확인 및 검사를 시행하며, 발열의 다른 원인을 감별하기 위해 대상자의 혈액배양검사도 시행한다. 용혈반응이 아닌 경우는 증상 호전 후 다시 수혈을 재개한다.

2) 알레르기/아나필락시스 반응

(1) 경한 알레르기 반응

항히스타민제(chlorpheniramine 1 mg/kg)를 정맥투여하고, 기관지 경련(bronchospasm)이 있는 경우는 기관지확장제(beta-2 agonists; nebulized albuterol)를 사용한다. 경미한 알레르기 증상은 항히스타민제를 사용하면서 수혈을 지속할 수 있다.

(2) 심한 알레르기 반응

본 환아는 중증 알레르기 반응을 보였기에 항히스타민제(chlorpheniramine 1 mg/kg)와 스테로이드(methylprednisolone 1 mg/kg 혹은 hydrocortisone 4 mg/kg)를 정맥투여하였다. 생리식염수를 125 mL/m^2/hr 속도로 주입하였고, 저혈압이 동반되었기에 에피네프린(0.01 mL/kg)을 근육주사하였다.

3. 환자 지지 및 상담

수혈 관련 부작용 중 비용혈성발열 반응과 중증 알레르기 반응이 발생하였음을 설명하였고, 적절한 약제와 수액요법으로 증상이 호전될 것임을 설명하여 안심시켰다. 추후 예방 목적으로 투여 전 필터 및 방사선조사를 통해 백혈구를 제거한 혈액제제를 투여할 것이며, 혈소판 수혈 전 항히스타민제와 스테로이드제를 투약하여 안전하게 수혈할 수 있도록 예방책을 수립할 것임을 설명하였다.

4. 간호사 교육

급성수혈 관련 부작용은 증상에 따라 다양한 감별진단이 가능하며, 감별진단에 필요한 검사항목들을 알고 적절히 대처할 수 있도록 수혈간호지침을 설명하였다.

알아보기

수혈 이상반응 시 대처 순서

1. 즉시 수혈을 중단하고 새로운 수액세트를 사용하여 생리식염수를 계속 투여하여 혈관을 유지한다
2. 대상자의 상태 사정 및 활력징후를 측정하고 담당의사에게 알린다.
3. 대상자 정보와 수혈혈액의 혈액번호, 혈액형, 혈액백에 부착된 스티커를 재확인한다
4. 증상완화를 위한 약물을 투여하고 대상자에게 설명한다.
5. 대상자의 상태를 지속적으로 주의 깊게 사정한다. 안정될 때까지 매 5-15분마다 활력 징후를 관찰한다.
6. 급성수혈 관련 증상 분류를 위한 알고리즘에 따른 감별진단을 재확인한다.
7. 필요한 경우 수혈하다 남은 혈액백, 소변검체, 혈액검체, 수혈부작용보고서를 혈액은행에 보낸다.

질문 6 대상자에게 필요한 F/U 계획은 무엇인가?

1. 관련 증상 호전을 확인

아세트아미노펜(acetaminophen) 15 mg/kg, 클로르페니라민(chlorpheniramine) 1 mg/kg, 하이드로코티손(hydrocortisone) 4 mg/kg 정맥주사, 에피네프린(epinephrine) 0.01 mL/kg 근육주사하고, 식염수 125 mL/m^2/hr 지속해서 주입하면서 15분 뒤 혈압 108/71 mmHg, 맥박 115회/분, 호흡수 25회/분, 체온 37℃로 회복되었고 두드러기와 부종도 많이 가라앉았다. 오한도 없어지면서 심리적으로도 안정을 찾고 있었다.

2. 이상반응 예방을 위한 추후 수혈 전 처치 계획

한 번 발열성비용혈수혈반응을 보인 대상자가 다음에 또 나타날 가능성은 15% 내외로 백혈구제거 혈액제제 사용이 권장된다. 비면역성 원인으로 인한 부작용 예방을 위해 저장기간이 짧은 혈액제제를 투여하면 도움이 될 수 있다. 다음 수혈 전 부작용 예방을 위해 해열제를 투여하고 수혈한다. 알레르기 반응을 보인 대상자는 다음 수혈 시 전처치로 항히스타민제와 스테로이드를 같이 투여하고 수혈한다.

3. 수혈에 관한 환자 교육 및 지지

환아에게 발열과 알레르기 반응의 예방 목적으로 수혈 전 해열제와 항히스타민제를 투약할 것이며 의료진 간 정보를 공유할 것임을 재확인시킨다. 또한 상황에 맞는 적절한 혈액제제의 선택과 백혈구제거 및 방사선조사로 부작용이 덜한 안전한 수혈이 이루어지도록 할 것임을 인식시킨다.

4. 심한 이상반응이 반복 발생할 때 혈액은행 의뢰를 통한 적절한 특수혈액을 준비

발열성비용혈수혈반응이 면역성 원인인 경우 HLA 적합(match) 혈액제제를 투여하는 것이 도움이 되며, 아나필락시스반응을 보인 경우 적혈구나 혈소판제제투여 시 세척혈액제제를 수혈하는 것이 효과적인 전략이 될 수 있다.

알아보기

혈액제제의 백혈구 제거(leukocyte reduction)

전혈에서 혈액성분제제를 제조하는 과정에서 상당량의 백혈구가 적혈구 및 혈소판 제제에 잔존하게 된다. 이는 발열성비용혈수혈반응, HLA 동종면역, 혈소판수혈불응증, 거대세포바이러스(cytomegalovirus) 감염 등의 부작용을 발생시킬 수 있다.

1. 저장 전 여과법: 혈액원에서 채혈 후 8시간 내에 백혈구를 제거함
2. 저장 후 여과법: 의료기관에서 수혈 직전 백혈구 제거함

저장 전 여과법이 부작용 예방에 더 효과적인 것으로 알려져 있으나 한국은 다른 국가들에 비해 매우 낮은 편이다(수혈된 혈액제제의 26.7%, 2013년 보고).

여과 후 적혈구의 85%가 $5x10^6$ WBCs/unit 이하로 남아있어야 한다.

최근 백혈구 제거기술의 발달로 혈액제제의 백혈구 대부분이 제거되기는 하지만 생존하는 백혈구가 소수라도 남아있기 때문에 방사선조사를 통해 추가 제거한다.

알아보기

혈액제제의 방사선 조사(irradiation)

방사선원은 X선이나 감마선이 포함되고, 방사선량 범위는 25-50 Gray이며 최소한 15 Gray가 권장된다. 데옥시리보핵산(deoxyribonucleic acid, DNA)을 교차 연결하여 복제할 수 없도록 T 림프구를 주로 비활성화시켜 수혈관련이식편대숙주병을 방지하는 것이 주 목표이다. 방사선조사는 백혈구나 혈소판의 생존기능에 큰 영향을 끼치지 않고, 적혈구 생존능은 어느정도 줄일 수 있다.

혈액불출 직전에 방사선 조사를 하며, 이는 방사선조사가 용혈을 촉진할 수 있고 결과적으로 칼륨 및 유리 헤모글로빈 누출이 증가하여 부정맥과 같은 부작용을 초래할 수 있으므로 적혈구의 경우 특히 중요하다.

혈액제제의 세척(washed blood components)

혈액성분은 일부 수혜자에게 해로울 수 있는 잔류물질(항체, IgA와 같은 혈청 단백질, 칼륨, 기타 세포대사산물 또는 사이토카인)을 줄이기 위해 세척 과정을 거치며, 이 과정은 혈장단백질, 항체 및 전해질 수준을 현저히 감소시킬 수 있다.

전처치에 불응하는 아나필락시스 또는 반복적인 심한 알레르기 수혈반응을 보이는 환자에게 적용할 수 있다. 세척적혈구는 1-6℃에서 24시간까지, 세척혈소판은 20-24℃에서 4시간까지 사용이 가능하다.

전문간호사의 역할

암환자에게 수혈은 중요하고 빈번한 중재이다. 전문간호사로서 수혈 이상반응이 의심되었을 때 대상자에게 생긴 증상에 대한 빠른 문제해결이 가능하도록 조정자의 역할을 하였으며, 근거에 기반하여 수혈이상 반응에 대한 임상적 판단을 하는 임상 실무 전문가로서의 역할을 수행하였다. 환자의 신체 사정을 포함한 적극적인 정보검색과 검사결과를 통합적으로 해석한 전문가적 실무역량을 발휘하였으며, 병동 및 외래 주사실 간호사를 위한 수혈이상 반응에 대한 교육자 및 자문가로서의 역할 또한 수행하였다.

요약

대상자는 수혈 직후 급성 수혈부작용이 발생하였으며, 수혈부작용은 경미할 수도 있으나 생명을 위협할 수 있는 문제가 될 수 있으므로 빠른 진단과 응급 조치가 필요한 중요한 문제이다. 신속한 정보수집 및 환자의 증상을 중심으로 신체사정을 수행하고, 급성수혈 관련 검사결과 확인을 통해 빠른 감별진단이 중요하다.

본 대상자는 두드러기, 가려움증, 눈부종과 홍반, 저혈압을 보이는 중증 알레르기 반응과, 발열, 오한이 있으면서 저산소증, 폐부종, 급성신부전, 패혈증과 같은 타증상이 없고 급성용혈 반응은 음성이었으므로 발열성비용혈수혈반응이 확인되었다. 따라서 대상자는 알레르기 반응과 발열성비용혈수혈반응을 동시에 보인 경우로, 수혈을 중단하고 수혈부작용 대처 전략에 따라 안전하게 대상자를 중재하였다. 추후 재발생을 대비하여 안전한 수혈을 위해 부작용 정보를 등록하고 의료진 간 정보를 공유하였다.

사례로부터 배울 점

- 급성수혈관련 부작용은 증상에 따라 다양한 감별진단이 가능하며, 감별진단에 필요한 검사항목들을 알고 적절히 대처해야 한다.
- 이상반응 발현 시 즉시 수혈 중단 후 생리식염수를 연결하고, 해열제, 항히스타민제, 기관지확정제, 스테로이드 등의 적절한 약제를 사용한다.
- 발열성비용혈수혈반응은 수혈관련 증상 중 58.8%로 가장 많이 발생하는 수혈부작용으로, 발생 시 약제로 증상이 조절되면 재수혈이 가능하다.
  - 면역성과 비면역성 원인이 있으며, 비면역성 원인으로는 혈액제제 내 백혈구에서 분비되는 사이토카인이 혈액제제 저장 중에 축적되면서 생기며, 혈장제제 수혈 시는 드물고. 백혈구를 제거하여 수혈하면 발생이 감소한다(필터를 이용한 백혈구제거 및 방사선조사 후 수혈).
  - 면역성 원인은 환자의 백혈구 항체 때문인데, 백혈구를 제거하면 발생이 감소하나 반복적으로 발생하면 HLA 적합혈액을 수혈하면 현저히 감소한다.

- 알레르기/아나필락시스 반응은 발열성비용혈수혈반응 다음으로 흔하게 보고되며, 혈장단백이 가장 흔한 원인이므로 혈장이나 혈소판 제제 수혈 시 흔하다. 경미한 알레르기 반응의 경우는 증상 호전 후 재수혈이 가능하다.
- 안전한 수혈을 위해 부작용 정보를 등록하고 의료진 간 정보를 공유하여 예방책을 수립한다. 반복되는 수혈 부작용 발생 시에는 안전한 혈액제제 선택을 위해 혈액은행 자문이 필요하다.

참고문헌

- 대한소아혈액종양학회. 소아 청소년암 환자관리. 이퍼블릭; 2007. pp. 81-91.
- 대한수혈학회. 수혈가이드라인. 제5판. 2022.
- 대한수혈학회. 수혈의학. 제5판. 고려의학; 2023.
- 병원간호사회. 근거기반 임상실무지침- 수혈간호. 2009.
- Blaney SM, Helman LJ, Adamson PC. Pizzo & Poplack's Pediatric oncology. 8th ed. Wolters Kluwer; 2021. pp. 944-7.
- Fish JD, Lipton JM, Lanzkowsky P. Lanzkowsky's manual of pediatric hematology and oncology. 7th ed. Academic press; 2022. pp. 756-61.
- Ji Yeon Sohn, Hwang JH, Lee HL, et al. A case of washed platelet transfusion in a patient with history of recurrent transfusion reaction. Korean J Blood Transfusion. 2015;26:316-22.
- Ning B, Soln Z, Arnold DM, et al. Premedication for the prevention of nonhemolytic transfusion reactions: a systematic review and meta-analysis. Transfusion. 2019;59:3609-16.

16

스테로이드 아나필락시스 쇼크

학습 목표

환자의 주 호소를 토대로 적절한 병력 청취와 감별진단을 위한 검사를 알고, 대상자의 특성에 맞춘 간호 계획을 세울 수 있다. 구체적 목표는 다음과 같다.

❶ 환자의 증상 정보를 통해 아나필락시스 쇼크임을 유추할 수 있다.
❷ 근거에 기반하여 아나필락시스 쇼크의 임상적 판단을 할 수 있다.
❸ 아나필락시스 쇼크의 조기 대처를 시행할 수 있다.
❹ 아나필락시스 쇼크의 간호 중재와 예방법을 포함한 간호 계획을 세울 수 있다.

사례

45세 남자 환자가 수평 복시 증상으로 근처 병원에서 진료한 결과 6번 뇌신경 마비가 의심된다고 하여 프레드니솔론(prednisolone) 60 mg을 경구 처방받았다. 일주일 복용 후 증상은 호전되었으나 좌측을 주시할 때 복시가 지속되어 진단 목적으로 입원하였다. 환자는 고혈압, 이상지질혈증, 통풍 과거력으로 아토르바스타틴(atorvastatin), 암로디핀(amlodipine), 올메사르탄(olmesartan), 히드로클로로티아지드(hydrochlorothiazide) 약물을 복용 중이다. 입원 동안 경구 프레드니솔론(prednisolone) 60 mg과 레바미피드(rebamipide)를 처방받았고, 고용량 스테로이드요법 사전 투약으로 박트림(bactrim®), 에스오메프라졸(esomeprazole), 카비드 츄어블(cavid chewable)을 복용한 상태이다.

1차 치료 고용량 스테로이드요법에 사용된 약물은 메틸프레드니솔론이었으며, 500 mg을 정맥주사하였다. 투여 1분 정도 경과 후 환자가 온 몸이 터질 것 같고, 가슴이 답답하다고 호소하여 투약을 중단하였고, 중단 후에도 머리에 쥐가 나는 느낌과 호흡곤란, 입술이 붓고 손발이 가렵다고 호소하였다. 혈압은 135/90 mmHg에서 69/38 mmHg로 떨어졌고, 맥박 66회/분, 호흡 20회/분, 체온 36℃, 산소포화도(SpO_2) 96%로 측정되었다. 얼굴 전체와 손끝 발끝의 부종, 전신 두드러기가 관찰되었다.

질문 1 대상자에게 있어 가장 중요한 문제는 무엇인가?

갑작스러운 피부 및 호흡기, 순환기 이상 증상

대상자는 메틸프레드니솔론 투여 후 갑작스럽게 피부 및 호흡기, 순환기 이상 증상 및 징후를 보이고 있으며 이는 아나필락시스의 전형적인 특징이다. 아나필락시스는 급격하게 진행하는 전신적인 중증 알레르기 반응으로 단시간 내에 여러 장기에 급격한 증상을 유발하여 적절한 처치를 하지 않으면 사망에 이를 수 있어 주의가 요구되는 중요한 문제이다.

질문 2 대상자의 문제를 해결하기 위해 어떤 정보가 필요한가?

1. 신체사정 결과

1) 피부 사정: 손끝 발끝 부종, 복부 발진, 두피 가려움
2) 혈압: 혈압 감소, 저혈압 발생
3) 호흡기: 가슴 답답함과 호흡곤란
4) 병력 청취를 통한 천식 및 음식 알레르기, 약물 이상반응 과거력, 식사 정보 확인

2. 투약 이력

유발 원인 약제 감별을 위해 당일 투약력 확인

3. 혈액검사 결과

혈청 트립타제(tryptase)와 면역글로불린 E (immunoglobulin E, IgE)

알아보기

병력 청취의 중요성

아나필락시스의 진단은 임상 증상에 대한 자세한 병력 청취가 가장 중요하며, 초기 평가 시 아나필락시스를 시사하는 과거 병력을 포함한 현 병력과 이학적 소견을 확인해야 한다. 증상이 나타나기 수시간 이내에 노출된 모든 물질과, 운동, 복용한 약물, 술, 발열 등과 같은 급성 감염 소견, 스트레스, 여행력 및 여성의 경우에는 월경 전 기간 여부 등을 포함한 자세한 병력을 청취하고 관찰하여야 한다.

[2013 대한천식알레르기 협회: 한국 아나필락시스의 진료 지침]

트립타제와 IgE 결과와 의미

아나필락시스의 진단을 위해 혈액 검사가 반드시 필요한 것은 아니다. 그러나 트립신 분해효소와 히스타민 등의 아나필락시스 기전에 관여하는 물질을 측정하면 유사 증상을 보이는 다른 질환을 감별하는 데 도움이 된다.

1. 혈청 트립타제

증상 발생 후 15분-3시간 내 채혈을 하여야 한다. 트립타제 수치가 증가하면 아나필락시스 진단에 도움이 되지만 소아에서 발생한 경우, 혈압이 정상일 때, 식품에 의한 아나필락시스에서는 정상일 수 있다. 증상이 호전된 이후에 감소하는 것을 확인하는 연속적인 측정이 도움이 될 수 있다.

2. 혈청 특이 IgE

혈청 특이 IgE 측정을 통해 일부 원인 물질에 대한 확인을 할 수 있다. 검사 결과가 양성일 때 원인 항원의 가능성이 높으나 증상의 중증도와는 상관관계가 없다.

질문 3 대상자의 예상되는 진단명은 무엇인가?

스테로이드 아나필락시스 쇼크

알아보기

아나필락시스

아나필락시스는 전신적으로 진행하는 중증 알레르기 반응을 보이는 질환으로 단시간 내에 여러 장기를 침범하기에 적절한 처치를 취하지 않으면 치명적일 수 있다. 국내 유병률은 0.023%로 알려져 있으며, 매년 지속적으로 증가하는 추세이다. 남성과 성인 50대에서 유병률이 높은 것으로 보고하고 있다. 아나필락시스가 질환명으로서 자리매김한 것은 1990년대 지침이 보급되면서부터이며, 국내에서는 2013년 천식 및 알레르기 학회에서 제작된 진료 지침서가 현재 임상에 활용되고 있다.

[2013 대한천식알레르기 협회: 한국 아나필락시스의 진료 지침]

아래 3가지 항목 중 한 가지 항목에 해당되면 아나필락시스의 가능성이 매우 높다.

1. 피부-점막 조직의 증상 발현(전신 두드러기, 가려움증-홍조, 입술-혀-목젖의 부종)이 갑자기(수 분에서 수 시간 이내) 발생하고, 적어도 아래 항목 중 한 가지 이상 해당될 때
   1) 악화된 호흡기 증상(호흡곤란, 천명, 기도 수축, 협착음, 최고호기유속 감소, 저산소증)
   2) 혈압감소 또는 저혈압으로 인한 말초장기 기능 장애와 관련된 증상(저혈압, 실신, 실금)

2. 의식되는 알레르기 항원에 노출된 뒤 갑자기(수 분에서 수 시간 이내) 아래 항목 중 2가지 이상의 증상 및 징후가 나타날 때
   1) 피부-점막 조직의 증상 발형(전신 두드러기, 가려움증-홍조, 입술-혀-목젖의 부종)
   2) 호흡기 증상(호흡곤란, 천명, 기도 수축, 협착음, 최고호기유속 감소, 저산소증)
   3) 혈압감소 또는 이와 관련된 증상(저혈압, 실신, 실금)

3. 알고 있던 알레르기 항원에 노출된 후 혈압의 저하(수 분에서 수 시간 이내)
   1) 소아: 수축기 혈압이 낮거나 기저치의 30% 이상 감소할 때
   2) 성인: 수축기 혈압이 90 mmHg 이하이거나 기저 혈압에서 30% 이상 감소할 때

〈계속〉

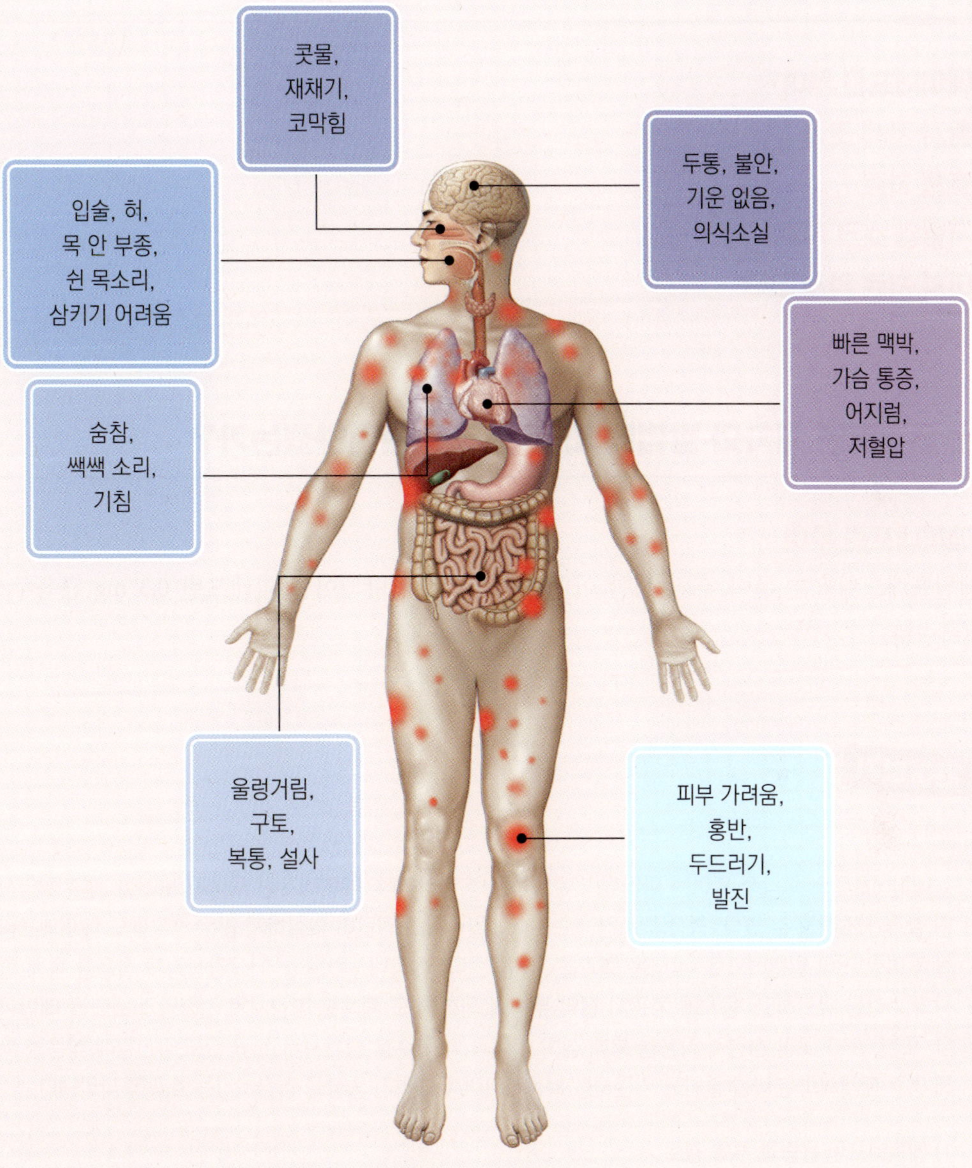

그림 1. 아나필락시스 증상

질문 4 어떤 우선순위로 문제를 해결하겠는가?

1. 에피네프린 투여
2. 환자 자세 조정
3. 호흡 치료
4. 저혈압 쇼크 치료
5. 이차 치료 약제 고려

질문 5 어떤 절차와 방법에 따라 문제를 해결하겠는가?

1. 에피네프린 투여

메틸프레드니솔론 투여 후 발생한 아나필락시스로 판단되어 에피네프린 0.3 mg 근육주사를 투여하였다.

알아보기

에피네프린

에피네프린의 즉각적 투여는 아나필락시스 치료의 핵심이다. 에피네프린 투여가 늦어질 경우 치명적인 결과가 초래될 수 있다. 증상과 소견만으로 아나필락시스 진단이 확실하지 않은 경우에도 에피네프린을 투여한 것이 일반적으로 더 나은 결과를 가져다준다. 에피네프린은 α-1 교감신경계 작용을 통해 혈관의 수축을 유도하고, 동시에 기관지 점막 부종에 의한 기도 폐쇄를 경감시켜 저혈압과 쇼크를 예방한다. 또한, β-1 교감 신경계 작용을 통해 심박 출력과 박동 수를 증가시키고, β-2 교감신경계 작용을 통해 염증 매개체의 분비를 줄이고 기관지를 확장시키며 두드러기 증상을 경감시키는 효과를 나타낸다.

1) 에피네프린 용량과 투여 경로

대퇴부의 중간 전외측에 근육주사로 투여하며, 권고 용량은 1:1,000 (1 mg/mL)

에피네프린 주사제 기준으로 성인에서는 0.3-0.5 mL (0.3-0.5 mg)이다. 소아에서는 1회 0.01 mg/kg으로 1회 최대 용량은 소아 0.3 mg, 성인 0.5 mg이다. 근육주사가 추천되며, 피하주사에 비해 작용시작이 빠르며 오래 지속되기 때문이다. 첫 투여에 대한 치료반응과 아나필락시스 중증도에 따라 추

〈계속〉

가적인 에피네프린을 투여할 수 있으며, 필요에 따라 5-15분 간격으로 시행한다. 대부분의 환자는 1-2회 투여만으로 치료 반응을 나타낸다. 투여가 지연될 경우 사망하거나 중추신경계 장애 등의 후유증이 발생할 위험이 높아진다. 이미 쇼크가 진행된 상황에서는 지속적 정맥 투여가, 이미 심정지가 발생한 상황에서는 급속 정맥 투여(bolus injection)가 효과적이다.

2) 에피네프린 부작용

일반적인 권고 용량으로 투여할 경우 창백, 떨림, 불안, 심계항진, 어지러움, 두통 등의 부작용이 발생할 수 있으나 대부분 일시적이다. 과용량 투여할 경우에는 심실 부정맥, 고혈압적 응급 상황, 폐부종 등의 심각한 부작용이 발생할 수 있다. 1:1,000 에피네프린은 근육주사에 적합한 농도이며 정맥주사 시에는 1:10,000 (1:1,000 에피네프린 제제 1 mL와 9 mL 식염수를 혼합, 급속 정주용) - 1:100,000 (1:1,000 에피네프린 제제 1 mL와 99 mL 식염수를 혼합, 지속적 정주용)으로 희석하여 사용해야 하는데, 이 용법이 지켜지지 않을 경우 심각한 부작용 발생 위험이 높다. 따라서, 에피네프린을 정맥 투여할 경우에는 용법에 각별히 주의해야 한다. 지속적 정맥 투여의 초기 용량은 1:100,000 용액기준 30-100 mL/hr (5-15 μg/min)이며, 치료 반응에 따라 증감한다.

3) 심장에 대한 에피네프린의 영향

기존 관상동맥질환이 있는 사람에서는 아나필락시스 발생에 의해 급성 관상동맥 증후군이 발생할 위험이 높다. 심혈관계질환이 있는 환자에서 아나필락시스에 대한 처치로 에피네프린을 사용할 때 주의가 필요하지만 사용 자체는 금기사항이 아니며, 오히려 에피네프린은 심근수축력을 증가시키고, 이완기 기간을 연장시켜 관상동맥 혈류량을 증가시켜 줄 수 있다. 따라서 중장년 또는 노령 연령층에서 심혈관계 부작용을 우려하여 아나필락시스 치료에 에피네프린 투여를 삼가하는 일은 없어야 하겠다.

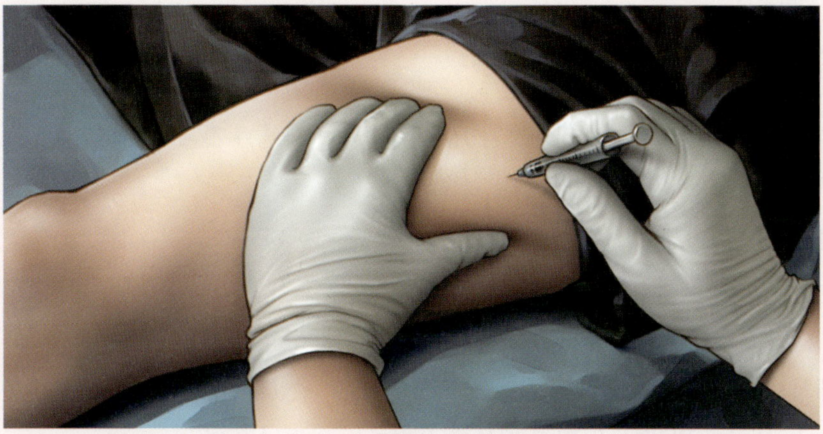

그림 2. 에피네프린 투약

2. 환자 자세 조정

환자의 다리를 올리고 누운 자세를 취하였다. 아나필락시스가 발생한 환자의 다리를 올리고 누운 상태로 자세를 조정해야 하며, 자세를 갑자기 바꾸면 쇼크를 초래할 수 있으므로 주의가 필요하다. 만약 호흡곤란과 구토 등으로 인해 누운 자세를 취하기 어렵다면, 환자가 편한 자세를 취한 상태에서 다리를 올릴 수 있도록 한다. 적절한 자세 조정은 혈액순환량을 보존시켜 주고, 대정맥허탈/심실허탈증후군(empty vena cava/empty ventricle syndrome)을 예방하는 효과가 있다. 대정맥허탈/심실허탈증후군이 발생한 환자는 에피네프린이 심장에 도달하지 못하여 전신으로 순환되지 않기 때문에 약제 투여 경로에 무관하게 치료반응이 낮고, 급사의 위험이 높다.

3. 호흡치료

호흡곤란 완화를 위해 분당 6 L 속도로 산소를 공급하였다. 호흡곤란이 동반되었거나 수 차례 에피네프린 투여받은 환자의 경우, 분당 6-8 L 속도로 산소 공급이 필요하다(안면마스크 또는 구강인두 기도유지기 사용). 기존 천식, 만성 호흡기질환, 또는 심혈관계질환이 있는 환자에서도 산소 공급이 도움된다. 가능하면 맥박산소측정기(pulse oximetry)로 산소포화도를 모니터한다.

4. 저혈압 쇼크 치료

저혈압 쇼크 치료를 위해 플라즈마 솔루션을 정맥 투여하였다. 아나필락시스 발생시 대량의 체액이 혈관 밖으로 빠져나간 상태이므로 혈관내 혈량 부족이 확인된 즉시 신속히 0.9% 식염수를 정맥 투여한다. 투여 속도는 혈압, 맥박, 소변량 등을 바탕으로 조절하고, 수액량의 과부하가 발생하지 않도록 모니터가 필요하다.

5. 이차 치료약제 투여 고려

이차 치료 약제로 H1 항히스타민제과 H2 항히스타민제를 추가 투여하였다.

1) H1 항히스타민제

가려움, 홍조, 두드러기, 혈관부종, 코 및 눈 증상을 호전시키는 효과가 있다. 하지만 후두부종이나 저혈압 쇼크 등에 대한 치료 효과가 없어 에피네프린의 대체약제는 될 수 없다. 일부 가이드라인에서는 H1 항히스타민제의 사용을 추천하지 않고 있으며, 중추신경계 부작용으로 졸림 또는 인지기능 저하가 발생할 수 있기 때문에 우려하는 의견도 있다.

2) H2 항히스타민제

H1 항히스타민제와 병용할 경우 홍조, 두통 등의 경감 효과를 기대하여 투여한다. 하지만 H2 항히스타민제의 유용성은 객관적으로 입증된 바 없다. 드물지만 H2 항히스타민제 자체도 아나필락시스를 일으킬 수 있다.

3) 스테로이드

스테로이드는 아나필락시스 반응을 완화시키고, 후기 증상을 예방하는 데 도움이 될 수 있다. 스테로이드의 아나필락시스 치료 효과 여부는 아직 객관적으로 증명되지 않았다. 일선 의료현장에서 진단이 불확실한 경우 H1 항히스타민제나 스테로이드를 먼저 투여하는데, 저혈압이 없거나 증상과 소견이 진단에 확실하지 않은 경우에도 에피네프린을 조기에 투여하는 것이 일반적으로 더 나은 결과를 가져다준다. 스테로이드는 효과가 나타나기까지 수십 분 이상 걸리므로, 아나필락시스의 급성기 치료에서 역할이 크지 않다.

4) 베타(β) 2 작용제

급성 천식악화 치료 적응증에서 이론적 근거가 기원한 것으로, 아나필락시스에서 동반되는 천명, 기침, 호흡곤란 등을 호전시키는 효과가 있을 수 있다. 그러나 알파(α) 1 항진 효과가 거의 없고 후두부종이나 상기도 폐쇄, 저혈압 쇼크 등에 대한 치료 효과가 없어 에피네프린 대체 약제는 될 수 없다.

질문 6 대상자에게 필요한 F/U 계획은 무엇인가?

알레르기 내과 협진

치료를 위해 계획한 고용량 스테로이드 요법 시 발생한 아나필락시스로, 치료를 위한 다른 스테로이드 약제 상의 및 향후 아나필락시스 치료를 위한 협의 진료가 필요하다.

사례

환자에게 약제에 의한 알레르기 반응 가능성이 높음과 급성기 반응이 회복 후에도 후기 반응이 발생하거나 원인물질, 자극에 다시 노출되어 재발할 수 있음을 설명하였다. 또한, 정확한 원인에 대한 검사 전에는 주사용 스테로이드 치료는 피하도록 해야 함을 교육하였다.

환자는 경구 스테로이드로 치료 후 아나필락시스에서 회복하여 안전하게 퇴원하였고, 알레르기 내과 진료를 통해 추적 관찰 예정이다.

전문간호사의 역할

메틸프레드니솔론 투약 후 발생한 아나필락시스 상황에서 근거에 기반하여 빠르게 전신 알레르기 반응 상황을 판단하고 응급 상황을 해결하는 실무전문가로서의 역할을 수행하였다. 아나필락시스 쇼크는 회복과 악화를 반복하는 경우가 있어 주의 깊게 관찰하기 위해 모니터링하는 것이 중요하며, 특히 24시간 이내 재발현될 수 있어 이를 환자와 의료진에게 교육하였다. 후두 부종이 해결되지 않거나 충분한 수액 공급에도 혈압이 회복되지 않는 경우 중환자실 치료가 필요함을 알고 준비하는 조정자의 역할을 수행하였다.

요약

환자는 6번 뇌신경 마비로 의심되어 입원하여 1차 치료로 고용량 스테로이드요법을 위해 메틸프레드니솔론 500 mg 정맥 투여 시작 후 온 몸이 터질 것 같은 느낌, 가슴 답답함, 호흡곤란, 입술이 붓고 손발이 가려움, 전신이 붉어지는 증상을 보였다. 그러나 발생 직후 빠른 초기 처치로 모두 호전되었다. 증상은 의심 약물 투여 직후 발생하였으며, 약물 투여를 중단하고 에피네프린 근육주사 후 증상 호전을 보였다. 시간적 선후관계에 합당하고 발생 당시 트립타제와 IgE가 상승된 결과가 측정되어 메틸프레드니솔론에 의한 아나필락시스로 판단되었다.

환자에게 나타난 증상이 아나필락시스의 증상임을 알고 있어야 하고, 이를 위한 적절한 처치를 시행할 수 있어야 한다. 또한 급성기 반응 호전 후에도 24시간 이내에 후기 반응이 발생하거나 원인 물질, 약물에 노출되어 재발할 수 있어 환자에게도 주의할 내용에 대해 교육하였다.

메틸프레드니솔론에 의한 아나필락시스는 흔하게 알려진 약물이상반응 사례가 아니었으므로 원내에 약물이상반응 보고를 시행하였다. 그리고 약물 유해 반응관리센터를 통해 해당 사례에 대한 논의가 이루어졌고 약물이상반응 사례 보고를 발행하여 원내 전체 의료진과 공유할 수 있도록 하였다.

사례로부터 배울 점

- 메틸프레드니솔론에 의한 아나필락시스는 문헌에 따라 다르지만 0.1%의 확률로 매우 발생율이 적은 약제로 알려져 있어 소홀하기 쉽다. 발생 상황에서 근거에 기반한 임상적 판단과 적절한 대처가 이루어짐으로써 치명적인 사고 발생을 예방할 수 있다.
- 아나필락시스는 언제든지 발생할 수 있는 문제로 환자가 심각한 위험에 빠질 수 있다. 초기처치를 빠른 시간 내에 적절히 한다면 대부분 잘 회복할 수 있으므로 초기 대처가 매우 중요하다.
- 드물지만 어떠한 약제에서도 아나필락시스가 발생할 수 있으므로 아나필락시스의 증상 및 징후, 치료의 우선 순위에 근거한 접근과 중재가 중요하다.

참고문헌

- 김희규. 성인 아나필락시스의 흔한 원인과 관리. 대한 내과학회 춘계학술대회. 2019;2019:69-72.
- 남영희, 이수걸. 아나필락시스의 관리. 대한내과학회지. 2015;89(4):413-7.
- Anaphylaxis (booklet for patients). The Korean Academy of Asthma, Allergy and Clinical Immunology. 2011. Available from: HYPERLINK "http://www.allergy.or.kr"www.allergy.or.kr
- Jang GC, Chang YS, Choi SH, et al. Overview of anaphylaxis in Korea: diagnosis and management. Allergy Asthma Respir Dis. 2013 Sep;1(3):181-96.

소아

17

소아 거식증

학습 목표

환자의 주 호소를 토대로 적절한 병력 청취와 신체검진, 감별진단을 위한 검사를 알고, 대상자의 특성에 맞춘 간호계획을 세울 수 있다. 구체적인 목표는 다음과 같다.

❶ 구토와 구강섭취 불가능한 환자와 가족으로부터 정보를 얻고 해석할 수 있다.
❷ 의뢰된 환자의 신체검진을 적절하게 수행할 수 있다.
❸ 소아 거식증을 감별진단하기 위한 검사를 선택하고 결과를 해석할 수 있다.
❹ 소아 거식증에 필요한 간호중재를 수행하고 예방법을 포함한 간호계획을 세울 수 있다.

사례

초등학교 2학년 9세 여아는 구강섭취를 전혀 못해 소아병동 입원하여 케모포트 삽입 후 가정간호로 의뢰된 상태이다. 첫 방문 시 여아의 상태는 키 135 cm, 체중 25 kg이며 건조한 피부, 매우 말랐으며 비틀거리며 소파까지 걸어 나올 수 있는 정도이나, 이동 시 어지러움을 호소하며 평소 자주 누워 있다고 한다. 현재 학교는 쉬고 있으며 짜증과 기분 변화가 잦다. 전신허약과 근 소실이 있어 운동과 활동을 힘들어 하고 구토가 심해 구강섭취가 어려워 물만 조금씩 넘기고 있는 상태이다. 활력징후 혈압 80/60 mmHg, 맥박 58회/분, 호흡 16회/분, 체온 36.8℃로 측정되었다.

가정간호로 의뢰된 내용은 다음과 같다.
카비벤 주 수액 1,200 mL 정맥주사 투여: 주 3회(월, 수, 금)

질문 1 대상자에게 있어 가장 중요한 문제는 무엇인가?

심한 구토로 인한 구강섭취 곤란

9세 여아의 평균보다 큰 키(135 cm)에 비해 저체중(25 kg)이며, 연하장애는 없으나 심한 구토로 인해 식사를 거부하고 있다. 어지러움을 호소하며 근 소실과 전신허약으로 거동을 힘들어 한다.

질문 2 대상자의 문제를 해결하기 위해 어떤 정보가 필요한가?

1. 신체사정 정보

체중, 키 확인, 활력징후 측정(혈압 80/60 mmHg, 맥박 58회/분, 호흡 16회/분, 체온 36.8℃) 저혈압과 서맥, 검사결과로 영양상태 확인, 탈수 확인, 시진을 통한 피로, 건조한 피부촉진, 복통과 팽만감, 변비, 학교를 휴학 중으로 친구들과 교류가 없음, 짜증과 기분 변화 등 신체사정 정보를 확인한다.

심리 평가 검사, 골절과 뼈 상태를 확인하기 위한 X-ray와 골밀도 검사가 필요하다. 또한 폐와 심장 상태를 확인하는 X-ray 검사와 심장이상을 찾기 위한 심전도 검사를 확인한다.

2. 가족 구조와 관계 사정

가정간호 첫 방문 시 가족 면담을 실시하여 가족의 관계와 문제를 사정한다. 여아의 가족은 부모와 남동생으로 구성되어 있다. 면담 시 치료적 질문, 강점, 칭찬하기를 제시한다.

알아보기

섭식장애의 신체검사 및 심리검사

[신체 검사]

신장과 체중 측정, 심박수, 혈압과 체온, 피부와 손톱, 심장과 폐 청진, 복부검사

- 전반적인 건강평가를 위한 일반 혈액 검사
- 탈수 및 혈액의 산염기균형 확인을 위한 전해질 검사(electrolyte blood panel)
- 간 건강과 영양결핍 여부를 확인하기 위한 알부민 혈액 검사(albumin blood test)
- 심장건강을 확인하기 위한 심전도
- 다양한 상태를 확인하기 위한 소변검사(urinalysis)
- 약한 뼈(골다공증)를 확인하기 위한 골밀도 검사(bone density test)
- 신장기능검사(kidney function tests)
- 간기능검사(liver function tests)
- 갑상선기능검사
- 비타민 D 수준 검사
- 월경문제증거 확인을 위한(다른 원인 배제 위해)호르몬 검사

〈계속〉

[심리평가]

표 1. 심리적 자가평가지(섭식장애 자가테스트 데이비드 가너와 폴 가핑켈(1979) 한국 버전 표준화 검사)

번호	내용	전혀 그렇지 않다(0)	자주 그렇다(1점)	거의 그렇다(2점)	항상 그렇다(3점)
1	살찌는 것이 두렵다				
2	배가 고파도 식사를 하지 않는다.				
3	나는 음식에 집착하고 있다				
4	억제할 수 없이 폭식을 한 적이 있다.				
5	음식을 작은 조각으로 나누어 먹는다.				
6	음식의 영양분과 열량을 알고 먹는다.				
7	빵, 감자 등 탄수화물이 많은 음식은 특히 피한다.				
8	내가 음식을 많이 먹으면 다른 사람들이 좋아하는 것 같다.				
9	먹고 난 다음에 토한다.				
10	먹고 난 다음 심한 죄책감을 느낀다.				
11	좀 더 날씬해져야겠다는 생각을 떨쳐버릴 수 없다.				
12	운동을 할 때 운동으로 없어질 열량을 계산하거나 생각한다.				
13	남들은 내가 너무 말랐다고 생각한다.				
14	내가 너무 살쪘다는 생각을 떨쳐버릴 수 없다.				
15	식사시간이 다른 사람보다 길다.				
16	설탕이 든 음식은 피한다.				
17	체중 조절을 위해 다이어트용 음식을 먹는다.				
18	음식이 나의 인생을 지배한다는 생각이 든다				
19	음식에 대한 조절능력을 과시한다.				
20	사람들이 나에게 음식을 먹도록 강요하는 것처럼 느껴진다.				
21	음식에 대해 많은 시간과 힘을 쏟는다.				
22	단 음식을 먹고 나면 마음이 편치 않다.				
23	체중을 줄이기 위해 운동이나 다른 것들을 한다.				
24	위가 비어 있다는 느낌이 든다.				
25	새로운 기름진 음식을 먹는 것을 즐긴다.				
26	식사 후 토하고 싶은 충동을 느낀다.				
합계					

점수를 합산해서 여성은 18점 이상, 남성은 15점 이상이면 이상식사 경향이 있고, 여성 22점, 남성 19점 이상이면 섭식장애일 가능성이 있다.

사례

9세 여아의 퇴원 시 시행한 혈액검사(표 2)와 흉부 X-ray(그림 1)는 아래와 같았다. EKG 검사는 정상적인 리듬이었고, 심리 검사와 골밀도 검사는 시행되지 않았다.

표 2. 검사결과

검사명	결과
Na	128 mEq/L
K	3.2 mEq/L
Cl	90 mEq/L
Mg	1.5 mEq/L
Hemoglobin	10 g/dL
Hematocrit	35%
Platelet	331 x10^3 /μL
Bilirubin, total	0.3 mg/dL
AST	23 U/L
ALT	8 U/L
BUN	18.0 mg/dL
Creatinine	0.7 mg/dL
Estimated GFR	126 mL/min/1.73 m^2

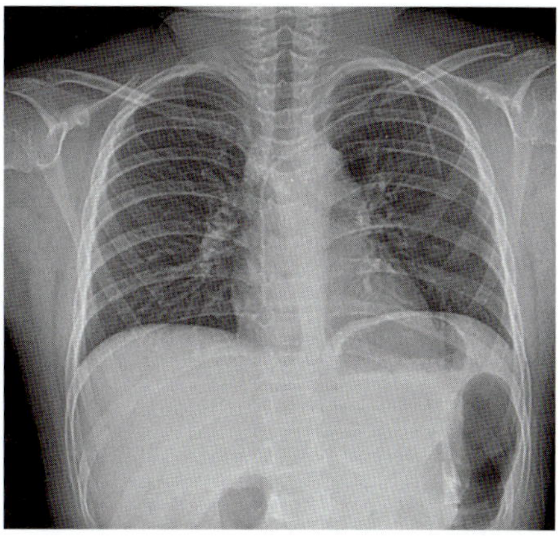

그림 1. 흉부 X-ray

질문 3 대상자의 예상되는 진단명은 무엇인가?

거식증, 신경성 식욕부진증(anorexia nervosa)

거식증은 섭식장애의 하나로 신경성 식욕부진증(anorexia nervosa)이라고도 불린다.

아이돌의 외모에 기준을 맞춰서 식사를 제한하고 뚱뚱해지는 것을 두려워하였다. 실제 여아는 저체중 상태이며 구토가 심해 음식을 섭취하기 어렵다.

알아보기

거식증 신체적 증상 및 징후

- 몇 주 또는 몇 달에 걸쳐 상당한 체중 감소
- 키, 나이, 성별 및 신체 건강에 따라 적절한 체중을 유지 안됨
- 어린이와 성장기 청소년의 성장 곡선 또는 체질량 지수(BMI)의 설명할 수 없는 변화
- 현기증 및 또는 실신
- 피곤
- 느린 심장 박동(서맥) 또는 불규칙한 심장 박동(부정맥)
- 저혈압
- 집중력감소
- 추위에 약함
- 무월경 또는 불규칙한 생리 기간
- 호흡 곤란
- 팽만감 또는 복통
- 근육 약화 및 근육량 감소
- 건조한 피부, 부서지기 쉬운 손톱, 가늘어지는 모발
- 잦은 상처 발생과 치유, 빈번한 질병
- 손과 발이 푸르스름하거나 자주색

감별진단

정신 장애 진단 및 통계 매뉴얼(diagnostic and statistical manual of mental disorders-5, DSM-5)을 참고하여 다른 신경정신과 질환과의 감별을 시행해야 한다.

급식 및 섭식 장애(feeding and eating disorders)

1. 이식증(pica)
2. 되새김장애(rumination disorder)
3. 회피적/제한적 음식섭취장애(avoidant/restrictive food intake disorder)
4. 신경성 식욕부진증(anorexia nervosa)
5. 신경성 폭식장애(bulimia nervosa)
6. 폭식장애(binge-eating disorder)
7. 달리 명시된 급식 또는 섭식 장애(other specified feeding or eating disorder)
8. 명시되지 않는 급식 또는 섭식 장애(unspecified feeding or eating disorder)

미국 정신과 학회에서 발행한 정신 장애 진단 및 통계 매뉴얼(DSM-5)에 나열된 거식증(신경성 식욕부진) 기준

- 체중 감소로 이어지는 칼로리 소비 제한 또는 체중 증가 실패로 인해 그 사람의 나이, 성별, 키 및 성장 단계에 따라 체중 감소
- 체중이 증가하거나 뚱뚱해지는 것에 대한 강렬한 두려움
- 자신과 자신의 상태에 대한 왜곡된 견해(외모가 자신의 가치에 강한 영향을 미친다고 믿고 현재 저체중 또는 음식 제한의 의학적 심각성을 부인)

질문 4 어떤 우선순위로 문제를 해결하겠는가?

1. 가정 완전비경구영양(Home TPN)
2. 가족 및 개별 상담
3. 영양 상담
4. 약물 치료

질문 5 어떤 절차와 방법에 따라 문제를 해결하겠는가?

1. 가정 완전비경구영양요법(Home TPN)

주 3회 가정전문간호사가 방문하여 환자의 영양요구 상태를 확인하고 용량과 주입 속도에 대해 처방된 기준에 따라 카비벤 페리페럴 주 수액을 케모포트를 통해 정맥영양 실시하였다. 소아 환자의 용량은 성인환자보다 가변성이 크므로 세심한 주의와 정기적인 조절하에 투여해야 하며, 투여 속도는 시간당 3.0 mL/kg을 초과해서는 안되며 권장 투여 기간은 12-24시간이다. 1일 최대 용량을 환자의 임상적 상태에 따라 달라지며 날마다 바뀔 수 있다.

2. 가족 및 개별 상담

개별 상담은 인지행동치료로 접근할 수 있으며, 체중 증가를 지원하기 위한 식습관 행동을 정상화하기 위해 제한적 식사의 원인이 되는 왜곡된 신념과 생각을 바꾸도록 돕는다.

3. 영양 상담

사례에서 거식 행동 및 기타 문제가 있는 식습관을 파악하였고, 낮은 자존감 및 왜곡된 사고 패턴과 같은 심리적 문제를 주 3회 방문 시 상담하였다. 또한, 장기적인 행동 변화를 위해 어머니와 논의하고 작은 일부터 시작하여 성취감을 갖도록 노력하였다. 여아에게 건강한 식습관과 음식과 신체 이미지에 대한 현실적인 태도를 가르치고 장려하였다. 식이 기록(음식에 대한 태도, 식이 제한)을 시행하도록 보호자 교육을 실시하였다.

4. 약물 치료

거식증과 관련된 불안과 우울증을 관리하는 데 도움이 되는 약물을 처방할 수 있다. 항정신병 약물인 올란자핀(olanzapine)은 체중 증가에 도움이 되고 생리 조절에 도움이 되는 약물로 처방된다. 선택적 세로토닌 재흡수 억제제(selective serotonin reuptake inhibitor, SSRIs)에 속하는 플루옥세틴(fluoxetine)은 체중 증가 후 강박 행동을 줄이는 데 효과가 있다.

질문 6 대상자에게 필요한 F/U 계획은 무엇인가?

1. 의료 및 정신 건강 상태에 따라 외래 진료와 상담

2주마다 외래 진료와 정기적인 심리 상담을 통해 건강 상태를 평가하고 관리하도록 하였다. 영양 실조 및 심장 장애, 심각한 우울증 및 자살 생각이나 행동과 같은 기타 심각한 정신적 또는 신체적 건강 합병증을 초래한 심각한 체중 감소를 치료하기 위해 입원치료가 필요할 수 있다.

2. 환자 및 가족의 심리 상담

18세 미만인 경우, 가족치료를 위해 가족의 심리 상담 검사를 권장한다. 가족 구성원은 환자 지원 내용을 공유하고, 환자를 가족의 대화에 참여시키기 위해 노력한다. 환자 자신이 얼마나 훌륭하고 감사한 존재인지 인지시켜 주며, 잘 경청하고 조언이나 비판은 피하며 의사나 간호사에게 정서적인 어려움을 표현하도록 하고 정기적인 건강 검진을 받도록 권유한다.

알아보기

섭식 장애 자녀와의 대화법

- 자녀가 위축되거나 예민해지거나 변덕스러워지면 대화하기 어렵지만 그들의 회복을 위해서 자녀의 상태에 대해 이야기하는 것이 필요하므로 노력한다.
- 실제로 두렵거나 불안감을 느끼더라도 화가 난 것처럼 보일 수 있다.
- 인내심을 갖고 그들이 말하려는 내용에 귀를 기울인다.
- 침착함을 유지하고 말할 내용을 준비한다. 비난하지 말고 판단하지 말고 자녀가 어떻게 느끼는지 집중한다.
- 좋은 말을 하려고 해도 외모 얘기는 피한다.
- '너'로 시작하는 문장보다는 '나'로 시작하는 문장을 사용한다.
- 식단이나 체중 문제에 대해 논의하지 않는다.
- 자녀들이 마음을 열지 않더라도 상처받지 않는다.
- 당신과의 관계가 아닌 질병의 일부로서 자녀의 상태를 이해하고 그들이 비밀스럽게 굴더라도 화내지 않는다.

사례

가정전문간호사가 월, 수, 금, 3회/주 방문하였다. 4주 후 TPN을 중단하였고 구강섭취가 가능해져 기호 식품 등을 조금씩 먹기 시작하였다. 1달 후 외래 진료 시 단기 입원하여 케모포트를 제거하였다. 여아는 많이 밝아졌고, 엄마와 함께 집 밖으로 나가 꽃 구경을 하였다. 체중도 3 kg 증가하였고 일상생활에 적응하며 가족여행도 가능해졌다.

전문간호사의 역할

가정전문간호사는 심한 구토로 영양 불량이 의심되는 환아에게 가정에서 TPN을 공급함으로써 입원 기간의 단축시키고, 일상 생활에 적응하도록 도왔다. 가정에서 이루어지는 정맥 영양 및 수액 관리는 가정전문간호사의 전문간호 실무자로서의 역할에 해당되며, 교육자의 역할로 TPN 투여 자가관리에 대한 환자와 보호자 교육을 시행하였다. 통합적 사고를 통해 의뢰된 처방 내용뿐만 아니라 가족간호를 통해 어머니의 역할과 딸의 강점을 지지하여 기호 식품과 체질 개선 등을 고려한 영양교육을 통해 대상자의 구강섭취가 가능하도록 상담자, 옹호자의 역할을 수행하였다. 또한 소아청소년의학과와 정신건강의학과 외래 진료 상담을 함께 진행하도록 조정자의 역할을 수행하였다. 지역사회에서 가정전문간호사는 신체적 간호 수행으로 환자의 건강상태를 유지한다. 또한 가족 간호로 환자의 정신적 안정을 돕고 환자 스스로의 역량을 강화시키며, 자가간호의 교육과 상담이 함께 이루어지는 통합적 간호를 제공한다.

요약

9세 여아는 구토가 심해 구강섭취가 어려워 완전비경구영양(TPN)요법을 위해 케모포트가 삽입된 상태로 가정간호로 의뢰되었다. 처음 방문 시에도 구강섭취가 불가능하였고, 전신허약으로 잘 서있지도 못하는 상태였으나 1달간의 주 3회 가정방문 기간 동안 체중 안정화를 위한 완전비경구영양(TPN)요법을 실시하였다. 매 방문 시 어머니와의 상담, 식이와 운동 기록을 체크했으며 진료와 상담의뢰를 병행하여 자녀와의 대화법 등 가족 간호를 하였다. 경과 이후 케모포트 제거와 일상 식이 요법을 성공했으며 체중은 3 kg 늘었고 간식도 잘 먹었다.

사례로부터 배울 점

- 가정에서의 영양 수액 관리는 의료전문가가 아닌 환자와 가족이 수행하기 때문에 대상자들의 개별화된 요구에 맞는 적절한 간호 술기와 교육이 매우 중요하다.
- 환아 증상에 따른 의학적 치료와 거식증에 관련된 심리적인 지지 요법이 매우 중요하다.
- 학령기 가족일 경우 가족의 영향을 받게 되고 이는 개인의 건강상태에 다시 영향을 미친다. 가정간호에 의뢰된 환아의 건강 문제를 해결하기 위해서는 가족을 간호제공 단위로 포함한 가족 간호중재가 중요하다.

참고문헌

- 김금순. 근거기반 중환자간호. 수문사; 2015.
- 김숙희, 김순녀, 김영희, 외. 가정방문간호사를 위한 실무 지침서. 군자출판사; 2022.
- 김옥숙, 서영승, 강영숙 외. 간호에서의 비판적 사고 사례. 수문사; 2019.
- 김희정, 김순녀, 민자경. 가정간호총론. 군자출판사; 2023.
- 병원간호사회. 근거기반 임상실무지침-중심정맥 주입요법. 2022.
- 안양희. 가족 간호학. 현문사; 2017.
- NHS [Internet]. Advice for parents – Eating disorders [cited 2024 Jan 23]. Available from: https://www.nhs.uk/mental-health/feelings-symptoms-behaviours/behaviours/eating-disorders/advice-for-parents/
- Mayoclinic [Internet]. Anorexia nervosa [cited 2018 Feb 20]. Available from: https://www.mayoclinic.org/diseases-conditions/anorexia-nervosa/symptoms-causes/syc-20353591
- Cleveland clinic [Internet]. ANOREXIA NERVOSA [cited 2021 Nov 17]. Available from: https://my.clevelandclinic.org/health/diseases/9794-anorexia-nervosa

18

소아 급성 폐쇄성 후두염

학습 목표

환자의 주 호소를 토대로 적절한 병력 청취와 감별진단을 위한 검사를 알고, 대상자의 특성에 맞춘 간호 계획을 세울 수 있다. 구체적인 목표는 다음과 같다.

❶ 환자의 증상을 토대로 관련 정보를 얻고 해석할 수 있다.
❷ 근거에 기반하여 급성 폐쇄성 후두염의 증상에 따른 분류를 시행하며 증상과 징후를 구별할 수 있다.
❸ 기관삽관(intubation)과 같은 응급상황에 적절하게 역할을 수행할 수 있다.
❹ 급성 폐쇄성 후두염의 간호 중재와 소아 환아의 보호자 교육을 포함한 간호 계획을 세울 수 있다.

사례

6개월 여아는 임신주수(gestational age, GA) 36주, 체중 2,210 mg, 제왕절개(cesarean section, C-sec)로 출생했으며, 새벽부터 발열과 호흡곤란으로 근처병원을 방문하였다. 당시 신체사정에서 심각한 천명음(stridor), 흉부 함몰(chest retraction)이 관찰되었으며, 산소포화도 94%로 네블라이저(nebulizer)와 산소 10 L/분 적용한 상태로 본원 응급실로 전원되었다. 응급실 내원 당시에도 거친 호흡음과 천명음이 들리고 흉부 함몰이 관찰되었으며, 호흡곤란이 심해 입을 벌리고 있는 모습이었다.

질문 1 대상자에게 있어 가장 중요한 문제는 무엇인가?

거친 호흡음, 천명음 및 흉부 함몰

내원 전 지역병원에서 흡입 치료 및 산소 공급에도 호전되지 않은 숨찬 증상, 흉부 함몰이 관찰되었고 내원 당시 산소포화도 97%, 맥박 176회/분, 숨찬 증상과 흉부 함몰이 심한 상태로 즉각적인 대처가 요구되는 증상이다.

질문 2 대상자의 문제를 해결하기 위해 어떤 정보가 필요한가?

폐음 사정 결과, 흉부 X-ray 사진

환아가 호소하는 증상을 중심으로 신체사정을 수행하고, 내원 시 촬영한 흉부 X-ray 결과를 통해 대상자의 문제를 파악할 수 있다(그림 1, 2).

1) 폐음 청취

환아는 호흡 시, 흉부 함몰을 동반한 천명음이 관찰되었다.

2) 흉부 X-ray 사진

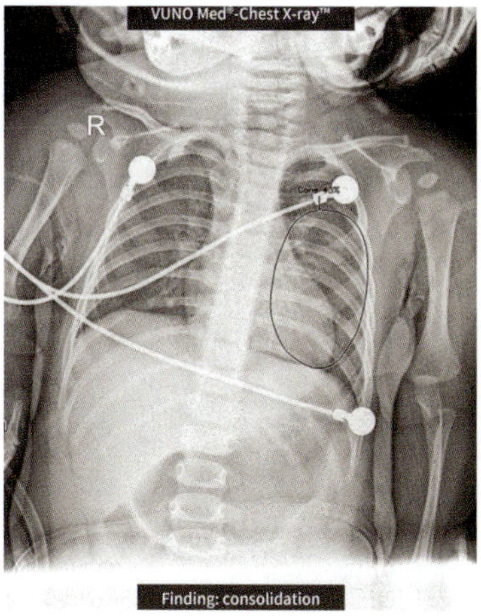

그림 1. 내원 시 흉부 X-ray

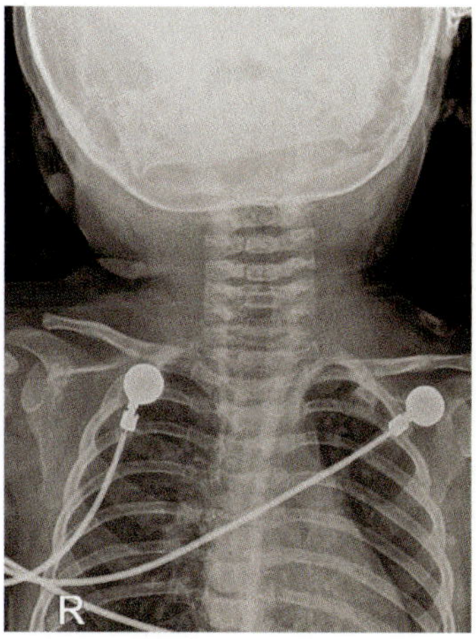

그림 2. 내원 시 목 X-ray

환아는 내원 후 비정상적이거나 다른 상기도 폐색(upper airway obstruction)과 감별하기 위해 응급 검사로 흉부 X-ray와 목 X-ray 사진을 촬영하였다. X-ray 사진을 통해 정상적인 흉부 사진과 비교하여 폐와 후두부의 이상 유무를 확인하고, 호소하는 증상과 영상 사진을 근거로 임상적 판단을 수행한다.

알아보기

후두경 검사

흉부와 목 X-ray에서 성문이 좁아지는 모습(steeple sign)이 급성 폐쇄성 후두염의 진단에 도움이 될 수 있으나, 정상 환아에서도 보이는 경우가 있다(그림 3, 4).

천명음은 상부 기도 폐쇄가 발생할 경우, 흡기 시 대개 목 주위에서 들리게 된다. 상부 기도는 흉강 밖에 있으므로 흡기 시 상부 기도 안의 압력이 대기압보다 낮다. 상부 기도 폐쇄 시, 상부 기도가 더 좁아지면서 흡기 시 천명음이 들리게 된다.

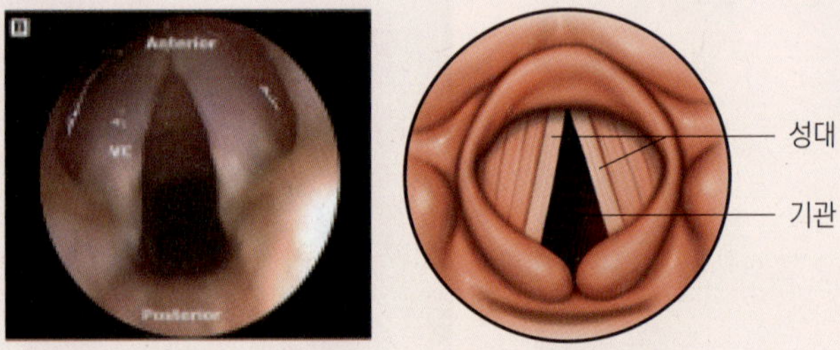

그림 3. 후두경 검사: 정상적인 환아의 기도

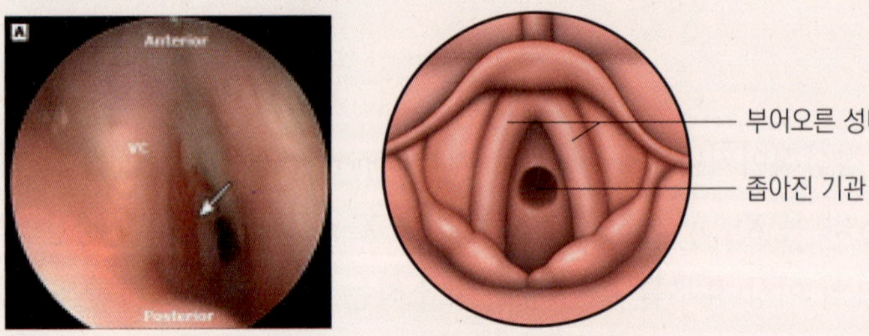

그림 4. 후두경 검사: 급성 폐쇄성 후두염의 기도

질문 3 대상자의 예상되는 진단명은 무엇인가?

급성 폐쇄성 후두염

상부 기도 감염에 의한 호흡기 질환이다. 감염으로 인해 후두가 부어올라 정상적인 호흡이 곤란해진다. 후두와 후두개하의 염증으로 인해 들숨 시 천명음, 컹컹거리는 기침(barking cough), 쉰 목소리(hoarseness)가 특징적이며, 후두 부종 또는 폐쇄로 인한 호흡곤란이 발생할 수 있다.

알아보기

급성 폐쇄성 후두염

급성 폐쇄성 후두염은 밤에 심해지는 경향이 있다. 흔한 원인은 바이러스 감염이며, 그 중 파라인플루엔자 바이러스(parainfluenza virus)가 가장 많이 차지한다. 세균의 2차 감염으로도 발생할 수 있다.

급성 폐쇄성 후두염은 임상적 증상을 근거로 진단하고, 대개 6개월에서 6세 사이 어린이의 15%가 감염되며 청소년과 성인에서는 드물게 관찰된다.

사례

내원 당시 산소포화도 97%, 맥박 176회/분로 덱사메타손(dexamethasone) 4 mg 정맥주사와 에피네프린(epinephrine) 1 mg 흡입 치료를 시행하였다.

덱사메타손 정맥 투여 및 에피네프린 흡입 치료를 시행하였으나 흉부 함몰이 여전하며 점점 폐 환기 부족이 심해지는 상태였다. 정맥혈가스검사(vein blood gas analysis, VBGA) 상 pH 7.310, pCO_2 45.0 mmHg, pO_2 42.8 mmHg 상태였고, 후두개염이 심각하며, 폐 호흡음이 거의 들리지 않는 상태였다.

질문 4 어떤 우선순위로 문제를 해결하겠는가?

1. 스테로이드 정맥주사 및 흡입 치료
2. 산소 공급 및 기도 개방
3. 보호자 교육

질문 5 어떤 절차와 방법에 따라 문제를 해결하겠는가?

1. 스테로이드 정맥주사 및 흡입 치료

웨슬리 크룹 심각도 점수(westley croup severity score)를 기준으로 중등도 이상의 심각도가 있는 상태일 경우, 스테로이드 정맥주사와 에피네프린 흡입 치료를 시행한다. 경증 상태인 환자일 경우, 에피네프린 흡입 치료는 필요하지 않다.

이 환아의 경우 12점으로 심각한 상태여서 스테로이드 정맥주사와 에피네프린 흡입 치료를 시행하였다.

알아보기

급성 폐쇄성 후두염 치료

스테로이드: 모든 급성 폐쇄성 후두염 환자에게 사용 가능하며, 한 번의 스테로이드 구강 투여로도 증상 완화와 증상 지속시간 감소에 대한 효과가 크다. 효과는 4-6시간 뒤 발현되며, 구토하는 환아의 경우에는 부데소니드(budesonide) 흡입 치료 혹은 근육주사로 대체한다.

에피네프린(epinephrine): 혈관 수축 효과(vasoconstrictive α-effect)로 기도 부종을 감소시킨다. 효과는 10분 이내이며, 사용 후 3-4시간 뒤 급성 폐쇄성 후두염 점수가 증가할 수 있어 최소 3시간 정도 관찰이 필요하다.

알아보기

웨슬리 크룹 심각도 점수(westley croup severity score)

급성 폐쇄성 후두염 치료의 1차적 목표는 기도 폐쇄(airway obstruction)를 감소시키는 것이며, 점수 평가(scoring system)를 이용하여 임상적 평가가 가능하나, 임상에서는 참고로 사용한다. 임상에서 가장 흔히 사용하는 점수 평가는 웨슬리 크룹 심각도 점수로 6세 미만의 소아에서 호흡곤란 증상을 기준으로 평가하는 도구이다(표 1).

〈계속〉

표 1. 웨슬리 크룹 점수

임상양상	내용	점수
의식수준	정상(수면 포함)	0
	지남력, 의식 없음	5
청색증	없음	0
	흥분, 격앙을 동반	4
	휴식 중	5
천명음	없음	0
	흥분한 상태	1
	휴식 중	2
기도	정상	0
	감소	1
	현저하게 감소	2
흉부 함몰	없음	0
	약간	1
	중간	2
	심각	3

급성 폐쇄성 후두염은 경미, 중등도, 심각으로 나눌 수 있다(표 2).

표 2. 웨슬리 크룹 심각도 점수

점수	심각도	설명
0-2	경미	가끔식 나타나는 컹컹거리는 기침, 휴식 시 나타나지 않는 천명음, 경하거나 나타나지 않은 흉부 함몰
3-7	중등도	빈번한 컹컹거리는 기침, 휴식 시에도 나타나는 천명음, 경하거나 보통의 흉부 함몰
8-11	심각	빈번한 컹컹거리는 기침, 휴식 시에도 나타나는 천명음, 두드러진 흉부 함몰, 현저한 괴로움
12-17	긴박한 호흡부전	의식저하, 휴식 시에도 나타나는 천명음, 심각한 흉부 함몰, 빈약한 기도, 청색증, 또는 창백함

2. 산소 공급 및 기도 개방성 유지

고농도의 산소 공급과 필요시 기관삽관을 준비한다. 기도 개방이 현저히 감소해 기관삽관이 어려울 경우 윤상갑상절개술을 고려할 수 있다. 중증 급성 폐쇄성 후두염에서 기관삽관을 할 때는 일반적으로 시행하는 기관삽관보다 0.5-1 mm의 작은 직경의 기관내관(endotracheal tube, ETT)으로 삽입한다.

사례

바늘윤상갑상절개술(needle cricothyroidotomy) 또는 기관절개술(tracheostomy) 가능성이 있어 이비인후과 및 마취과 협진하에 기관삽관을 커프(cuffed) ETT 3.5 사이즈(french, Fr.)로 시도한 후 다시 3.0 Fr.로 시도하고, 다시 2.5 Fr.로 시도하였으나, 후두 부종이 심하여 기관삽관이 어려운 상태였다. 언커프(uncuffed) ETT 2.5 Fr.를 사용하여 기관삽관을 시행하였고, 인공호흡기상 1회 환기 호흡량(tidal volume, TV)에서 누출이 전혀 없이 후두 부종이 심한 상태였다. 보호자에게 환아의 기도 유지가 어려울 경우, 저산소성 뇌 손상 및 사망 가능성이 있음을 설명하였다.

알아보기

소아의 기관삽관

소아 기관삽관(intubation) 시 평균 기관내관(ETT) 직경(mm)

- uncuffed ETT 직경: (나이/4)+4
- cuffed ETT 직경: (나이/4)+3.5
- 1세 이상 소아 ETT 깊이(cm): (나이/2)+13
- 1세 이하 소아 ETT 깊이(cm): (몸무게/2)+8

소아의 경우 고개를 과도 신전 시, 오히려 성대가 잘 보이지 않는 경우가 발생하므로 주의한다.

소아는 성인과 비교하여 혀가 크고 구강 내 빈 공간이 적으며, 성문이 성인은 C4-5 사이에 위치하고 소아는 C3-4 사이에 위치하므로 후두개곡(vallecula epiglottica)으로 곡선 날(curved blade) 모양의 후두경(laryngoscope)을 삽입하면 후두개가 성대 위로 밀려나 관찰이 어려워 2세 이하 영유아에서는 직선 날(straight blade) 모양의 후두경을 선호한다. 또한, 소아 기도삽관 시, 기도를 열기 위해 고개를 젖히고 턱을 들어주는 자세(sniffing position)를 유지하도록 하며 외이도와 어깨가 일직선이 되게 유지하는 것이 효과적이다(그림 5,6).

〈계속〉

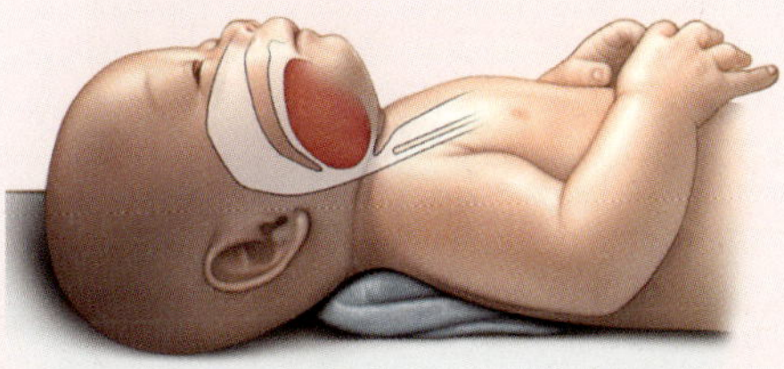

그림 5. 소아의 기관삽관 자세

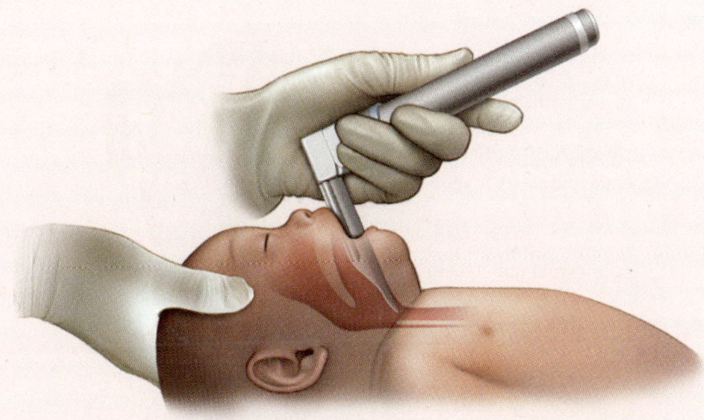

그림 6. 직선 날 모양의 후두경을 이용한 소아의 기관삽관

알아보기

윤상갑상절개술

적응증

- 성문하 협착
- 구강이나 비강을 통한 기관삽관이 불가능한 경우
  (예. 안면골절, 후두부종)

금기

- 윤상갑상막의 식별이 어려울 경우
- 절개 부위의 화상이나 감염이 발생한 경우
- 후두 골절 또는 기관 절단이 발생한 경우
- 8-10세 이하 금기

※ 바늘윤상갑상절개술

해부학적으로 시행하기 쉽고, 후두 및 주변 구조에 대한 손상 가능성이 적기 때문에 영유아와 8-10세 이하의 소아에서 수술적 윤상갑상절개술보다 선호된다(그림 7).

〈계속〉

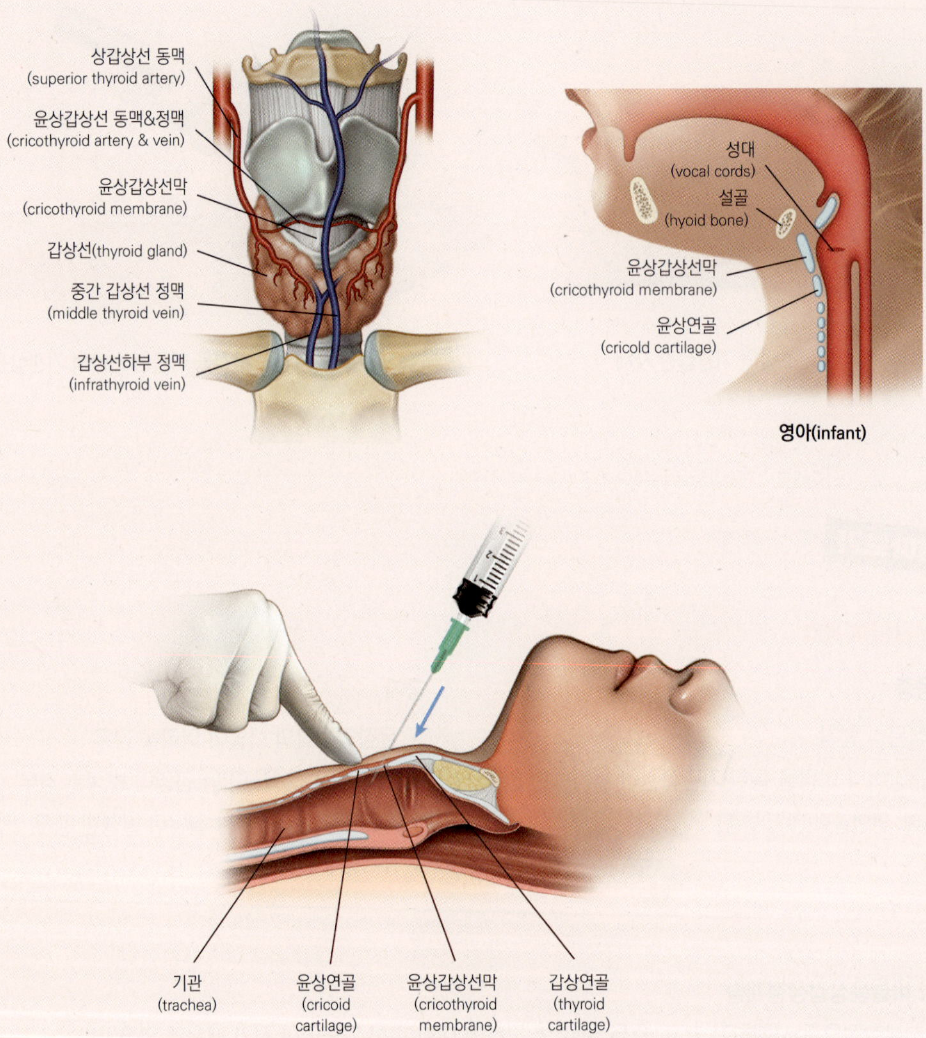

그림 7. 바늘윤상갑상절개술의 해부학적 위치

3. 보호자 교육

환아의 경우, 연령이 어리기 때문에 보호자의 적절한 돌봄과 관리가 필요하다. 환아의 돌봄에서 핵심적인 담당자는 주 양육자이며, 환자의 건강과 안전을 보장하는 데 중요한 역할을 한다. 따라서, 보호자에게 관련 질환에 대해 필요한 지식을 교육하였다.

질문 6 대상자에게 필요한 F/U 계획은 무엇인가?

1. 기도 부종 증상 완화 및 흉부 X-ray

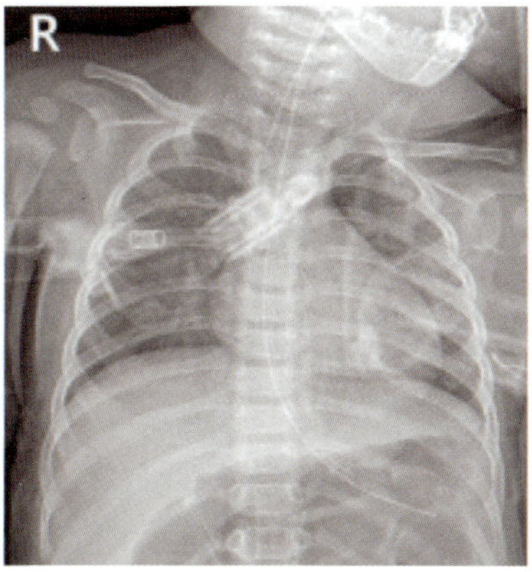

그림 8. 흉부 X-ray. 기관삽관 4일 후(기관발관 전)

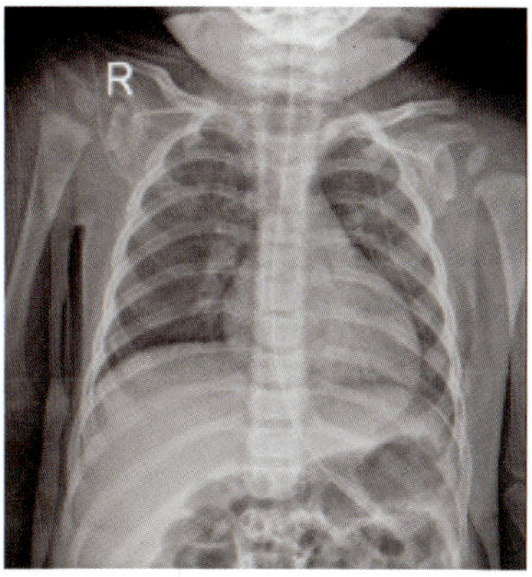

그림 9. 흉부 X-ray. 기관발관 직후

초기 후두 부종이 매우 심하여 환아의 연령과 체중 대비 작은 직경의 기관내관(ETT)이 들어간 상태로 호흡 누출이 거의 없는 상태였다. 흡입 치료와 약물 투여 이후 인공호흡기상에서 호흡 누출 발생 및 기관내관 주변에 공기가 샘을 확인함으로써 후두 부종이 호전됨을 판단하였다. 이후 활력징후와 혈액검사가 안정적으로 유지되어 진정 약물을 줄이면서 자가호흡을 확인한 후, 덱사메타손을 추가로 정맥주사하고 기관발관을 시행하였다. 기관발관 후 흉부 X-ray에서도 폐렴 등의 합병증은 확인되지 않았으며, 대상자의 호흡도 안정적이며 목소리 이상이 없는 것을 확인하였다.

기관발관 후 4시간 동안 경과 관찰한 결과 이상 증상이 없어 일반병동으로 전실하였다. 이후 2일간 호흡이 안정적이며 천명음이 들리지 않고, 산소 공급 없이 산소포화도가 안정적으로 유지되어 퇴원을 진행하였다.

퇴원 후 급성 폐쇄성 후두염의 재발 가능성에 대해 보호자에게 설명하였고, 주의 깊게 관찰이 필요함을 교육하였다.

2. 경험적 항생제 투여

대부분의 경우, 급성 폐쇄성 후두염은 바이러스에 의해 발생하기 때문에 항생제는 급성 폐쇄성 후두염 환아의 일상적인 관리에 특별한 역할을 하지 않으나, 기관염과 같은 특정 세균성 합병증을 치료할 경우 유용하다. 세균성 기관염이 의심되는 경우, 광범위한 정맥주사 항생제로 즉각적인 치료를 시작한다.

*Staphylococcus aureus (methicillin-resistant S. aureus, MRSA), group A Streptococcus, Streptococcus pneumoniae, Haemophilus influenza, Moraxella catarrhalis*를 포함하여 흔히 분리되는 병원균에 대하여 반코마이신(vancomycin)과 3세대 세파계열(third generation cephalosporin) 또는 암피실린-설박탐(ampicillin-sulbactam) 등 광범위 항생제를 사용해야 한다. 이후 혈액 배양 감수성 결과가 나오면 그에 맞는 항생제로 변경해야 한다.

사례

환아는 응급실에서 기관삽관 후 중환자실에서 6일간 입원 치료하였으며, 호흡이 안정적이고 천명음이 들리지 않은 상태로 일반병동에서 2일간 경과 관찰한 후 산소 공급없이 산소포화도가 안정적으로 유지되어 퇴원하였다.

전문간호사의 역할

숨찬 증상이 의심되는 환아의 응급실 내원 시 환자, 보호자, 간호사, 응급의학과, 소아청소년과, 응급 전문간호사와 함께 협력적 접근을 통하여 체계적으로 사정하고 관리해야 한다. 응급 전문간호사는 근거에 기반하여 관련 증상을 사정하였고, 응급상황에서 환아에게 적절한 대처를 통해 임상적 판단을 수행하는 임상 실무 전문간호사로서 간호사, 대상자 및 보호자의 교육, 상담과 자문 등의 다각적 역할을 수행하였다.

요약

환아는 응급실 내원 당시 산소포화도가 95% 이상 유지되나 컹컹거리는 기침(barking cough), 천명음이 들려 상기도 폐색 소견이 있으며 흉부 함몰이 되었다. 양쪽 폐 환기가 부족한 상태로 덱사메타손(dexamethasone)을 정맥주사와 에피네프린(epinephrine) 흡입 치료를 시행하였으나 흉부 함몰이 여전히 심하며 점점 폐 환기 부족이 심해지는 상태였다. 후두개염이 심각하며, 폐 호흡음이 거의 들리지 않아 바늘윤상갑상절개술을 고려할 수 있어 이비인후과 및 마취과 협진하에 기관삽관을 지속적으로 시도해 언커프(uncuffed) 기관내관(ETT) 2.5 Fr.를 사용하여 기관삽관을 진행하였다. 기도 유지가 어려울 시 저산소성 뇌 손상 및 사망 가능성이 있음을 보호자에게 설명 후 중환자실에 입실하여 스테로이드와 흡입 치료를 사용하여 경과 관찰을 하였다. 6일간 중환자실에서 입원치료 후, 호흡이 안정화되어 기관발관을 시행하였다. 이후 호흡이 안정적이며 천명음이 없는 상태로 일반병동에서 경과 관찰 후 산소 요법 없이 산소포화도가 안정적으로 유지되어 퇴원을 진행하였다. 퇴원 후 급성 폐쇄성 후두염의 재발 가능성에 대해 보호자에게 설명하였고, 세심한 관찰이 필요함을 교육하였다.

사례로부터 배울 점

- 급성 폐쇄성 후두염의 단계를 파악하여, 응급상황을 인지하고 신체검진이나 증상에 맞게 적절한 약물을 사용하여 응급처치를 시행할 수 있다. 모든 급성 폐쇄성 후두염 환자에게 스테로이드 약물 사용이 가능하며, 1회성 용량으로도 증상 완화와 증상 지속 기간 감소에 대한 효과가 크다는 것을 알 수 있다. 또한 에피네프린 흡입 치료는 효과가 10분 이내에 나타나고, 기도 부종을 감소시키지만 사용 후 4시간 뒤 급성 폐쇄성 후두염이 발생할 수 있어 최소 3-4시간 관찰이 필요하다.
- 소아 기도 폐쇄 시 성인과 달리 과도 신전할 경우 오히려 성대가 잘 안 보이는 경우가 있기 때문에 기도삽관 시 기도를 열기 위해 고개를 젖히고 턱을 들어주는 자세를 유지해야 하며, 나이에 따라 사용 가능한 기관내관(ETT) 직경의 크기를 파악해 응급상황에 대비할 수 있다.

참고문헌

- 김기운, 이두환, 이지숙. Practical Emergency Medicine. 제5판. 군자출판사; 2019.
- Tintinalli JE, Ma OJ, Yealy D. Tintinalli's Emergency Medicine: A Comprehensive Study Guide. 9th ed. McGraw Hill / Medical; 2019.
- UPTODATE [INTERNET]. Croup: Clinical features, evaluation, and diagnosis [cited 2023 Aug 23]. Available from: https://www.uptodate.com/contents/croup-clinical-features-evaluation-and-diagnosis?search=croup&source=search_
- Woods CR. UPTODATE [INTERNET]. Croup: Management [cited 2024 Mar 05]. Available from: https://www.uptodate.com/contents/croup-management?%20search=cruop&source=search_result&selectedTitle=1~74&usage_type=default&display_rank=1
- UPTODATE [INTERNET]. Pediatric advanced life support (PALS) [cited 2024 May 17]. Available from: https://www.uptodate.com/contents/pediatric-advanced-life-support-pals
- UPTODATE [INTERNET]. The difficult pediatric airway for emergency medicine [cited 2023 May 19]. Available from: https://www.uptodate.com/contents/the-difficult-pediatric-airway-for-emergency-medicine?search=cricothyroidotomy&source=search_result&selectedTitle=2~61&usage_type=default&display_rank=2

19

소아 단장증후군

학습 목표

환자의 주 호소를 토대로 적절한 병력 청취와 감별진단을 위한 검사를 알고, 대상자의 특성에 맞춘 간호 계획을 세울 수 있다. 구체적인 목표는 다음과 같다.

❶ 환자 및 보호자에게 가정내 비경구영양에 대한 개별화된 교육을 실시할 수 있다.
❷ 환자의 영양 관련 임상지표를 알고 정맥영양필요성을 평가할 수 있다.
❸ 가정 내 비경구영양 투여 관련 중심정맥관 합병증을 판단할 수 있다.

사례

환아는 제태연령 27주 4일, 1,150 g으로 태어난 후 생후 10일째 괴사성 장염(necrotizing enterocolitis)으로 장천공이 발생하였고, 이로 인해 소장절제술, 회장-상행결장 단단 문합술(ileocolic end-to-end anastomosis)을 시행하고 타병원에서 전원되었다. 장피누공으로 진단적 개복술, 장루복원술을 시행받았고, 이후 대변이 통과되지 않고 간수치가 상승하는 소견을 보여 십이지장 두 번째 구역 5 cm 하방에서 횡행결장까지 절제를 시행하고 경정맥영양과 경구섭취를 병행하였다. 입원기간 461일만에 퇴원하면서 주기성 비경구영양법(cyclic parenteral nutrition)을 유지하기 위해 가정간호에 의뢰되었다. 의뢰 당시 환아는 생후 8개월이었으며, 몸무게 8.27 kg, 키 68 cm, 체질량지수(body mass index, BMI) 17.88 kg/m^2, 설사를 하루 5회 정도 하였다. 의뢰 당시에는 케모포트(chemoport)를 삽입하고 있었고, 병원에서 환자 맞춤형으로 조제한 완전비경구영양(total parenteral nutrition, TPN)을 처방받았으며(그림 1), 인퓨젼펌프를 이용하여(그림 2) 주입 속도를 조절하였다.

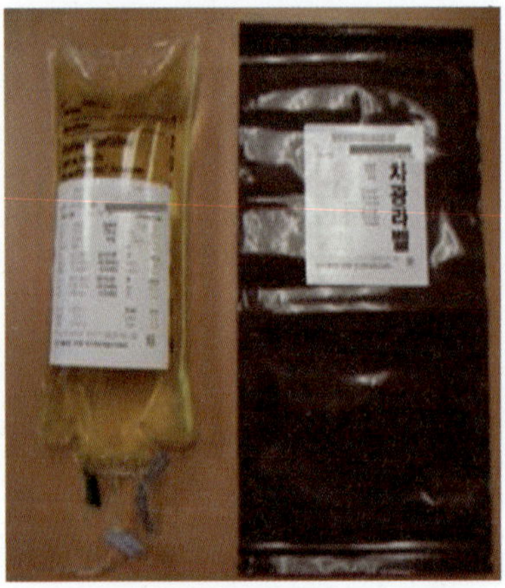

그림 1. 조제 TPN

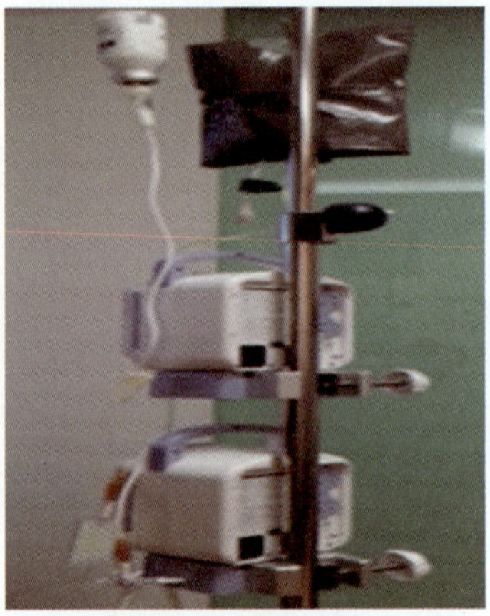

그림 2. 인퓨전 펌프

질문 1 대상자에게 있어 가장 중요한 문제는 무엇인가?

소장 절제로 인한 영양소의 소장 흡수 장애

환아는 생후 10일째 괴사성 장염으로 인한 장천공으로 소장절제술, 회장-상행결장 단단 문합술을 시행하였고, 이후 십이지장 두 번째 구역 5 cm 하방에서 횡행결장까지 절제를 다시 시행하였다. 이러한 2차에 걸친 소장 절제로 인해 영양소 흡수장애가 발생할 수 있으며, 환아의 성장에 큰 영향을 미칠 수 있는 중요한 문제이다.

질문 2 대상자의 문제를 해결하기 위해 어떤 정보가 필요한가?

1. 소장절제 수술정보

장 길이가 짧아지면 장 기능이 충분하지 않아 적절한 흡수를 할 수 없고, 난치성 설사로 인해 탄수화물, 단백질, 필수지방산 등의 체성 영양소와 철분, 마그네슘, 나트륨, 비타민 무기질, 수분 및 전해질 영양부족이 발생할 수 있다. 남아 있는 소장의 길이가 200 cm 미만인 경우 영양소 흡수 장애의 가능성이 더 높으며, 영양소가 흡수되는 정도는 절제된 장의 위치와 손실된 장 표면적, 남은 장의 기능에 따라 달라진다(표 1). 회맹판막(ileocecal valve)은 장 통과시간을 느리게 하며, 소장에서의 세균 증식 예방에 도움을 주는데, 회맹판막이 절제된 경우에 장은 하나의 연결된 도관 형태가 되어 소장 내 세균이 과성장하게 되며, 이로 인해 흡수불량이 일어나게 된다. 소장의 광범위한 절제 후 위산 과분비로 인해 산성화된 장 내 환경은 췌장효소를 변성시키고 담즙염의 결정을 만들기 때문에 이를 치료하기 위해 제산제[H2 차단제, 프로톤펌프저해제(proton pump inhibitor, PPI), 옥트레오타이드(octreotide) 등]를 사용한다. 그러나 지속적인 위산 분비 억제는 세균의 성장을 일으킬 위험이 있다.

표 1. 정상 장내의 부위별 영양 흡수

위치	탄수화물	단백질	장쇄 지방산과 지용성비타민	단쇄 지방산	담즙염	철분	칼슘	마그네슘	수용성 비타민	비타민 B12
십이지장	++++	++++	++	+++	++	++++	++++	++	++++	N/A
공장	+++	+++	++++	++++	++	++++	+++	+++	++++	N/A
회장	+	+	+++	+	++++	++	++	++++	++	++++
대장	N/A	N/A	N/A	+++	N/A	N/A	++	++	N/A	N/A

N/A(not applicable): 해당되지 않음

2. 가정에서 비경구영양 적응 확인

가정에서 비경구영양 적응증은 다음과 같다.

- 장 부전 혹은 기능장애
- 단장증후군
- 흡수장애
- 만성 장폐색
- 크론병
- 방사선 장염
- 장 또는 췌장 누공
- 심한 췌장염
- 심각한 영양불량

3. 혈역학적 안정 상태 확인

활력징후는 안정적이고, 설사를 하고 있으나 수분 섭취 배설량이 균형상태로 전해질 불균형은 없다.

사례

의뢰 시 혈액검사 결과는 다음과 같다(표 2).

표 2. 검사 결과

검사명	결과	검사명	결과
WBC	9.93 x 10^3 /μL	BUN	10 mg/dL
RBC	4.59 x 10^6/μL	Cr	0.63 mg/dL
Platelet	382 x 10^3/uL	Albumin	4.2 g/dL
Hemoglobin	9.9 g/dL	Prealbumin	18.17 mg/dL
Na	135 mmol/L	PT (INR)	1.00 INR
K	3.9 mmol/L	Glucose	91 mG/dL
Cl	10^2 mmol/L	Ca	9.4 mg/dL
AST	37 U/L	P	3.7 mg/dL
ALT	25 U/L	Mg	1.7 mg/dL

4. 영양상태 확인

소아는 3세 미만 세계보건기구 아동의 성장기준(WHO child growth standard)을 도입하여 보건복지부와 대한소아과학회에서 발표한 '2017 소아청소년 표준 성장도표'를 기준으로 사용하여 키 대비 몸무게가 10-90 백분위수 (percentile for age) 구간 내인 경우 정상범위로 평가하였다(그림 3).

사례

의뢰 시 영양상태 판정 결과는 다음과 같다(표 3).

표 3. 영양상태 판정결과

평가 항목	결과
키	72 cm (50-75 백분위수)
몸무게	8.3 kg (90.3% of IBW)
키 대비 몸무게	69.0 백분위수 (정상범위)
Albumin Hemoglobin	4.2 g/dL 9.9 g/dL

최근에는 하이포 알러제닉 분유 170 mL를 6-7회, 이유식을 30-40 g, 2-3회 수유하고 있다.

* 하이포알러제닉(Hypoallergenic,HA) 분유: 100% 아미노산계 저자극성 식이가 필요하나 국내 시판 제품 사용. 국내제품은 우유 단백질을 가수분해(amino acid 15%, peptide 85%)하여 저항원성(알레르기, 만성설사 소화/흡수가 용이하다.)

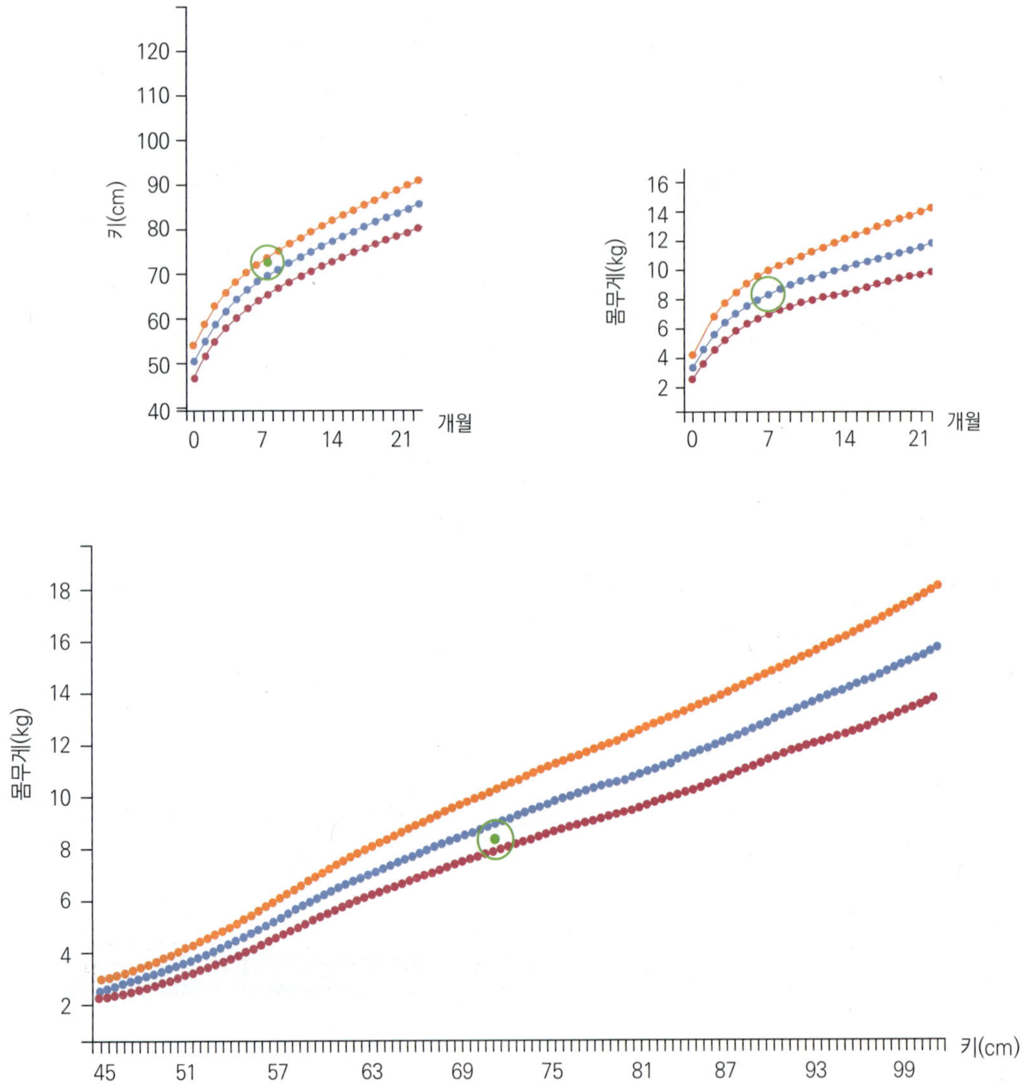

그림 3. 인체 측정법, 키에 비례하는 몸무게

5. 영양요구량 사정

하루 칼로리 요구량은 55 kcal/kg로 휴식 시 에너지대사량 68.8%로 산정하여, 포도당 8 g/kg, 아미노산 2 g/kg, 지방 2 g/kg 공급을 목표로 하였다. 경구영양과 정맥영양을 합하여 80-120 kcal/kg이 공급되고 있었다.

소아 정맥영양 제제는 포도당(glucose), 아미노산(amino acid), 전해질 및 미량원소를 하나의 용액에 포함하여 공급한다. 주영양소(macronutrients) 중에서 포도당은 PN 제제의 가장 주된 열량원으로 제공된다. 정맥주사용 포도당은 3.4 kcal/g의 열량을 낸다. 이는 모든 다른 탄수화물(carbohydrate, CHO)이 4 kcal/g의 열량(caloric density)을 가지는 것보다 약간 적다. 속도를 빨리 증량하면 잠재적으로 과영양(overfeeding)위험이 있고, 과량의 포도당 공급은 담즙정체(cholestasis)를 유발할 수 있다. 과도한 탄수화물 섭취는 지방으로 대사되고 간에 저장되어 지방간질환(hepatic steatosis)을 유발한다. 포도당 투여에 대한 내성(tolerance) 모니터링은 혈당 확인뿐만 아니라 당뇨(glucosuria)를 확인하기 위한 소변 시험지(dipstick)검사도 해야 한다. 소변에서의 당 확인은 비침습적이고 정기적으로 확인할 수 있다는 장점이 있다.

아미노산은 1-2 g/kg/day로 투여를 시작하고 12세 미만 소아에게는 2 g/kg/day까지가 보통 적절하다. 단백질 섭취의 안전성에 대한 모니터링은 혈중요소질소(blood urea nitrogen, BUN)를 포함하고 간부전 환자의 일부에서는 혈중 암모니아 수치를 포함한다. 만약 환자가 C-반응성 단백(C-reactive protein, CRP)에 따라 이화상태(catabolic state)가 아니라면 프리알부민(prealbumin)이 단백질과 열량의 적절한 공급을 모니터링하기 위해 사용될 수 있다.

지방유제(intravenous fat emulsion, IFE)는 탄수화물을 대신하여 비단백열량을 공급하고 필수지방산 결핍을 방지할 수 있는 장점이 있어 영양소를 균형 있게 제공한다. 최근에는 1 g fat/kg/day로 지질 공급을 시작하여, 소아 또는 성인에는 1-2 g/kg/day까지 공급한다. IFE에 대한 내성은 혈청 중성지질(serum triglyceride, TG)을 확인한다. 150 mg/dL 미만이 이상적이다. 고중성지질혈증의 대사적 부작용(adverse metabolic effect)은 높은 지질 농도일 때 나타나므로, 종종 높은 중성지질 수치는 수용될 수 있다. 비록 몇몇 사례에서는 고중성지질혈증이 오로지 과도한 IFE 투여에 의한 것임에도 불구하고, PN을 투여 받는 많은 환자는 급성 스트레스 반응, 패혈증, 간 또는 신기능 부전 등 고중성지질혈증을 유발하는 다른 원인을 갖고 있다. 많은 약제 역시 고중성지질혈증과 관련이 있다. 만약 지속적인 고중성지질혈증이 관찰된다면, 지질 투여시간을 20시간 이하로 줄이거나(그리고 지질이 투여되지 않는 4시간 동안 혈중 중성지질 수치를 측정), 지질을 격일로 투여해 볼 수 있다. 지질의 과도한 공급에 의한 지방과부하증후군(fat overload syndrome)에서는 국소경련, 발열, 간비종대, 혈소판감소 등이 나타난다. 나트륨과 칼륨은 권장량만큼 공급된다. 장부전 환자는 비위관 또는 위루관 배액, 장루배출(high ostomy output)에 의한 장관을 통한 소실이 증가한 경우 요구량이 증가할 수 있다(표 2). 이는 지질 투여속도를 0.17 g/kg/hr를 초과하였을 때 나타난다. 칼슘, 인, 마그네슘 균형은 서로 관련이 있다. 각 전해질의 불충분한 공급은 구루병, 부적절한 골 미네랄화에 의한 골절, 성장 부전을 초래한다.

6. 장기간의 가정 내 비경구영양이 필요한 환아에게 가장 적절한 주입경로 선택

말초정맥용 비경구영양(peripheral parenteral nutrition, PPN)은 중심정맥관 사용이 불가능한 상황에서 종종 사용한다. 중심정맥관 패혈증(central venous catheter sepsis)인 환자에서 말초정맥용 비경구영양은 혈류감염(blood stream infection)이 호전되거나 새로운 카테터가 삽입될 때까지 사용한다. PPN은 불충분한 열량 공급 때문에 장부전 환자에게 적절하지 않다.

중심정맥카테터는 고삼투성의 PN 제제(>900 mOsm/L)가 혈관 내에서 혈액과 즉각적인 희석을 가능하게 한다. 소아에서 상대정맥(superior vena cava, SVC)과 우심방의 접합부, 장골정맥(iliac vein)의 분지 위에 있는 하대정맥(inferior vena cava)은 가장 큰 혈관 직경과 매우 빠른 혈류를 보이므로 대부분의 중심정맥관 카테터 팁(catheter tip) 삽입 부위로 고려된다. 케모포트(chemoport)의 경우 외부로 출구가 노출되지 않는 장점이 있으나 전용 바늘인 후버바늘(huber needle)을 사용해야 하고(그림 4), 피부의 바늘 삽입 부위가 1주 정도 지나면 구멍이 넓어지며 피부문제를 야기할 수 있고 환아의 활동성이 증가하면서 후버바늘이 빠질 수 있다. 터널형 카테터의 일종인 브로비악 카테터(broviac catheter)는 피하지방층에 다크론 커프가 있어서 세균 감염의 위험을 낮추고 관이 쉽게 빠지지 않는 장점이 있다(그림 5).

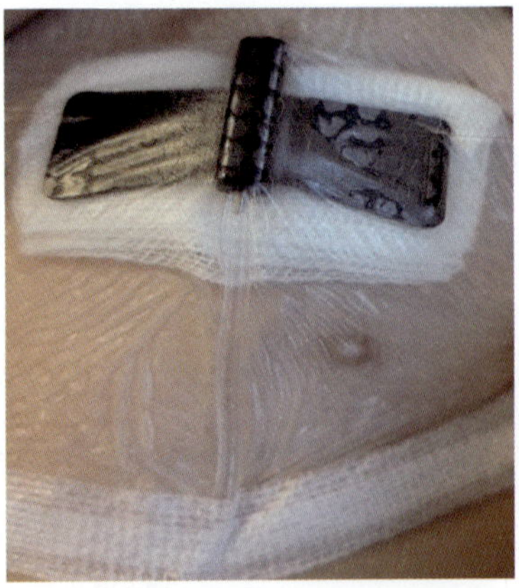

그림 4. 케모포트가 삽입된 모습

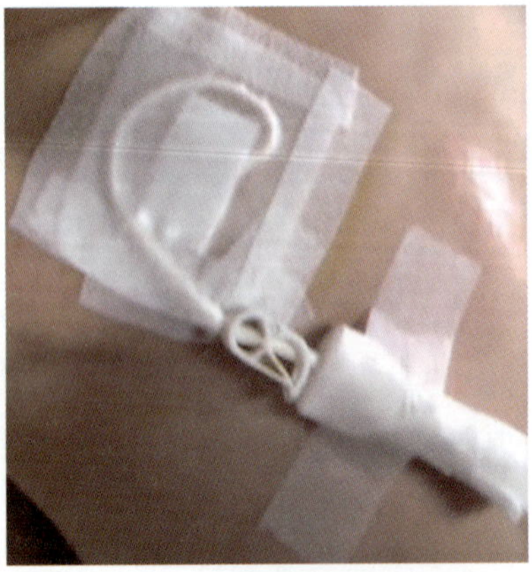

그림 5. 브로비악 카테터

7. 중심정맥카테터의 종류, 삽입일시, 흉부 X-ray상 카테터 팁 위치와 기능, 삽입 부위 피부 상태 확인

삽입한지 4일이 경과된 케모포트였으며, 중심정맥관의 팁이 상대정맥과 우심방 경계 부위에 정확하게 위치되어 있고, 혈액역류 및 주입이 기능적으로 유지되고 있었고, 삽입 부위 피부 상태도 양호하였다.

질문 3 대상자의 예상되는 진단명은 무엇인가?

단장증후군

연령대비 키, 몸무게가 정상 범위에 있고 수분 전해질 균형이 유지되고 있으나, 장 절제로 인한 단장증후군으로 소화기 흡수장애로 인해 대사요구량보다 부족한 영양섭취가 지속되므로, 목표 몸무게를 유지하고 성장을 따라잡는 것을 목표로 한다. 이를 해결하기 위해 가정에서의 비경구영양이 필요하다. 그러나 이에 따른 합병증 발생 위험이 있어 모니터링이 중요하다. 장기간의 금식, 거식증이나 알코올 중독 병력이 있는 환자 등 영양부족이 심한 환자는 포도당 영양액을 너무 빨리 주입하게 되면 영양재개증후군(refeeding syndrome)이 생길 위험이 크다. 영양재개증후군 발생위험 환자는 혈청 포도당, 칼륨, 마그네슘 및 인에 대한 사전 평가 및 교정이 필요하다. 또한 장기간의 비경구영양의 중요한 합병증으로 담즙정체를 비롯한 간, 담도계 합병증은 간경화로까지 진행이 되어 사망에 이르게 할 수도 있다. 간, 담도계 합병증은 정맥영양 유지 기간에 따라 증가하고, 직접 빌리루빈의 증가를 보인다.

사례

혈액 검사 결과는 다음과 같다(표 4).

표 4. 검사 결과

검사명	결과
Triglyceride	60 mg/dL
Bilirubin, total	0.3 mg/dL
AST	37 U/L
ALT	25 U/L
alkaline phosphatase	78 U/L
PT (INR)	1.00 INR
Ferritin	38.9 ng/mL
Iron, serum	65 μg/dL
25 (OH)Vit.D3*	23.2 ng/mL
Vit B12	521.3 pg/mL
Folate	22.32 ng/mL
Vitamin E	25.8 μg/dL
Copper (Cu)	112 μg/dL
Zinc (Zn)	55.3 μg/dL
Selenium (Se)	84.4 μg/dL

* 체내 비타민 D 상태를 평가하는 데 사용되는 검사

질문 4 어떤 우선순위로 문제를 해결하겠는가?

1. 가정 내 완전비경구영양(TPN) 주입 시 발생 가능한 위험 요인 모니터링
2. 응급 상황 시 대처방법 교육
3. 퇴원 준비 사항 점검 및 교육 이해도 확인
4. 자가 모니터링 일지 작성 교육

질문 5 어떤 절차와 방법에 따라 문제를 해결하겠는가?

1. 가정 내 완전비경구영양(TPN) 주입 시 발생 가능한 위험 요인 모니터링

병원에서의 영양지원 계획과 방법, 가정전문간호사의 재택영양 모니터링 계획을 공유한다. 탈수, 감염, 대사적 합병증, 카테터 및 주입 펌프와 같은 기계적 문제 등을 환자, 보호자와 함께 모니터링한다. 혈액검사와 신체 계측, 수분 전해질 균형을 모니터링하고, 담즙성 설사로 인한 피부 상태를 관찰한다. 장기적으로 미량원소와 비타민의 혈액 내 농도를 검사를 모니터링한다. 소아에서 뇨 배출량은 0.5 mL/kg/h을 목표로 하고 음식 섭취량과 배설량의 차이가 500 mL/day 이하가 되도록 한다.

2. 응급 상황 시 대처방법 교육

보호자에게 대사합병증에 따른 증상, 원인, 조치, 예방에 대한 교육과 중심정맥카테터 및 펌프 관련 문제 상황 원인, 조치, 예방에 대해 교육을 실시한다.

3. 퇴원 준비 사항 점검 및 교육 이해도 확인

가정에서 중심정맥영양을 실시할 수 있도록 가정환경 및 지지체계를 점검하고 TPN 조제 및 불출 일정을 조정한다. 처방 가능한 물품을 제공하며 보호자가 직접 구입해야 할 물품을 안내한다.

정기적으로 외래 진료 및 혈액검사를 실시하도록 하고 처방 변경에 따른 보호자가 이행해야 할 내용을 점검한다. 환자 상태변화를 점검하고 필요시 병원에 연계하며 가정간호 방문 주기를 결정한다.

4. 자가 모니터링 일지 작성 교육

몸무게, 체온, 혈당, 수분섭취배설량을 매일 기록하는 노트를 준비하도록 하여 퇴원 전 보호자가 직접 작성하는 연습을 미리 하게 한다. 가정에서 보호자가 관찰해야 할 내용을 교육하고, 외래 진료 시 환자의 상태를 파악할 수 있도록 경과 요약을 작성한다(표 5).

표 5. 자가모니터링 일지

<table>
<tr><td colspan="2" rowspan="4">등록정보
(스티커 붙이는 곳)</td><td>일자</td><td>/</td><td>/</td></tr>
<tr><td>몸무게</td><td></td><td></td></tr>
<tr><td>체온</td><td></td><td></td></tr>
<tr><td>혈당</td><td></td><td></td></tr>
<tr><td rowspan="4">섭취</td><td>경구</td><td>음식섭취</td><td></td><td></td></tr>
<tr><td rowspan="2">비경구</td><td>TPN</td><td></td><td></td></tr>
<tr><td>지질 제제</td><td></td><td></td></tr>
<tr><td>합계</td><td></td><td></td><td></td></tr>
<tr><td rowspan="4">배설</td><td>소변량</td><td></td><td></td><td></td></tr>
<tr><td>대변량</td><td></td><td></td><td></td></tr>
<tr><td>대변횟수</td><td></td><td></td><td></td></tr>
<tr><td>합계</td><td></td><td></td><td></td></tr>
<tr><td colspan="2">섭취-배설</td><td></td><td></td><td></td></tr>
<tr><td colspan="2">드레싱 교환</td><td></td><td></td><td></td></tr>
<tr><td colspan="2">혈액검사</td><td></td><td></td><td></td></tr>
<tr><td colspan="2">특이사항</td><td></td><td></td><td></td></tr>
</table>

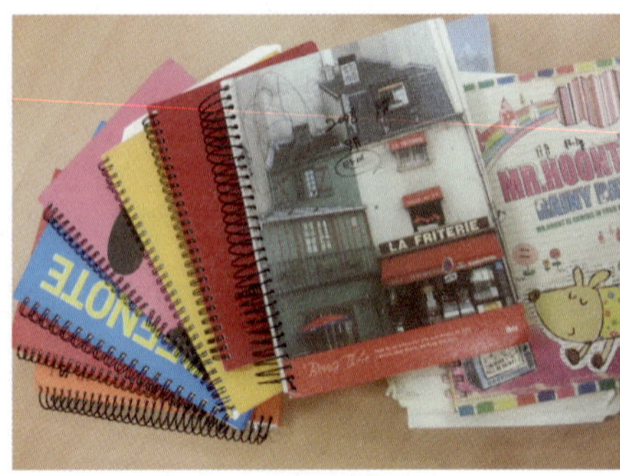

질문 6 대상자에게 필요한 F/U 계획은 무엇인가?

1. 영양상태 평가를 위한 주기적 모니터링

평가를 위한 몸무게, 수분 섭취/배설량을 측정하여 관찰하고 주기적으로 혈액검사 결과를 확인하여 PN으로 인한 간 손상 여부를 관찰한다(표 6). 이때 주기성 비경구영양은 경구영양이 장기간 불가능한 환아에서 비경구영양으로 인한 간기능 악화를 최소화할 수 있는 보조적 요법이라 할 수 있다. 환자의 활동성이 커짐에 따른 주입속도 조절기계 등의 장비가 이동이 가능한지, 배터리 사용은 가능한지를 확인하여 환자에게 가장 적절한 것으로 사용되어야 한다. 경정맥 영양의 경우 합병증으로 간질환, 지방색전증, 중심정맥관 감염으로 인한 패혈증 등이 있을 수 있으므로 최대한으로 문제가 발생하지 않도록 해야 한다. 미리 조제된 PN이나, 상품화된 PN 제제들에는 비타민과 미네랄이 포함되어 있으나, 환자마다 결핍/과잉될 수 있으므로 추이를 관찰해야 한다. 가정에서 PN 실시 중 의료진에게 연락할 증상으로는 발열, 부종, 호흡곤란, 지나친 몸무게증가, 경정맥 확장 등이 있을 수 있다. 철분 공급은 소아의 경우 경구 섭취량의 10% 흡수를 가정하여 공급한다. 소아의 경우 성장에 따라 중심 정맥관의 위치 이동이 있을 수 있으므로 매 1년마다 위치를 확인하고 점검해야 한다.

표 6. 외래 진료와 집에서 비경구영양을 하고 있는 어린이의 임상 및 생물학적 모니터링

항목	종류	주기
임상사정	체중, 신장	1- 3개월마다
	식이요법 사정	1- 3개월마다
임상검사	전혈구 검사. 응고 검사	1- 3개월마다
	ALT, AST, GGT, 빌리루빈, 알칼리성포스파타제, 나트륨, 칼륨, 칼슘, 인, 마그네슘, 혈당, 요소, 크레아티닌	1- 3개월마다
	소변검사(나트륨, 칼륨, 삼투압농도)	1- 3개월마다
	비타민D, E, B12	6-12개월마다
	페리틴, 철, 아연, 셀레늄	6-12개월마다
	골밀도	6-12개월마다
	간 및 담도 초음파	6-12개월마다

2. 진료과와 약제부 협의하에 철분 공급계획

병원에 내원하여 헤모글로빈(hemoglobin, Hb)과 페리틴(ferritin) 농도를 확인한 후 주사실에서 철분을 정맥 투여한다. 경구 섭취량의 10% 흡수를 가정하여 공급한다. 투여 주기는 2-3주로 한다.

3. 보호자 역할 부담 완화

주 돌봄 제공자의 지식, 경험, 능력, 정서 상태를 사정하여 역할분담을 최소화하고 가족의 지지와 격려를 받으며 돌봄에 가치를 부여받을 수 있도록 하는 것도 가정간호의 가장 중요한 역할이다. 환아모에게 모든 책임과 역할이 편중되는 것을 막기 위해 보조자(환아부)와 전화상담을 통해 보호자 역할 갈등으로 인한 분담 조정을 유도하였다.

4. 중심정맥관 팁 위치 확인

소아의 성장에 따른 중심정맥관 팁의 위치 확인을 위해 매해 년 1회, 주로 소아의 생일을 기준으로 하여 흉부X-ray를 확인하여 누락되지 않도록 한다.

전문간호사의 역할

가정간호 방문을 통해 주기성 비경구영양 공급에 주안점을 두어 대사 합병증 관리를 위한 환자와 보호자 교육자료와 자가 모니터링 일지를 개발하였다. 대상자의 증상이 빨리 해결될 수 있도록 조정자의 역할을 수행하였고, 근거에 기반하여 가정 내 비경구영양 지원에 있어서 임상적 판단을 수행하는 임상실무 전문가로서의 역할을 수행하였다. 가정에서는 진단과 치료를 위한 검사 장비나 치료 기구 사용이 제한적이다. 가정전문간호사의 평가, 상담, 코칭, 옹호 및 협력을 통해 만성질환 관리를 원활하게 제공할 수 있도록 한다. 전문간호사는 상급건강사정으로 대상자의 미묘한 상태 변화를 조기 발견하고, 악화 방지를 위해 외래진료 조정, 응급실 방문 및 병원 재입원 등의 조기개입을 한다.

요약

환자는 비경구영양지원을 받기 위해 중심정맥관 삽입술을 시행받고 가정간호에 의뢰되었다. 환자가 치료를 잘 이행하지 못할 경우에는 영양액, 영양지원 방법을 환자의 삶의 방식과 일상에 맞춰 변경해 주어야 했다.

사례로부터 배울 점

- 단장증후군 환자는 진단 후 병원에서 조제된 완전비경구영양(TPN) 수액을 투여받고 식이나 경관영양의 진행 정도는 환자의 적응 정도와 임상 상태에 따라 매우 다양하다.
- 프로토콜을 갖추고 있더라도 모든 상황에 일관되게 적용하기에는 한계가 있다. 프로토콜 외 상황에서는 여전히 숙련된 의료 전문가의 경험과 판단이 중요하다.
- 퇴원하여 가정에서 지낼 수 있을 만큼 안정된 상태에서 퇴원에 대한 계획 및 안내가 있어야 하고 적절한 시기에 방문이 이루어져야 한다.
- 잘 준비된 가정전문간호사와 주 간호 제공자가 치료에 대해 이해하고 수행할 수 있어야 하며 간호제공자의 접근이 용이해야 한다.
- 경제적인 측면으로 계획된 치료 과정에 소요되는 비용을 부담할 수 있어야 하며 비용 절감의 효과가 있어야 한다.
- 중심정맥영양주입을 하기 위한 청결한 위생환경과 안전환경이 마련되어야 한다.
- 병원 영양지원팀과의 다학제적 접근이 중요하고 결과 및 과정에 대한 자료 관리를 통한 의뢰 체계 확립이 필요하다.

참고문헌

- (재)병원약학교육연구원. 임상영양길라잡이. 2018.
- 병원간호사회. 근거기반 임상실무지침-중심정맥 주입요법. 2022.
- Adams JH. The role of the clinical nurse specialist in home healthcare. Home Healthc Now. 2015;33(1):44-8.
- Boston Children's Hospital [Internet]. Home Parenteral Nutrition Program (HPN). Available from: https://www.childrenshospital.org/programs/home-parenteral-nutrition-program.
- Duffy M, Daniels K, Mittelstadt P. Impact of the clinical nurse specialist role on the costs and quality of health care. Clinical nurse specialist CNS. 2014;28(5):300-3.
- Kirby DF, Corrigan ML, Hendrickson E, et al. Overview of Home Parenteral Nutrition: An Update. Nutr Clin Pract. 2017;32(6):739-52.
- Madigan EA. Views on the future of nursing and home healthcare: the future of nursing for home healthcare. Home Healthc Nurse. 2012;30(3):149-51.
- Oley Foundation. Available from: www.oley.org.
- Pironi L, Boeykens K, Bozzetti F, et al. ESPEN practical guideline: Home parenteral nutrition. Clin Nutr. 2023;42(3):411-30.

기타

20

고칼슘혈증

학습 목표

환자의 주 호소를 토대로 적절한 병력 청취를 수행할 수 있으며, 감별진단을 위한 검사를 알고, 대상자의 특성에 맞춘 간호 계획을 세울 수 있다. 구체적인 목표는 다음과 같다.

❶ 환자의 증상 호소를 토대로 관련 정보를 얻고 해석할 수 있다.
❷ 고칼슘혈증의 증상과 징후를 구별할 수 있다.
❸ 고칼슘혈증의 진단 검사와 결과를 해석할 수 있다.
❹ 근거에 기반해서 고칼슘혈증에 대한 임상적 판단을 할 수 있다.
❺ 고칼슘혈증의 간호중재와 예방법을 포함한 간호계획을 세울 수 있다.

사례

55세 남자 환자는 신장암에 폐와 뼈전이 진단을 받고 항암화학요법 교육을 받기 위해 상담실을 방문하였다. 진료 후 치료를 시작하기 전 시행한 혈액검사 결과는 다음과 같다(표 1).

표 1. 검사 결과

검사명	결과
WBC	12.30 $\times 10^3/\mu L$
Hemoglobin	13.3 g/dL
Platelet	405 $\times 10^3/\mu L$
Segmented neutrophil	47.7 %
Bilirubin, total	0.3 mg/dL
AST	21 U/L
ALT	15 U/L
BUN	37.5 mg/dL
Creatinine	1.64 mg/dL
Estimated GFR	46.7 mL/min/1.73㎡
Ca	14.6 mg/dL
Ca, ionized	2.45 mmol/L
Na	138 mmol/L
K	4.5 mmol/L
Cl	107 mmol/L

전문간호사 상담 시 환자는 내원 한달 전부터 피로와 두통, 식욕부진이 있었고, 2주 전부터 갈비뼈와 등 부위가 아프고 숨이 찬 증상이 있었다고 하였다. 한 달 사이 체중은 약 4 kg 감소하였으며, 당시 활력징후는 혈압 160/110 mmHg, 맥박 77회/분, 호흡 20회/분, 체온 36.7℃, 산소포화도 97%였다. 이전부터 혈압이 높았으나 약처방을 받거나 꾸준한 병원 검진을 받은 이력이 없었다. 뼈스캔 검사 결과 흉골과 왼쪽 2번째 갈비뼈의 전이가 발견되었다.

혈액검사 결과와 환자 상태를 의사와 상의한 뒤 응급실로 이송하여 추가검사를 하기로 하였다.

질문 1 대상자에게 있어 가장 중요한 문제는 무엇인가?

피로, 두통, 식욕부진, 체중감소

사례

환자는 고칼슘혈증과 급성 신부전을 진단받았다. 생리식염수 100 cc/hr 주입과 I/O 측정이 처방되었고, 섭취량이 배설량보다 500 cc 이상 초과되면 이뇨제를 투여하도록 PRN 처방이 있었다. 또한 엘카토닌(elcatonin) 40 IU 피하주사를 2일간 12시간 간격으로 투여하고, 부갑상선기능항진증(hyperparathyroidism) 여부를 확인하기 위해 신장내과와 협진하였다. 추가 검사결과는 표 2와 같다.

표 2. 검사 결과

검사명	결과
Ca	14.6 mg/dL
Ca, ionized	2.4 mmol/L
PTH (intact)	85 pg/mL
Vitamin D	106 ng/mL

질문 2 대상자의 문제를 해결하기 위해 어떤 정보가 필요한가?

1. 혈액검사 결과

Ca 수치는 14.6 mg/dL, Ca, ionized는 2.45 mmol/L로 측정되어 칼슘 수치가 상승한 것을 파악하였다.

칼슘 수치 상승 이외에 전해질(Na, K, Cl, Ca, P, Mg), 알부민, 신기능 관련 혈액검사와 뼈스캔, 컴퓨터 단층촬영 검사 결과를 조회하였을 때 Cr 수치 상승과 뼈전이 상태를 확인할 수 있어 고칼슘혈증과 상승된 칼슘 수치가 신기능에 영향을 주었을 것이라고 추정할 수 있었다.

2. 주 증상 및 발현 시기와 정도

피로, 우울, 식욕부진, 오심, 복통, 변비, 다뇨 등 고칼슘혈증을 의심할 수 있는 증상이 있는지 확인하였고 이 중 피로와 식욕부진, 체중저하, 전신쇠약, 갈증과 입마름을 호소하였다.

혈중 칼슘농도가 천천히 상승하는 환자는 증상이 미약하지만 수치가 빠르게 상승하는 경우에는 고칼슘혈증 위기(hypercalcemic crisis)를 유발하는 혼수, 신부전, 심정지가 나타날 수 있기 때문에 발현 시기와 속도를 파악하는 것이 필요하다. 환자가 호소했던 증상의 처음 발현 시기와 진행 속도를 상담을 통해 확인한 결과 한 달 전부터 증상이 발현되었고 2주 전부터 통증이 발생하였다고 호소하였다.

3. 고칼슘혈증을 유발하는 병력과 약 복용 이력

고칼슘혈증의 원인은 다양하지만 대부분 90%가 부갑상선기능항진증과 악성종양으로 인하여 발생한다. 나머지 10%에서는 특정 약제의 복용이나 유전적 요인, 비타민 D 중독, 갑상선기능항진증, 부동 상태, 신부전증 등 다양한 원인이 고칼슘혈증을 유발할 수 있다.

1) 악성종양

고칼슘혈증은 폐암, 유방암, 다발성골수종, 두경부암(편평세포성), 신장암, 전립선암 환자에서 흔히 발생할 수 있는데 대상자는 신장암의 뼈전이와 폐전이를 진단받아 고칼슘혈증이 유발되었을 가능성이 높다.

2) 뼈전이

뼈전이로 인한 국소 골용해에 의해 혈중 칼슘 농도가 높아지는 경우는 말기 암에서 고칼슘혈증을 일으키는 원인의 20% 정도를 차지하며, 뼈전이를 유발하는 암종으로는 전립선암, 유방암, 신장암, 갑상선암, 폐암 등이 있다. 증상으로 뼈통증, 척수압박, 골절, 고칼슘혈증 또는 골격계 합병증(skeletal related events) 등이 있어 환자의 통증 여부와 칼슘 수치, 뼈스캔 검사 결과를 확인하였다.

3) 약제와의 연관성

고칼슘혈증을 유발할 수 있는 약제(티아지드계 이뇨제, 비타민 A 또는 비타민 D 등)의 복용 여부를 확인하였고, 한 달 사이 소화불량 때문에 간헐적으로 소화제를 복용하였으나 정기 복용 약제는 없다는 것을 확인하였다.

4) 기타

식욕부진이나 오심, 구토와 관련된 탈수, 신부전, 장기간의 부동 자세, 가족력(유전적 요인), 갑상선기능항진증 등의 이력을 확인하였다.

4. 신기능 장애를 유발하는 인자

탈수, 당뇨, 암 치료 이력, 수술, 조영제 사용 관련, 기타 약제(항생제, 비스테로이드성 소염진통제 등의 신독성 유발 약제, 한약 및 보조식품 등) 복용 여부를 확인하였다.

알아보기

표 3. 고칼슘혈증의 원인

원인	증상
부갑상선기능항진증	원발성 부갑상선기능항진증 신부전에 의한 2차성, 3차성 부갑상선기능항진증
악성종양	체액성 고칼슘혈증(hmoral hypercalcemia of malignancy) - 폐암, 두경부암, 신장암 국소적 골용해성 고칼슘혈증(local osteolytic hypercalcemia) - 유방암, 다발성골수종
비타민 D 연관	비타민 D 중독 유육종증(sarcoidosis), 결핵(tuberculosis), 규폐증(silicosis) 등 육아종성 질환(granulomatous disease)
약제, 비타민 A 중독, 칼슘과다 섭취	티아지드계 이뇨제(thiazides), 리튬(lithium), 호르몬 치료(estrogens, antiestrogens, androgen, progestins), 비타민 A 중독, 칼슘 과다 섭취 - 밀크 알칼리 증후군(milk-alkali syndrome)
내분비 또는 기타 전신 질환	갑상선기능항진증, 척수손상으로 인한 마비, 부신기능저하증 말단비대증, 루프스
유전	가족성 고칼슘혈증(familial hypocalciuric hypercalcemia)
기타	장기간의 부동자세

〈계속〉

표 4. 혈중 칼슘수치에 따른 고칼슘혈증의 등급과 증상

구분	경증(10.5-11.5 mg/dL)	중등증(11.5-13.5 mg/dL)	중증(13.5 mg/dL)
위장관	식욕부진, 오심, 복부경련, 구토	변비, 더부룩함, 복통증가, 위 분비물 증가	장폐색, 변비
중추신경계	안절부절, 우울, 집중력장애	혼돈, 정신이상, 어지러움	둔감, 경련, 혼수
근육	피로, 근육쇠약	근육쇠약 증가, 뼈 통증	중증 근육허약, 운동실조, 병리적 골절
신장	야뇨, 다뇨, 가려움	신세뇨관 산증, 신결석	핍뇨성 신부전, 신기능 결핍, 질소혈증
심혈관	기립성 저혈압	심부정맥, 심전도이상, 고혈압	심정지, 사망

질문 3 대상자의 예상되는 진단명은 무엇인가?

고칼슘혈증

신세포암이 부갑상선호르몬과 유사한 물질을 분비하여 부종양증후군으로 인한 칼슘 수치의 증가를 유발하거나, 뼈전이로 인해 파골세포의 활성화를 유발하여 뼈흡수가 증가하는 경우 고칼슘혈증을 일으킬 수 있다.

알아보기

고칼슘혈증

암환자의 20-30%에서 나타나는 흔한 합병증으로, 상황을 즉각적으로 인지하고 치료하지 않으면 혼수, 신부전, 심정지 등으로 이어질 수 있는 심각한 전해질 이상이다. 특히 말기 암환자에서 발생하는 고칼슘혈증은 예후가 매우 나쁜 것으로 알려져 있다. 고칼슘혈증의 경우 암환자가 첫 내원할 당시에는 약 1-5%로 낮은 발생률을 보이지만 암이 진행될수록 그 빈도가 증가하며 말기 합병증의 경우에는 불량한 예후를 보여 약 75%의 환자는 3개월 이내 사망한다는 연구결과도 있어 말기 암환자에서 여명 예측 인자로 작용할 수 있다. 고칼슘혈증은 종양응급상황으로 정확한 진단과 빠른 치료 및 증상 관리를 위한 조치가 필요하다. 칼슘 수치가 조금 상승하더라도 전신쇠약감과 쉽게 피로를 느끼고 불안, 인지 장애 등이 나타날 수 있다. 칼슘 수치 상승의 원인을 파악하여 교정을 통해 환자의 증상을 조절할 필요가 있으며, 전신쇠약감과 피로, 통증을 동반한 환자를 위해 환자 지지 및 교육과 상담이 필요하다.

질문 4 어떤 우선순위로 문제를 해결하겠는가?

1. 고칼슘혈증의 원인 치료
2. 고칼슘혈증의 증상 관리
3. 환자 지지 및 교육과 상담
4. 간호사 교육

질문 5 어떤 절차와 방법에 따라 문제를 해결하겠는가?

1. 고칼슘혈증의 원인 치료

1) 악성종양

신장의 칼슘 배설을 증가시키고 탈수를 교정하기 위해 0.9% 생리식염수 용액을 시간당 100 cc씩 정맥으로 먼저 주입하고 섭취량과 배설량을 비교하여 체액과부하를 사정한 뒤 필요시 푸로세마이드(furosemide) 20 mg을 정맥으로 주사하도록 처방되었다. 병동에 입원하여 수액요법을 지속하고 6시간 간격으로 이온화 칼슘농도를 측정하여 결과에 따라 칼슘 수치 교정을 시행하였다. 이온화 칼슘농도의 모니터링 과정 중에 1.5 mmol/L로 수치가 상승하여 생리식염수 투여 간격이 시간당 150 cc로 변경되었고, 엘카토닌(elcatonin) 40 IU 하루 2번과 파미드로네이트(pamidronate) 90 mg 정맥주사가 추가되었다. 악성종양에 의한 칼슘 수치 상승 시에는 검사 결과를 확인하고 관련 증상을 모니터링하고, 칼슘 수치의 교정 후 종양에 의한 고칼슘혈증 원인을 해결하기 위해 항암치료 시작을 고려하였다.

2) 뼈 전이

환자는 2주 전부터 뼈전이 부위에 통증이 발생하여 암세포를 직접 공격하기 위한 항암치료를 시작하고, 골격계 합병증 발생 위험을 낮추기 위해 비스포스포네이트(bisphosphonates) 같은 골흡수 억제제를 투여하였다.

3) 신기능 장애

탈수 또는 체액량 감소로 인하여 신장애가 발생할 수 있는데 환자는 한 달 전부터 식욕부진으로 체중 저하가 있어 이로 인한 칼슘 수치 상승이 원인이 되었는지 감별이 필요하다. 식염수 주입으로 칼슘 수치가 교정되면서 신장 수치가 정상화되고 있는지 모니터링을 하였고, 응급실 내원 당시 BUN/Cr 37.5/1.64 mg/dL로 Cr 상승을 보였으나 칼슘 교정을 하면서 Cr 수치도 점차 낮아졌고 퇴원 전 검사 결과는 1.17 mg/dL로 측정되었다.

알아보기

고칼슘혈증의 치료

악성종양에 의한 고칼슘혈증은 가장 흔한 내분비적 부종양증후군으로 전신으로 순환하는 호르몬에 의해 발생하는 경우인 체액성 고칼슘혈증(humoral hypercalcemia of malignancy, HHM)과 뼈로 전이된 종양에서 분비되는 인자가 종양 주변의 뼈에 국소적으로 작용하여 골흡수를 유발시켜 발생하는 국소적 골용해성 고칼슘혈증(local osteolytic hypercalcemia, LOH)으로 분류할 수 있다.

표 5. 고칼슘혈증의 치료

치료	작용 기전	작용 시작 시점	적응증	고려 사항
수액요법 생리식염수 2-4 L/day를 정맥 투여 (1-3일 동안)	• 사구체 여과율을 증가시켜 칼슘의 여과 및 배설을 촉진 • 정상적인 세포외 액량 보유	• 24시간 이내 작용	• 중증 고칼슘혈증 (Ca 14 mg/dL 이상) • 증상이 있는 중등도 고칼슘혈증	• 일시적인 치료 • 30% 미만에서만 칼슘 농도가 정상화됨 • 주의: 체액 과다, 심부전, 신장 질환, 고령, 울혈성 심부전
이뇨제 푸로세마이드 (furosemide) 10-20 mg, 정맥 투여	• 신세뇨관의칼슘 재흡수를 억제 • 체액 과부하 예방	• 24시간 이내 작용	• 적극적인 수액요법 적용 이후 • 체액 과다의 경우 사용	• 신기능, 혈중 전해질 수치 모니터링 필요 • 주의: 혈관 내 용적이 회복되기 전에 사용되면 칼륨을 감소시키고 탈수를 유발할 수 있음
비스포스포네이트 졸레드론산 (zoledronic acid) 4 mg을 15분 이상 정맥 투여	• 파골세포의 분화 작용을 억제 • 골흡수 억제	• 2-4일 이내 작용	• 악성종양의 고칼슘혈증 • 골전이로 인한 통증, 병적골절의 예방과 치료	• 추정사구체여과율(estimated glomerular filtration rate) >35 mL/min일 경우 사용 가능 • 부작용: 위장장애, 발열, 근육통, 관절통, 독감 유사 증상 • 주의: 비정형 골절, 턱뼈괴사, 급성세뇨관손상(acute tubular injury)
파미드로네이트 (pamidronate) 60-90 mg을 4시간 이상 정맥 투여		• 2-4일 이내 작용 • 최대 효과는 72시간 후에 나타남		• 추정사구체여과율(estimated glomerular filtration rate) >30 mL/min일 경우 사용 가능 • 주의: 비정형 골절, 턱뼈괴사, 급성세뇨관손상(acute tubular injury)

〈계속〉

치료	작용 기전	작용 시작 시점	적응증	고려 사항
칼시토닌 (calcitonin) Kg당 4-8 IU를 매 6시간마다 근육 내 또는 피하 투여 (24시간 동안)	• 비타민 D의 칼시트리올로 변환을 억제	• 12시간 이내 작용, 빠른내성 (tachyphylaxis) 으로 48-72 시간으로 제한해 투약	• 심한 칼슘 증가에서 수액요법 후 초기 치료	• 24시간 후 칼슘 증가 재발, 구토, 경련, 발진 • 주의: 증상이 있는 환자에게는 48시간 초과는 권장하지 않음
RANKL (receptor activator of nuclear factor kappa-B ligand) 억제제 데노수맙 (denosumab) 120 mg 피하주사	• 파골세포의 분화, 활성, 생존을 억제하고 골흡수 억제	• 2-4일 이내 작용	• 뼈전이, 고칼슘혈증 비스포스포네이트 불응성 환자	• 장점: 신장을 통해 배설되지 않으므로 신기능 저하 환자에서 용량 조정 없이 사용 가능 • 주의: 턱뼈괴사
글루코코르티코이드 200 mg 정맥 투여 (3일간)	• 골 재흡수를 억제하고 칼슘 배설을 촉진		• 비타민 D 중독, 혈액암, 육아종성 질환	• 주의: 면역 억제, 근육병증

2. 고칼슘혈증 증상 관리

상담 당시 갈비뼈 부위와 등 부위의 통증은 숫자 평가 척도(numeric rating scale, NRS) 6-7점이었고, 숨이 찬 증상을 호소하였다. 2주 전부터 시작된 통증은 조금씩 증가하는 추세라고 하였고, 응급실 주치의는 모르핀(morphine) 5 mg + 5 DW 50 cc를 정맥주사하도록 추가하였다.

3. 환자 지지 및 교육과 상담

환자가 호소하는 증상을 확인하고 혈액검사 결과와 의미를 설명한 뒤에 고칼슘혈증을 일으킬 수 있는 원인과 위험인자, 증상과 예방법을 교육하였다. 고칼슘혈증을 유발할 수 있는 약제(이뇨제, 비스테로이드성 소염진통제, 항호르몬제 등)의 복용 이력을 확인하고 주의점을 교육하였다.

4. 간호사 교육

고칼슘혈증의 증상과 징후에 대해 알고 환자와 가족을 대상으로 고칼슘혈증의 증상을 교육하며 매 근무조마다 변화되거나 새로운 양상을 사정하도록 하였다. 간호사는 혈중 칼슘농도 및 전해질 수치를 모니터링하고 섭취량과 배설량, 체중을 확인하며 낙상이 발생하지 않도록 안전관리와 함께 금기 사항이 아닌 경우 걷기 운동을 격려하도록 교육하였다.

질문 6 대상자에게 필요한 F/U 계획은 무엇인가?

1. 관련 증상 확인

수액과다 및 전해질 불균형이 치료 초기에 발생할 수 있으므로 체중과 섭취/배설량 측정 결과를 모니터링하고, 고칼슘혈증과 관련된 증상을 확인하도록 한다.

2. 진료 및 추후 검사 결과 추적 관리

생리식염수를 주입하여 칼슘 배출을 유도하면 칼슘 이외에 나트륨, 칼륨, 인산, 마그네슘 등이 감소할 수 있어 매일 전해질 검사 결과를 모니터링하고, 신장내과 협진 결과를 토대로 신기능에 영향을 최소화할 수 있는 치료제와 항암제의 선별이 되었는지, 환자의 증상 정도에 따라 진통제, 이뇨제 등의 투여가 진행되고 있는지 확인한다.

3. 항암화학요법에 대한 계획

재입원하여 항암화학요법 시행을 고려하고 니볼루맙(nivolumab) + 이필리무맙(ipilimumab) 면역관문억제제와 고칼슘혈증 치료제 투여를 병행하면서, 전해질불균형, 신기능 등을 확인하도록 한다. 종양의 제거나 크기를 감소시키는 것이 칼슘 농도를 조절하는 근본적인 방법이므로 칼슘 수치 교정과 항암화학요법을 시행하기 위해서는 입원 치료가 필요하다.

4. 칼슘, 신장 수치 호전 확인과 고칼슘혈증의 증상 및 예방 교육

악성종양과 뼈전이로 인한 고칼슘혈증은 재발 가능성이 있으므로, 환자와 보호자 교육이 필요하다. 주 증상과 예방법을 교육하고 외래 진료 또는 입원 시마다 관련 증상에 대해 사정하고, 혈액검사 수치를 주의 깊게 살펴보아야 한다.

전문간호사의 역할

사례에서 전문간호사는 악성종양과 뼈전이로 인한 고칼슘혈증의 주 증상과 예방법을 환자와 보호자에게 교육하고 항암화학요법과 면역관문억제제 투여 지침을 간호사에게 교육하였다. 환자의 대면 상담을 통해 발견한 증상과 원인을 해결하기 위한 빠른 문제해결이 가능하도록 조정자의 역할을 수행하였고, 근거에 기반해서 고칼슘혈증 관리의 임상적 판단을 수행하는 임상실무 전문가로서의 역할을 수행하였다.

요약

환자는 항암화학요법 치료 전에 시행한 혈액검사 결과 칼슘과 신장 수치의 상승을 보여 응급실로 내원하였다. 내원 당시 환자는 피로와 두통, 갈비뼈와 등 부위의 통증을 호소하였고, 숨이 차다고 하였다. 또한 소화불량으로 인해 식사량이 감소하여 한 달 사이에 체중이 4 kg 빠졌고, 계속 졸리고 서 있기가 힘들어 눕고 싶다고 하였다. 혈액 및 뼈스캔 결과와 환자의 증상을 토대로 고칼슘혈증을 의심할 수 있었다.

응급실로 이송된 환자는 악성종양으로 인한 고칼슘혈증과 고칼슘혈증으로 인한 급성 신부전을 진단받았다. 칼슘 수치를 낮추기 위해 생리식염수 주입과 비스포스포네이트 제제 투여가 추가되었고 입원하여 칼슘 수치 교정을 시행한 일주일 뒤에 이온화 칼슘농도가 1.34 mmol/L로 안정되었다. 항암치료를 진행하기로 결정하여 니볼루맙(nivolumab) + 이필리무맙(ipilimumab) 면역관문억제제 병용 투여를 시작하였고, 특이 합병증 없이 퇴원하였다.

사례로부터 배울 점

- 고칼슘혈증은 암환자의 20-30%에서 나타나는 흔한 합병증이다. 하지만, 임상증상이 비특이적이고 암의 증상과 혼동되기 쉽기 때문에 환자의 병력을 사정할 때 고칼슘혈증을 유발할 수 있는 위험인자를 확인하는 과정이 필요하다. 또한 고칼슘혈증으로 인한 신경, 심혈관계, 신장, 위장관에 나타나는 임상증상을 미리 알고 증상과 징후를 사정해야 한다.

- 진단적 검사로 환자의 혈중 칼슘 및 전해질, 알부민, 신기능 검사와 뼈스캔, 심전도, CT 검사가 있으며 고칼슘혈증은 항암치료에 대한 반응 여부, 혈청 알부민 농도, 치료 후 혈청 칼슘 농도, 연령 등이 예후 인자로 알려져 있다.
- 고칼슘혈증은 종양응급상황으로 적절한 치료시기를 놓치면 의식저하, 사망에 이를 수 있으므로 원인분석과 빠른 치료 및 교정이 필요하다.
- 고칼슘혈증의 가장 중요한 치료는 충분한 수액을 투여하는 것이다. 보통 생리식염수 200-500 mL/hr를 이뇨제와 함께 투여하여 체내에 수분을 적절히 유지하면서 칼슘 배출을 유도한다. 또한 고칼슘혈증이 발견되는 즉시 빠른 시간 내에 비스포스포네이트 제제를 정맥 주입한다. 비스포스포네이트는 골흡수를 방지하여 혈청 칼슘농도를 떨어뜨리며, 대개 파미드로네이트(pamidronate) 60-90 mg을 2시간에 주입하거나, 졸레드론산(zoledronate) 4 mg을 15분 동안 정맥 주입한다. 대개 혈청 칼슘 농도는 주입 후 12시간 내에 떨어지기 시작하여 5-6일에 안에 가장 낮은 농도에 도달한다. 급성 또는 만성 신장애가 동반되어 충분한 수액 주입이 어려운 일부 환자에게는 칼슘이 포함되어 있지 않은 수액으로 혈액투석을 하여 칼슘 농도를 떨어뜨리는 치료를 할 수 있다.

참고문헌

- Bubik RJ, Dahl NJ. Hypercalcemia of Malignancy: Drug Therapy Pearls. The Journal for Nurse Practitioners. 2018;14(7):567–8.
- Carrol MF, Schade DS. A Practical Approach to Hypercalcemia. Am Fam Physician. 2003;67(9):1959-66.
- Kim JH, Shin CS. Calcium Metabolism and Hyper and Hypoparathyroidism. Hanyang Medical Reviews. 2012;32(4):179-86.
- Shane E, Irani D. Chapter 26. Hypercalcemia: Pathogenesis, Clinical Manifestations, Differential Diagnosis, and Management. American Society for Bone and Mineral Research. 2006. pp. 176-80.
- The Society for Endocrinology. Clinical Committee. 2013.

21

비외상성 횡문근융해증

학습 목표

환자의 주 호소를 토대로 적절한 병력 청취와 감별진단을 위한 검사를 알고, 대상자의 특성에 맞춘 간호 계획을 세울 수 있다. 구체적인 목표는 다음과 같다.

❶ 신장이식 환자의 크레아티닌(Creatinine, Cr) 상승과 관련된 정보를 얻고 해석할 수 있다.
❷ 횡문근융해증을 확인하기 위한 검사와 결과를 해석할 수 있다.
❸ 근거에 기반하여 횡문근융해증에 대한 임상적 판단을 할 수 있다.

사례

환자는 10년 전 신장조직검사(renal biopsy)를 통해 사구체신염(nephritis)을 진단받고, 2년 전 자녀로부터 기증받아 신장이식수술(kidney transplantation)을 받았으며, 이식 3개월 후 급성거부반응(acute rejection)으로 스테로이드 충격요법(steroid pulse therapy)을 받고 치료가 된 과거력이 있으며, 현재 고혈압과 당뇨가 있다. 환자는 이틀 전에 정기검진을 위해 방문한 외래 진료에서 상승된 크레아티닌 수치가 보여 정밀 검사를 위하여 입원하였다.

환자는 입원 직후 혈액검사와 요분석 검사(urine analysis)를 시행하였다. 혈중 크레아티닌 수치는 1.6 mg/dL으로 평소 1.0 mg/dL에 비하여 상승, 아스파르테이트 이미노전달효소(aspartate transaminase, AST)와 알라닌 아미노전달효소(alanine transaminase, ALT)가 50/75 IU/L로 약간 상승, 포타슘(potassium, K^+) 수치가 5.7 mmol/L로 약간 상승한 것을 확인하였다. 환자의 소변 색은 짙은 노란색(dark yellow)이었고, 현미경검사를 이용한 요분석(urinalysis with microscopy, UA with micro)상 적혈구(red blood cell, RBC)는 관찰되지 않았다.

환자는 평소 면역억제제 타크로리무스(tacrolimus) 2 mg 하루에 두 번, 데플라자코트(deflazacort, calcort®) 6 mg 2정 하루 한 번, 미코페놀레이트모페틸(mycophenolate mofetil, cellcept®) 500 mg 하루 두 번 복용 중이었다. 2주 전부터는 심장내과에서 처방된 고지혈증 치료제인 아토르바스타틴(atorvastatin) 약물을 복용하고 있었다.

질문 1 대상자에게 있어 가장 중요한 문제는 무엇인가?

크레아티닌 수치 상승

신장이식수술을 받고 2년이 경과했다는 점을 고려할 때, 크레아티닌 수치 상승은 이식신장의 거부반응으로 의심할 수 있다. 전문간호사는 신체사정을 통해 하복부 후복막강에 위치한 이식신장(transplanted kidney) 부위가 단단하게 만져지지 않으며 압통이 없음을 확인하였다. 또한 대상자에게 문진을 하여 이식신장의 거부반응 시 나타날 수 있는 핍뇨, 발열, 부종, 체중증가 등의 증상이 없음을 확인하였다.

주치의는 크레아티닌 상승 원인을 확인하기 위해 조직검사를 하는 것으로 치료계획을 세웠고, 간호팀은 익일 조직검사를 할 수 있도록 준비를 하였다. 환자는 이미 입원하기 전 외래 진료에서 신장 조직검사의 가능성에 대하여 설명을 듣고 입원한 상태였고, 다음날 예정된 조직검사에 대한 걱정이 많았다.

질문 2 대상자의 문제를 해결하기 위해 어떤 정보가 필요한가?

1. 이식 신장과 관련된 정보

외래에서 시행한 혈액검사 결과 크레아티닌 수치을 확인하였고, 입원 전 외래에서 이식신장 도플러(doppler)검사를 시행하였다. 이식신장의 사이즈는 정상 범위로 이식신장의 부종이 발견되지 않았고 요폐색이나 수신증(hydronephrosis)의 징후는 없었다. 검사결과는 혈중 크레아티닌 수치가 1.6 mg/dL으로 평소 1.0 mg/dL에 비하여 상승, AST/ALT 50/75 IU/L으로 약간 상승, 포타슘(potassium, K+) 수치가 5.7 mmol/L으로 상승해 있었고, 소변 색은 짙은 노란색으로, 현미경검사를 이용한 요분석상 적혈구는 관찰되지 않았다.

2. 면역억제제 복용 이행 여부

환자는 평소 면역억제제 타크로리무스, 데플라자코트, 미코페놀레이트모페틸을 처방받아 복용 중이었다. 환자는 바쁜 일상으로 물을 신경 써서 마시지는 못했지만, 면역억제제는 단 한 번도 빠짐없이 복용하였다고 했다. 전문간호사는 외래 추적관찰 시 시행된 타크로리무스 혈중농도 검사 결과를 살펴보았고, 그 결과 6-8 ng/mL 사이로 비교적 일정하게 측정되는 것을 확인할 수 있었다.

3. 기타 투약력

환자가 현재 복용 중인 약을 확인하는 과정에서 전문간호사는 2주 전 심장내과 외래에서 아트로바스타틴 약물이 추가 처방된 기록이 있음을 확인하였고 다시 한 번 문진을 시행하였다. 환자는 심장내과 외래 방문을 하여 콜레스테롤 수치가 상승하였다는 설명을 들었고, 처방받은 고지혈증약을 복용한 지는 약 2주 정도 되었다고 하였다. 또한 기타 즙, 엑기스, 한약 등의 건강보조식품을 복용한 적은 없다고 하였다.

4. 추가 검사

추가 혈액검사와 소변검사를 시행하였고, 그 결과 혈중 크레아티닌 키나제(creatine kinase, CK)가 1300 IU/L으로 정상치의 6배 이상이고, 소변에서 미오글로빈(myoglobin)이 1+ 검출된 것을 확인하였다. 전문간호사는 환자에게 흉통, 근육통이나 근육의 무기력증이 있는지 문진하였고, 환자는 그런 증상이 없다고 답하였다. 심근 손상을 감별하기 위하여 시행한 심전도 검사(electrocardiography, EKG)상 특이 소견은 없었으며, 크레아티닌 키나제-MB (creatine kinase myocardial band, CK-MB) 수치는 정상 범위 내였다.

질문 3 대상자의 예상되는 진단명은 무엇인가?

비외상성 횡문근융해증(non-traumatic rhabdomyolysis)

아토르바스타틴은 HMG-CoA reductase inhibitor (β-hydroxy β-methylglutaryl-CoA reductase inhibitor) 계열의 약물로서 흔하게 쓰이는 고지혈증 약이지만, 유전자 다형성에 의해 OATP1B1 (organic anion-transporting polypeptide 1B1)이 결핍되어 간으로 스타틴(statin)이 들어가지 않는 경우, 근육에 분포하는 스타틴의 농도가 증가해 횡문근융해증이 발병하게 된다.

환자는 신장이식환자라는 점을 고려하였을 때 이식신장에 사구체신염이 재발하여 크레아티닌이 상승했을 가능성도 완전히 배제할 수는 없지만, 추가 검사를 통하여 비외상성 횡문근융해증이 진단되었고, 이 문제에 대한 치료가 선행되어야 할 것이다.

알아보기

횡문근융해증

스타틴계열 고지혈증 약물 복용 시 유전자 다형성에 의한 OATP1B1 결핍은 간으로 스타틴 이동을 억제하여 근육에 스타인 농도를 증가시켜 횡문근융해증을 일으키며, 이러한 유전적 다형성을 가질 확률은 0.1%로 낮다.

근세포가 파괴되면 초기에는 나트륨, 수분이 세포 내로 유입되어 부피가 늘어나며 세포 내 나트륨을 배설시키기 위해 칼슘이 세포 내로 유입된다. 손상 받은 근육에 수분이 축적되어 근육이 붓고 그로 인해 상대적으로 혈액량이 감소하게 되어 급성신부전의 원인이 된다. 근세포 내의 혈색소인 미오글로빈이 혈액으로 유출되고 신장의 세뇨관 내 미오글로빈의 분해 산물이 결정화가 되고 요산 배설의 증가로 인해 요산의 결정 형성 또한 촉진되어 결국 세뇨관 폐쇄가 일어나게 된다. 미오글로빈뇨가 배설되는 과정에서 세뇨관은 직접적으로 손상을 받기 시작하며 이는 세뇨관 괴사나 급성 신부전의 원인이 된다(그림 1).

횡문근융해증의 전형적인 3가지 증상은 근육통, 쇠약, 적갈색의 소변이다. 하지만 이러한 증상은 모든 횡문근융해증 환자의 10% 미만에 존재한다. 미오글로빈은 간대사에 의해 빨리 제거되어 예측이 어려우므로 혈장 또는 소변에서 미오글로빈을 검사하는 것은 횡문근융해증의 민감한 진단 방법은 아니다. 반면 혈장 CK 농도 측정은 횡문근에만 있으며 제거 속도가 느려 미오글로빈보다는 횡문근 손상 여부와 정도를 판단하는데 훨씬 신뢰할 만한 검사이다.

〈계속〉

CK는 골격근(skeletal muscle)이나 심근(myocardium)에 고농도로 포함되어 있는 효소로 뇌, 폐, 장에도 포함되어 있으며, CK-MM, CK-MB, CK-BB의 3가지 동형단백질(isoform)이 있다. 혈중 CK 수치는 심근의 손상, 격렬한 운동이나 수술 등으로 인한 골격근의 손상, 약물, 선천성 근육병, 염증성 질환, 알콜 남용 등으로 인하여 증가될 수 있다.

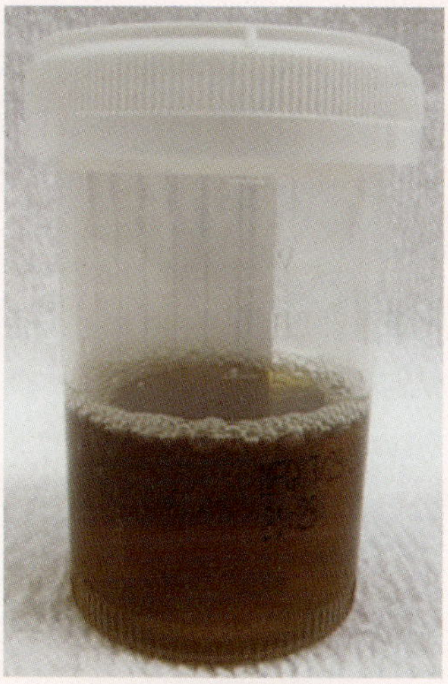

그림 1. 횡문근융해증 환자의 미오글로빈뇨

횡문근융해증의 원인은 크게 외상성 요인과 비외상성 요인으로 나눌 수 있다(표 1).

표 1. 횡분근 융해증의 원인

분류	발생 요인
외상성 근육손상	폭행, 타박상, 고강도 운동, 압좌 증후군, 장기간의 부동(immobilization), 혈관 압박, 혈관 폐색이 있는 수술, 구획 증후군, 감전, 화상, 신체보호대 등
비외상성 근육손상	간질 발작, 대사성 근병증, 유전성 근병증 및 근육 이영양증, 미토콘드리아 근병증, 악성 고열 및 열사병, 알콜 남용, 일부 약물(예: HMG-CoA reductase inhibitor) 및 약물남용(예: 코카인, 암페타민, 헤로인 등), 독소(예: 일산화탄소 등), 감염(인플루엔자, 인체면역결핍바이러스(human immunodeficiency virus, HIV), 코로나바이러스-19 (coronavirus disease 2019, COVID-19 등), 전해질 장애(특히 저칼륨혈증), 내분비병증, 염증성 근병증 등

사례

전문간호사는 환자의 투약력과 입원 후 시행한 혈액검사 결과, 요검사 결과, 추가로 시행한 검사 결과를 진료과와 공유하였고, 익일 조직검사 여부에 대해 다시 확인하고자 하였다. 환자는 익일 예정된 조직검사에 대하여 상당한 불안감을 가지고 있었다. 전문간호사는 환자가 불안감을 표현할 수 있도록 경청해주었고, 조직검사가 확실히 결정된 것이 아니니 치료계획이 변경될 경우 즉시 알려드리겠다고 설명하였다.

진료과는 전문간호사로부터 전달받은 자료를 바탕으로 환자의 크레아티닌 수치 상승 원인이 거부반응이 아닐 수도 있겠다는 판단을 하였고, 익일 예정이 되어 있던 이식신장 조직검사를 취소하고 횡문근융해증에 대한 치료를 선행하기로 하였다. 이에 따라 전문간호사는 환자에게 치료계획이 변경되었음을 설명하였다.

또한 스타틴 약물이 횡문근융해증의 원인이 될 수 있는 약물로 생각되었기에 즉시 투여를 중단하였다.

질문 4 어떤 우선 순위로 문제를 해결하겠는가?

1. 스타틴 약물 투여 중단
2. 수액 공급
3. 환자 교육과 상담

질문 5 어떤 절차와 방법에 따라 문제를 해결하겠는가?

1. 스타틴 약물 투여 중단

환자의 투약력과 혈액검사 결과, 요검사 결과, 추가로 시행한 검사 결과를 진료과와 공유하고, 익일 예정된 이식신장 조직검사는 취소하고, 스타틴 약물이 횡문근융해증의 원인이 될 수 있는 약물로 의심되었기에 즉시 투여 중단하였다.

2. 수액 공급

비외상성 횡문근융해증이 의심되는 상황에서 가장 중요한 치료는 급성신부전을 유발하는 요인을 제거하는 것이다. 즉, 체액량 감소와 신세뇨관 폐쇄를 예방하기 위해서 빠른 수액 치료를 통한 혈액량 보충이 필수적이다. 정질액(crystalloid solution) 2.5 mL/kg/hr를 공급하기 위하여 추가검사를 확인한 즉시 생리식염수(normal saline) 160 cc/hr로 수액 치료를 시작하였다. 수액치료 시작 시 다량의 소변 배출이 예상되는 상황이었다. 대상자가 신장이식 수술을 받았을 당시 요관방광문합술(uretero-neocystostomy)을 시행했다는 점과 환자가 수면하는 동안 자가 배뇨를 통해서 다량의 소변 배출이 원활하게 이루어지지 않을 경우 방광-요관 역류(vesico-ureteral reflux)가 발생하기 쉽다는 점, 또한 대상자의 소변량을 모니터링하기 위한 목적으로 유치도뇨관을 삽입하였다. 치료 둘째 날부터는 산증(acidosis)을 교정하기 위하여 1/2 생리식염수와 중탄산염나트륨(sodium bicarbonate)을 혼합하여 150 cc/hr으로 수액을 공급하였다.

3. 환자 교육과 상담

유치도뇨관 제거 후 전문간호사는 요의를 참지 말고 자가 배뇨를 해야 함을 환자에게 교육하였으며, 신장기능이 안정적임을 설명하여 환자의 불안감을 감소시켜주었다.

환자는 치료 과정 중 의료진이 신장이식환자인 자신에게 잘못된 약물을 부주의하게 처방하여 이러한 합병증이 생겼다며 항의를 하였다. 전문간호사는 환자가 왜 그런 생각을 하게 되었는지 파악하기 위해 우선 환자의 말을 경청하였고, 직후 독립된 공간에서 환자 면담을 시행하였다. 잘못된 약물이 처방된 것이 아니고 유전적 다형성에 의하여 약물에 대한 반응이 사람마다 다를 수 있기에 나타나게 된 현상이며, 다행히 빠른 치료를 통해 합병증이 나타나지 않을 가능성이 높음을 설명하여 환자의 불안감을 감소시켰다.

사례

혈액검사 수치가 호전됨에 따라 하루 4 L 공급되던 수액량을 서서히 감량하였다. 5일이 지나자 CK 수치는 정상범위 내로 감소하였으며, 크레아티닌 수치도 1.0 mg/dL으로 감소하였다. 치료 과정 중 공급되는 수액량과 배출되는 소변량이 줄어들었고 자가 배뇨가 가능하다고 판단되어 치료 3일째 오전에는 유치도뇨관을 제거하였다. 대상자는 7일간의 입원치료 후 합병증 없이 퇴원하였고, 현재 외래 추적관찰 중이며 안정적인 신장기능을 보여주고 있다.

질문 6 대상자에게 필요한 F/U 계획은 무엇인가?

1. 이식신장 기능 검사

횡문근융해증에 대한 치료가 종결된 후 이식신장 기능을 다시 한번 확인하기 위하여 추가 검사가 시행되었다. 크레아티닌 수치 상승이 이식신장의 거부반응 때문일 수도 있다는 가능성을 배제하기 위하여 이식신장 도플러 검사와 공여자 특이 항체(donor specific antibody, DSA) 검사가 추가로 시행되었다. 또한 대상자가 신부전을 진단받았을 때 원인질환이 사구체신염이었고, 원인질환이 재발되었을 가능성을 배제하기 위하여 요단백검사(urine protein to creatinine ratio)와 24시간 소변검사가 추가로 시행되었다. 그 결과 이식신장 도플러 검사에서는 이상 소견이 보이지 않았고 공여자 특이 항체는 검출되지 않았으며 요단백검사는 정상범위 이내였다.

2. 이식신장관련 퇴원 후 관리

전문간호사는 대상자에게 입원 중 시행된 혈액검사, 이식신장 도플러 검사, 공여자 특이 항체 검사 결과를 설명하면서 거부반응 징후는 관찰되지 않았음을 알려 대상자의 불안감을 감소시켰다. 전문간호사는 퇴원 후에도 규칙적인 면역억제제 복용의 중요성을 강조하였고, 복용 불이행을 예방할 수 있도록 알람 맞추기, 약통(pill box) 사용법, 외출 시 유의사항 등에 대한 상담을 제공하였다.

전문간호사의 역할

이식신장의 거부반응이 의심되어 신장조직검사가 예정된 환자가 입원하였을 때 전문간호사는 환자의 병력과 투약력을 확인하고 대상자를 문진하였으며, 필요하다고 생각되는 추가 검사를 시행하였다. 입원 초기 세워졌던 신장 조직검사라는 치료 계획을 그대로 수행하기보다는, 추가 검사 결과를 통합적으로 해석한 전문가적 실무 역량을 발휘하였고, 환자의 검사 결과를 진료과와 즉시 공유함으로써 환자의 치료계획이 변경되도록 조정자로서 역할을 수행하였다. 또한 치료 계획이 어떠한 사유로 변경되었는지, 변경된 치료계획이 무엇인지에 대하여 환자에게 교육 및 상담을 함으로써 불안감을 감소시켜 주었다. 결과적으로 환자는 불필요한 조직검사를 받지 않을 수 있었으며, 비판적 사고를 통한 임상판단으로 횡문근융해증에 대한 빠른 치료를 받게 되어 추가적인 신장기능 손상을 예방할 수 있었다.

요약

환자는 신장이식수술을 받았던 환자로 크레아티닌 수치가 상승되고 거부반응이 의심되어 신장조직검사를 위해 입원하였다. 전문간호사는 환자의 투약력 확인, 문진, 혈액검사와 소변검사를 통하여 수집한 자료를 진료과와 공유하였고 결국 치료계획이 변경되었다. 환자는 비외상성 횡문근융해증이 의심되어 즉시 수액치료가 이루어졌고 익일 예정되었던 신장조직검사는 취소되었다. 이후 환자의 혈액검사 결과가 호전되고 신장기능이 안정적으로 평가되었다.

만약 감별진단이 정확히 이루어지지 않아 신장조직검사가 선행되었다면 불필요한 신장조직검사 시행뿐만이 아니라, 횡문근융해증에 대한 치료가 지연되어 사구체 손상이나 급성신부전으로 진행될 수도 있었을 것이다. 따라서 신중한 감별진단의 중요성을 다시 한 번 느낄 수 있는 사례였다. 환자는 10일간의 입원치료 후 합병증 없이 퇴원하여 현재 외래 추적관찰 중이다.

사례로부터 배울 점

- 외상 환자가 아니더라도 횡문근융해증이 발생할 수 있다.
- 근육통이나 콜라색 소변이 관찰되지 않더라도 횡문근융해증이 발생한 것일 수 있으며, 이는 급성신부전의 원인이 될 수 있기에 빠른 치료가 이루어져야 한다.
- 횡문근융해증이 의심될 경우 빠른 수액 치료가 우선시된다.
- 고지혈증 치료제로 처방되는 HMG-CoA reductase inhibitor 약물에 대하여 유전적 다형성을 가질 확률은 0.1%로 매우 낮지만 고지혈증 약이 매우 흔하게 처방된다는 점과 횡문근융해증이 신장 손상을 일으킬 수 있는 위험한 병임을 감안하였을 때, 의료진은 고지혈증 약을 투여받는 환자에게 이와 같은 위험이 있음을 인지해야 한다.
- 신장이식환자의 크레아티닌 수치 상승 원인이 이식신장 거부반응 이외에도 다른 원인이 있을 수 있음을 고려해야 한다.

참고문헌

- 김문재. 비외상성 횡문근융해증의 임상적 고찰. 대한내과학회지. 2004;5:459.
- Cervellin G, Comelli I, Benatti M, et al. Non-traumatic rhabdomyolysis: Background, laboratory features, and acute clinical management. Clin Biochem. 2017;50(12):656-62.
- SEARCH Collaborative Group, Link E, Parish S, et al. SLCO1B1 variants and statin-induced myopathy--a genomewide study. N Engl J Med. 2008;359(8):789-99.
- Zutt R, van der Kooi AJ, Linthorst GE. Rhabdomyolysis: review of the literature. Neuromuscul Disord. 2014;24(8):651-9.

22

중심정맥관 관련 감염

학습 목표

환자의 주 호소를 토대로 적절한 병력 청취와 신체검진을 수행할 수 있으며, 감별진단을 위한 검사를 알고, 대상자의 특성에 맞춘 간호 계획을 세울 수 있다. 구체적인 목표는 다음과 같다.

❶ 환자가 호소하는 증상을 통해 관련 정보를 얻고 해석할 수 있다.
❷ 케모포트 관리 방법에 대해 알고 케모포트 관련 합병증을 조기발견할 수 있다.
❸ 중심정맥관(케모포트) 관련 감염을 확인하기 위한 검사와 결과를 해석할 수 있다.
❹ 근거에 기반하여 중심정맥관(케모포트) 관련 감염에 대한 임상적 판단을 할 수 있다.
❺ 중심정맥관(케모포트) 관련 감염의 간호중재와 예방법을 포함한 간호 계획을 세울 수 있다.

사례

36세 여자 환자는 오른쪽 유방암 2기를 진단받고 수술을 하였으며, 수술 후 보조항암화학요법으로 독소루비신(doxorubicin)과 싸이클로포스파마이드(cyclophosphamide)을 계획하였다. 6월 2일 말초혈관 상태가 좋지 않아 항암제 투여를 위해 왼쪽에 케모포트를 삽입하였고, 8월 22일 4차 보조 항암화학요법을 종료하였다. 8월 31일 외래 내원 당시 환자는 목 주변의 발적과 통증으로 종양전문간호사에게 증상 상담을 위해 의뢰되었다.

환자는 유방암 외에 다른 동반질환은 없었으며 케모포트가 삽입되어 있는 왼쪽 목 혈관을 따라 '쿡쿡 쑤시는' 통증이 있다고 하였고, 통증이 있는 목 주변으로 2*2 cm 발적이 있었으며(그림 1) 눌렀을 때 통증도 동반되었다. 케모포트가 삽입된 주변 피부는 깨끗하였고 통증은 없었다. 혈압은 110/80 mmHg, 맥박 88회/분, 호흡 18회/분, 체온 37.9℃였다.

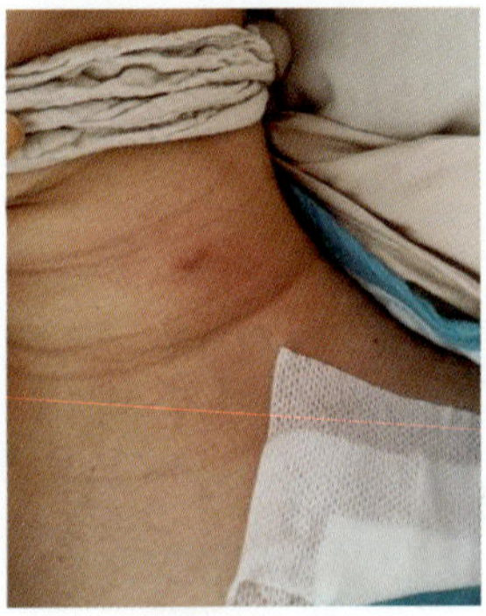

그림 1. 내원 당시

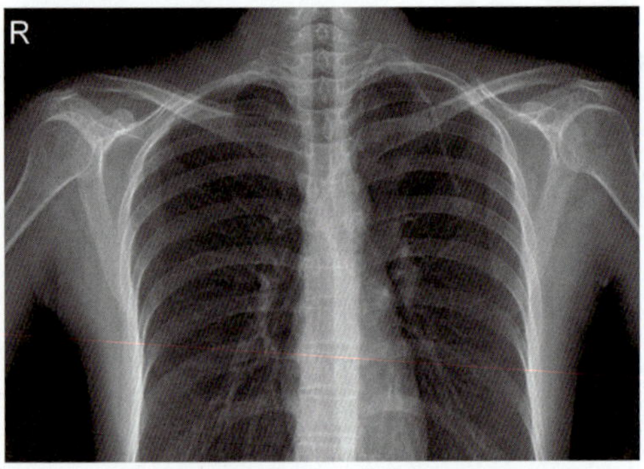

그림 2. 내원 당시 흉부 X-ray

내원 당시 혈액검사 결과는 다음과 같다(표 1).

표 1. 혈액검사 결과

검사명	결과
White blood cell	10.29×10^3 /μL
Hemoglobin	10.3 g/dL
Platelet	188×10^3 /μL
Segmented neutrophil	82.0%
AST (aspartate aminotransferase)	24 U/L
ALT (alanine aminotransferase)	22 U/L
BUN (blood urea nitrogen)	22 mg/dL
Creatinine	0.9 mg/dL
e-GFR (estimated glomerular filtration rate)	62.9 mL/min
D-dimer	0.8 ug/mL (FEU)
CRP (C-reactive protein)	4.5 mg/dL
Procalcitonin	1.05 ng/mL

질문 1 대상자에게 있어 가장 중요한 문제는 무엇인가?

목 왼쪽 부위의 발적과 통증

환자가 가장 불편해하는 것은 목 왼쪽 부위의 발적과 쿡쿡 쑤시는 듯한 양상의 통증이었다.

질문 2 대상자의 문제를 해결하기 위해 어떤 정보가 필요한가?

1. 케모포트와 관련된 정보

1) 최근 케모포트 사용 여부

케모포트는 8월 22일 항암치료 종료 이후에는 사용하지 않았다고 하며, 그 당시에는 목 부위에 발적, 압통, 통증 등이 없었다.

2) 흉부 X-ray

케모포트 위치상 특이소견이 없었으며 카테터 위치 또한 이전과 변화가 없었다.

2. 혈액배양검사 결과

8월 31일 내원 이후 입원하여 말초혈관과 케모포트에서 각 1쌍씩 혈액배양검사를 시행했다. 말초혈관, 케모포트 혈액배양검사에서 모두 균이 배양되지 않았다.

질문 3 대상자의 예상되는 진단명은 무엇인가?

중심정맥관(케모포트) 관련 감염(chemoport catheter-related infection)

케모포트가 삽입된 포켓 부위 피부는 깨끗했으며 통증, 압통은 없었지만 카테터를 따라 발적, 열감, 통증이 동반되어 있어 터널 감염(tunnel infection)을 의심할 수 있다.

알아보기

중심정맥관 관련 감염

1. 임상양상

발열, 염증, 화농 소견, 패혈증 등의 증상과 징후는 중심정맥관 관련 진단에 도움이 된다. 발열은 중심정맥관 관련 감염 진단에 가장 민감한 임상지표이지만 특이적인 지표는 아니다. 반대로 중심정맥관 삽입 주위의 염증이나 화농 소견은 특이적인 지표이지만 민감한 지표는 아니다. 다른 감염 병소가 없으면서 혈액배양에서 *Staphylococcus aureus*, *Coagulase-negative staphylococci*, *Candidaspecies*가 분리되면 중심정맥관 관련 혈류감염(central line-associated bloodstream infection,·CLABSI)를 의심하여야 한다.

2. 국소감염

국소감염은 출구 감염(exit site infection), 터널 감염(tunnel infection), 포켓 감염(pocket infection)으로 나눌 수 있다. 출구 감염이나 터널 감염은 발적, 열감, 압통 등의 염증 소견이 중심정맥관 출구나 주변에 있는 것을 의미한다. 출구로부터 2 cm 이내까지 출구 감염으로, 2 cm 이상 파급된 경우 터널 감염으로 분류하기도 한다. 포켓 감염은 피부 밑 포켓에 감염 징후가 있는 것을 말한다. 터널 감염 또는 포켓 감염이 있는 경우에는 중심정맥관 제거가 권장된다. 국소감염의 존재는 CLABSI를 나타내는 소견일 수 있지만 혈류감염 없이도 국소감염은 있을 수 있으므로 혈액배양검사를 통해 혈류감염의 동반 여부를 확인해야 한다.

질문 4 어떤 우선순위로 문제를 해결하겠는가?

1. 카테터 제거 및 팁(tip) 배양검사

2. 항생제 치료

3. 예정된 보조항암화학요법 투여

4. 정서적 지지 및 환자 교육/상담

질문 5 어떤 절차와 방법에 따라 문제를 해결하겠는가?

1. 카테터 제거 및 팁(tip) 배양검사

외과 협진을 통해 9월 4일 케모포트를 제거하였다. 내원 당시 시행한 혈액배양검사에서 혈류감염을 의심할 균이 배양되지 않았지만, 케모포트 카테터를 따라 발적, 열감, 통증이 동반되는 터널 감염이 의심되어 케모포트를 제거하기로 하였다. 카테터 제거 시 시행한 카테터 팁의 균배양검사에서 *Staphylococcus aureus*가 배양되었다.

알아보기

중심정맥관 관련 감염의 치료

1. 혈류감염 없이 중심정맥관 팁 배양검사에서 균 동정시 치료방법

중심정맥관 관련 감염이 의심되어 시행한 중심정맥관 팁 배양에서 균이 동정되었으나 혈액배양은 음성인 경우가 종종 있다.이 환자들의 2.6-4.1%에서만 향후 혈류감염이 발생하기 때문에 이 환자들을 모두 항생제 치료하는 것은 옳지 않다. 그러나 *Staphylococcus aureus*와 같이 CLABSI를 잘 일으키는 균에 대하여는 치료가 필요하다는 주장이 있어 왔다. 논란의 여지가 있지만 중심정맥관 팁에서 *Staphylococcus aureus*가 분리된 경우는 5-7일 정도의 항생제 치료를 하고 감염의 증상 및 징후가 지속되는지 주의깊게 관찰하는 것이 권장된다.

2. *Staphylococcus aureus* 감염 시 치료

*Staphylococcus aureus*에 의한 CLABSI의 치료기간은 감염성 혈전 정맥염, 심내막염, 전이성 감염 등의 위험성으로 인하여 일반적으로 4-6주 이상이 필요하다. 이러한 감염성 합병증이 존재하지 않거나 존재할 가능성이 낮은 경우는 치료기간을 최대 2주까지도 단축할 수 있다. 이를 위해서는 면역저하 환자가 아니고, 중심정맥관이 제거되었고, 혈관이나 심장에 인공 삽입물이 없고, 영상의학적 검사에서 심내막염이나 감염성 혈전정맥염의 증거가 없고, 항생제 치료 시작 72시간 이내에 균혈증 및 발열이 호전되어야 하며, 기타 다른 부위의 전이성 감염이 없어야한다.

2. 항생제 치료

환자는 8월 31일 입원 당시부터 세파졸린(cefazolin) 2 g 하루 3회 정맥 투여하였고 항생제 투여 이후 48시간 간격으로 9월 1일, 9월 4일 혈액배양검사를 2회 추가 진행하였으며 추가로 시행한 혈액배양검사에서 음성으로 확인되었다. 카테터 팁 배양검사에서는 *Staphylococcus aureus*가 배양되었지만 혈액배양검사상 음성이고, 기타 감염성 합병증이 나타나지 않아 세파졸린을 2주간 정맥투여 후 경구용 항생제 세파클로(cefaclor) 250 mg 하루 3회 복용으로 변경하여 퇴원하였다.

알아보기

중심정맥관 제거 및 항생제 치료

- 원인균과 상관 없이 중증 패혈증, 중증 감염성 합병증(심내막염, 감염성 혈전정맥염, 골수염), 적절한 항생제 사용 후 72시간 이상 혈류감염이 지속될 때, 터널 감염 또는 포켓 감염이 있는 경우는 중심정맥관 제거가 강력히 권장된다.
- *Staphylococcus aureus*와 *Pseudomonas aeruginosa*, *Bacillus species* 등에 의한 감염 시에도 중심정맥관 제거가 필요하다.
- 중심정맥관 혈류감염이 의심될 경우 혈액배양 검사를 시행하고, 즉시 그람 양성균과 음성균을 모두 치료할 수 있는 광범위 항생제를 시작해야 한다. 메티실린 내성 *Staphylococcus aureus*의 빈도가 높기 때문에 초기 경험적 항생제 선택 시 이를 치료할 수 있는 반코마이신(vancomycin)과 같은 항생제를 포함시켜야 하지만, 지역별 감염률, 항생제 감수성, 기관의 방침에 따라 달라질 수 있다. 그람 음성균의 경우 대체로 아미노글리코시드(aminoglycoside)와 3세대 혹은 4세대 세팔로스포린(cephalosporin)에 감수성을 가지지만 아미노글리코시드가 비가역적인 이독성을 유발할 위험이 있기 때문에 세팔로스포린이 선호된다.

3. 예정된 보조항암화학요법 투여

항생제 치료 이후 보조항암화학요법 도세탁셀(docetaxel) 4차가 남아있었으며, 추가적으로 케모포트를 삽입하지 않고 말초혈관을 통해 항암제를 투여하였다.

4. 정서적 지지 및 환자 교육/상담

환자는 잘못된 케모포트 관리방법으로 인해 제거하게 된 것은 아닌지 걱정을 하였으며 케모포트 제거 이후 말초혈관을 통해 항암제가 주입되는 것에 대한 불안감과 걱정이 많았다. 이에 따라 정서적 지지를 하며 향후 계획되어 있었던 도세탁셀(docetaxel) 보조항암화학요법을 잘 마무리할 수 있도록 환자에게 말초혈관을 통해 항암제 주입 시의 주의사항과 도세탁셀(docetaxel)에 대해 항암화학요법 교육과 상담을 진행하였다.

질문 6 대상자에게 필요한 F/U 계획은 무엇인가?

1. 관련 증상 확인

케모포트 제거 이후 중심정맥관 관련 증상의 호전 상태를 관찰하기로 하였다.

2. 배양균에 따른 추가 검사 시행

케모포트 카테터 팁 배양검사상 *Staphylococcus aureus*균이 배양되었기 때문에 항생제는 최소 14일 이상을 투여해야 하며, 감염성 심내막염 발생 확인을 위하여 심초음파 등의 검사를 시행해야 한다.

사례

케모포트 제거 이후 2일 경과된 시점에서 목의 발적, 열감, 통증 등은 호전되었다. 심초음파상 감염성 심내막염 등의 이상 소견은 발견되지 않았다.

전문간호사의 역할

전문간호사는 중심정맥관(케모포트) 관련 감염증상을 사정하고 근거에 기반한 임상 추론을 통하여 카테터 제거 필요성과 항생제 치료를 권고하는 등 임상 실무 전문가로서의 역할을 수행하였다. 또한 불안감을 호소하는 환자에게 정서적 지지를 시행하고 교육자, 상담가로서의 역할 및 의료진의 자문/협동 등의 역할을 수행하였다.

요약

환자는 케모포트가 삽입된 목 쪽의 발적, 열감, 통증으로 인해 내원하였으며 중심정맥관(케모포트) 관련 감염 의심 소견으로 입원하여 혈액배양검사를 진행하였다. 혈액배양검사상에서는 이상 소견이 없었지만 지속해서 목 부근 열감, 통증으로 인해 터널 감염이 의심되어 외과 협진 후 케모포트를 제거하였고 제거 당시 카테터 팁 배양검사에서 *Staphylococcus aureus*가 배양되어 항생제 치료를 받았으며 2주간의 항생제 치료 및 심내막염 감별을 위한 심초음파 등이 이루어졌고 추가 항암보조요법은 말초혈관으로 진행하였다.

사례로부터 배울 점

- 중심정맥관 관련 혈류감염은 발열이나 오한 또는 저혈압 중 적어도 1개 이상의 증상과 혈액 배양검사에서 1가지 이상의 균주의 유의한 성장이 관찰된 경우 진단할 수 있다. 혈류 감염 위험 인자로 피부 상재균, 중심정맥관 연결 부위의 오염, 수액의 오염, 삽입 전 기구의 오염, 다른 부위 감염에서 균혈증이 발생한 뒤 혈류를 타고 와서 집락화되어 발생할 수 있다.
- 중심정맥관 관련 혈류감염을 예방하기 위해 손위생, 삽입 시 최대 멸균 보호장구 및 멸균 대공포 사용, 클로르헥시딘 피부소독, 적절한 부위와 종류의 중심정맥관을 선택하고 매일 중심정맥관 유지의 필요성에 대해 검토하는 것이 중요하다.
- 중심정맥관 중에서도 암환자들이 주로 사용하는 케모포트는 항암제, 혈액제제, 항균제, 정맥영양제 등을 포함한 다양한 약물의 정맥 주입 및 혈액검사에 사용되고 있다. 케모포트 관리는 반드시 무균술 계획하에 처치해야 하며 중심정맥관 관련 감염이 의심될 경우에는 카테터 제거를 고려하고 적절한 항생제를 투여하도록 해야 한다.

참고문헌

- 서울아산병원 내과학교실. 서울아산병원 내과 매뉴얼. 제5판. 군자출판사; 2020.
- 박기호. 중심정맥관 관련 감염의 진단과 치료. 대한내과학회지. 2014;86(3):282-94.
- Sousa B, Furlanetto J, Hutka M, et al. Central venous access in oncology: ESMO Clinical Practice Guidelines. Ann Oncol. 2015;26Suppl5:v152-68.
- Vinchurkar KM, Maste P, Togale MD, et al. Chemoport-associated Complications and Its Management. Indian J Surg Oncol. 2020;11(3):394-7.

23

항암제 일혈

학습 목표

환자의 주 호소를 토대로 적절한 병력 청취와 신체검진, 감별진단을 위한 검사를 알고, 대상자의 특성에 맞춘 간호계획을 세울 수 있다. 구체적인 목표는 다음과 같다.

❶ 환자가 호소하는 증상 정보를 얻고 해석할 수 있다.
❷ 일혈, 정맥 자극, 발적 반응의 증상과 징후를 구별할 수 있다.
❸ 항암제 일혈로 인한 증상 사정을 적절하게 수행할 수 있다.
❹ 흉부 X-ray검사를 통해 후버바늘의 적절한 위치를 확인할 수 있다.
❺ 근거에 기반해서 항암제 일혈에 대한 임상적 판단을 할 수 있다.
❻ 일혈 관련 간호중재와 예방법을 포함한 간호계획을 세울 수 있다.

사례

64세 여성 환자가 췌장암 4기 진단을 받고 항암화학요법 치료 중이다. FOLFIRINOX [이리노테칸(irinotecan), 옥살리플라틴(oxaliplatin), 류코보린(leucovorin), 플루오로우라실(fluorouracil)] 2차 치료를 위해 입원하였고, 4월 5일에 항암제 투여를 위한 케모포트 삽입술을 시행하였다. 케모포트 삽입술 후 케모포트를 당일 사용하기로 하였다. 오후 3시에 항암제 투여를 시작하였고, 약 3시간 후 케모포트 삽입 부위 통증을 호소하였다. 당시 케모포트 주위(가슴 오른쪽)로 약 20x20 cm가량 부종, 발적이 있었으며(그림 1), 항암제 투여를 중단하고, 담당 간호사가 후버바늘을 통해 약물을 흡인했다고 한다. 다음 날 아침 흉부 X-ray 검사를 시행하였고, 종양전문간호사에게 의뢰되었다.

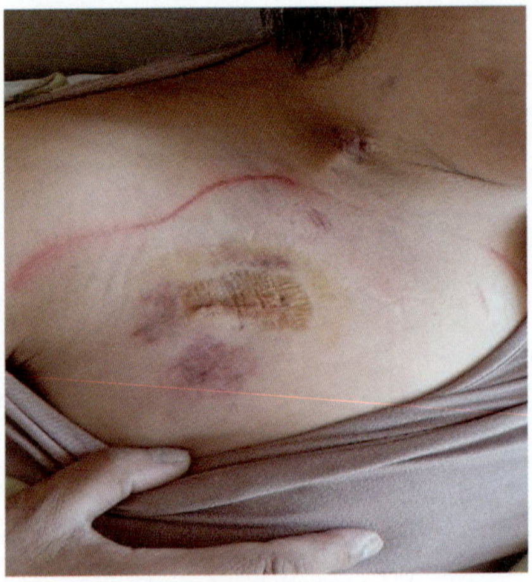

그림 1. 다음날 케모포트 주위 피부 상태 사진

질문 1　대상자에게 있어 가장 중요한 문제는 무엇인가?

케모포트 주위 통증, 부종

환자가 호소하는 가장 큰 불편감은 욱신거리는 양상의 통증과 부종이었다. 케모포트를 중심으로 전체적으로 부어 있고, 특히 케모포트 삽입 부위 주변과 아랫 부분에 멍이 관찰되며 만지면 단단하게 느껴지고 통증이 증가하였다. 처음 발견 당시 부종 부위에 범위를 표시하였고 전문간호사 방문 당시에는 전일에 비해 부종이 감소된 양상이었다. 발적이나 수포 등은 관찰되지 않았으며 약간의 열감이 있었다.

질문 2 대상자의 문제를 해결하기 위해 어떤 정보가 필요한가?

1. 케모포트와 관련된 정보

1) 케모포트 삽입 시간 및 카테터 팁(tip) 위치 확인, 합병증 여부

케모포트 삽입 후 팁(tip) 위치 및 지연성 기흉 등의 합병증 여부를 확인하기 위함이며, 오전 9시 30분에 케모포트 삽입하고, 4시간 뒤 흉부 X-ray 찍은 후 주치의 확인하에 사용을 시작한 것으로 파악하였다.

2) 케모포트의 개방성 및 일혈된 항암제 흡인양 & 양상

후버바늘이 정확한 위치에 삽입이 되어있는지 확인하기 위해 혈액 역류를 확인하였으나, 혈액 역류 확인이 되지 않고 항암제가 투명한 색으로 흡인되었다고 한다.

항암제 투여 전 혈액 역류 및 식염수가 잘 주입(full dripping)되는 상태로 항암치료를 시작하였다고 한다. 4월 5일 오후 6시에 케모포트 주위의 심한 통증과 부종이 관찰되어 항암제 투여를 중단하였다. 후버바늘을 통해 50 cc 정도의 잔여 약물이 흡인되었고 이후 더 이상 흡인되지 않았다고 한다. 통증과 부종이 심하여 케모포트 촉진이 불가능한 상태였으며, 후버바늘이 케모포트 바닥에 닿는 느낌을 확인할 수 없었다고 한다.

3) 흉부 X-ray 검사 결과

흉부 X-ray 검사 결과 후버바늘의 위치가 포트의 중심 부위(septum)를 벗어나 밖에 삽입되어 있는 것이 확인되었다(그림 2)..

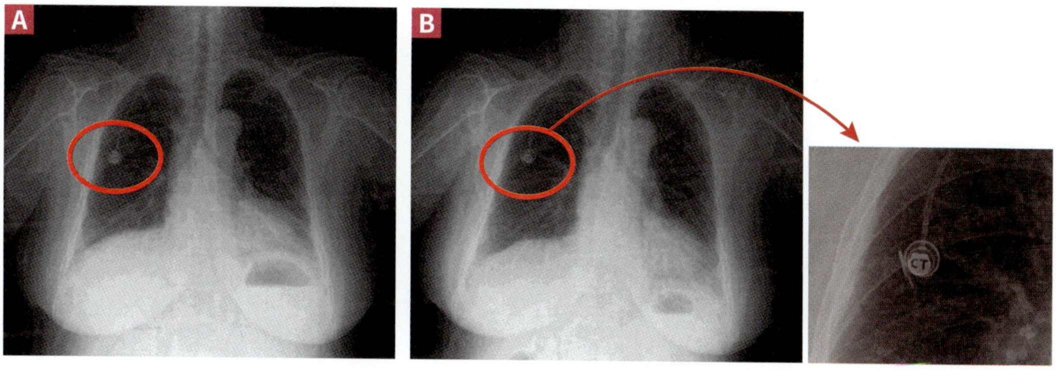

그림 2. 흉부 X-ray. (A) 케모포트 삽입 직후, (B) 삽입 다음날

2. 투여 중이던 항암제 종류 및 주입펌프 사용 여부

일혈 약물의 종류 확인을 통해 중재 방법을 찾기 위함이다. 4월 5일 오후 3시경 개방성 확인 후 이리노테칸을 투여하였으며 4시 30분경 옥살리플라틴과 류코보린을 동시에 투여하였다. 두 가지 약 모두 주입펌프를 사용하여 약물을 주입하였다. 옥살리플라틴과 류코보린 투여 중 오후 6시경 통증과 부종을 호소하였다.

3. 통증 호소 시간과 진통제 복용 횟수

케모포트 삽입 수술로 인한 피부절개 부위 통증과 일혈 의심 증상으로 인한 통증이 혼재되어 있어 원인을 확인해 보기 위함이다. 케모포트 수술 당일 피부절개 부위 통증을 호소하여 속효성 옥시코돈(oxycodone) 5 mg을 2회(오후 1시와 5시)복용하였고, 케모포트 주위 통증을 심하게 호소하며 6시 20분에 옥시코돈 5 mg을 추가하여 복용하였다.

알아보기

일혈, 정맥 자극, 발적반응의 구분 및 일혈 위험 요인

항암제 투여 시 발생할 수 있는 일혈, 정맥자극, 발적반응의 증상에 대해 알고 적절히 대처하는 것이 중요하다(표 1, 2).

표 1. 일혈, 정맥 자극, 발적반응관련 증상과 징후

증상과 징후	일혈	정맥 자극	발적반응
통증	• 즉각적: 투여 부위의 타거나 찌르는 느낌, 차가운 감각이 발생함 • 무증상인 경우도 있음 • 지연성: 통증의 강도가 증가함	• 정맥 부위에 따라 통증과 압박감	• 통증 없음, 가려움증 발생
발적	• 즉각적: 투여 부위 발적이 일반적이지만 항상 발생하지는 않음 • 심부조직 일혈 발생 시 확인하기 어려움 • 지연성: 일반적으로 발적이 악화됨	• 정맥이 붉어지거나 어두워짐	• 즉각적: 정맥을 따라 줄무늬 반점이 발생하나 수 분 내 사라짐. • 정맥을 따라 두드러기가 나타남
부종	• 즉각적: 조직 깊은 곳(포트)보다 표면에 일혈 발생 시 부종이 쉽게 관찰됨 • 지연성: 시간이 지나면서 악화됨	• 없음	• 없음
혈액역류	• 보통 없음	• 있음. 만약 혈액 역류가 없다면 자극제(irritant)의 침윤이 의심됨	• 있음
궤양	• 즉각적 :피부통합성 정상 지연성: 일혈 시 치료하지 않으면 1-2주 내 수포와 부육조직이 진행되고 조직괴사가 발생함. 필요시 외과적 제거술과 피부이식 등이 필요할 수 있음	• 없음	• 없음

표 2. 중심정맥관 삽입 환자의 일혈 위험 요인

중심정맥관 삽입환자의 일혈 위험 요인
• 손상된 카테터 삽입 또는 삽입 중 카테터 파손 • 카테터 팁의 혈관 외 위치 • 케모포트에 후버바늘의 불완전한 삽입 • 불충분한 길이의 후버바늘 삽입 • 후버바늘의 불안정한 고정상태 • 카테터 팁의 섬유소 응집(fibrin sheath) 또는 혈전 존재 시 • 카테터 이탈 • 쇄골하 카테터의 장기간 사용 시(pinch off syndrome: 쇄골과 첫 번째 늑골 사이에 카테터가 위치하여 압박을 받음으로써 카테터가 부러질 위험이 커짐)

사례

환자 방문 당시 케모포트의 거즈 드레싱은 모두 젖어 있었고, 후버바늘은 $\frac{2}{3}$ 이상 빠져나와 있었다. 케모포트 주위 부종은 전날에 비해 감소한 상태라고 하나 오른쪽 가슴에서 유방 아래까지 전체적으로 부어 보이며, 내의가 젖어 있었다. 후버바늘 통해 흡인되는 것은 없었으나 바늘을 제거한 부위에서 약물이 누출되었다. 케모포트 주위를 지그시 누르니 4X8 거즈가 모두 젖었다. 환자의 통증은 전날 통증 수치평가척도(numerical rating scale, NRS) 10점에서 7점으로 감소하였다.

질문 3 대상자의 예상되는 진단명은 무엇인가?

케모포트 주위의 항암제(옥살리플라틴) 일혈

알아보기

부가적인 일혈 증상,징후 및 일혈의 결과

일혈을 의심 할 수 있는 부가적인 증상과 징후를 알고, 적절히 대처함으로써 수포, 박피, 조직 괴사 등을 예방할 수 있다(표 3).

표 3. 부가적인 일혈 증상과 징후 및 결과

일혈의 증상과 징후	일혈의 결과
• 수액 주입 속도 감소 및 정지 • 주입 시 저항감 있음 • 정맥주사 부위나 포트 부위 약물이 누출됨	• 수포(3-5일 이내 발생) • 박피와 부육조직 형성(2주 이내 발생) • 적절한 치료적 중재가 이루어지지 않는 경우 조직 괴사 발생 가능(2-3주 후에 발생)

질문 4 어떤 우선 순위로 문제를 해결하겠는가?

1. 일혈 관리
2. 통증 조절
3. 환자 지지 및 교육과 상담
4. 간호사 교육

질문 5 어떤 절차와 방법에 따라 문제를 해결하겠는가?

1. 일혈 관리

거의 빠져 있는 후버바늘을 제거하니 약물이 누출되어 4×8 거즈가 다 젖었다. 거즈를 두껍게 교환해 주고, 온찜질을 2일간 하루 4회 15분씩 적용하도록 하고, 덱사메타손 8 mg 하루 2번 14일간 복용을 권고하였다. 그리고 피부과와 외과에 협진을 의뢰하도록 하였다.

알아보기

옥살리플라틴 일혈

옥살리플라틴은 백금계(platinum) 항암제이다. DNA 합성을 억제하여 세포주기 정지와 세포 자멸사를 일으킴으로써 항암작용을 한다. 옥살리플라틴은 자극제로 분류되나 수포제로 작용할 수도 있는 약제이다(표 4).

표 4. 옥살리플라틴 일혈 관리 가이드라인

일혈 관리
• 국소 부위 통증과 염증 감소를 위해 온찜질 • 온찜질 15-20분간, 첫 24-48시간 동안 하루 4회 시행 • 말초투여 시 일혈 부위 거상 • 고용량 덱사메타손(8 mg, 하루 2회)을 14일간 복용 시 옥살리플라틴 침윤을 감소시켜주었다는 보고가 있음 • 통증, 수포, 부육조직 등을 주기적으로 사정 • 열, 오한, 수포, 부육조직, 통증 악화, 부종, 경결 등을 관찰하도록 환자 교육

2. 통증 조절

상담 당시 케모포트 주변 통증은 NRS 7점이고 욱신거리는 양상이였으며 전날보다는 감소한 양상이다. 일혈 부위 전체가 단단하게 만져지며, 통증을 호소하여 진통제를 투여하였다.

3. 환자 지지 및 교육과 상담

외과 협진 후 길이가 긴 2.5 cm 후버바늘을 이용하여 헤파린 주입을 시행하였고, 케모포트는 제거하지 않기로 하였다. 케모포트 제거 시 피부 상태를 미루어 보아 봉합한 뒤에 상처가 아물기 어려울 것으로 판단한 것이다. 케모포트는 당분간 제거하지 않아도 됨을 설명하고, 피부 착색 및 경결이 장기간 지속될 수 있음을 설명하였다. 1-2주 후 발진, 수포, 피부손상 등의 증상이 나타날 수도 있으므로 퇴원 후에도 피부의 변화를 지속적으로 관찰하도록 하였다.

환자는 케모포트 주위가 부어 있는 상태에서 후버바늘을 꽂는 것에 대해 불안해하였다. 추후 부종 및 통증 감소 후 케모포트를 사용할 것임을 설명하였다. 평상시 수액 투여 중에도 부주의하게 몸만 움직이고 폴대와 수액은 신경 쓰지 않아 수액 줄이 당겨지는 일이 빈번하게 있던 환자로, 추후 케모포트 통해 약물 주입 시 수액 줄이 당겨지지 않도록 교육하였다. 부주의로 인해 수액 줄이 당겨지면 바늘의 위치가 달라지고, 약물이 피부에 누출될 수 있음을 설명하고, 약물 투여 시 케모포트 주위의 불편감은 참지 말고 바로 알리도록 하였다.

4. 간호사 교육

중심정맥관을 가지고 있는 경우 매 근무조마다 중심정맥관의 부종, 발적, 통증 등의 양상을 사정해야 하며, 사용 시 개방성을 확인해야 한다. 케모포트의 경우 환자의 움직임에 의해 후버바늘의 위치가 달라질 수 있음을 인지하고, 케모포트 관련하여 불편감 호소 시 즉각적으로 증상을 사정하고 대처해야 한다. 간호사는 일혈 시 관리방법에 대해 알고 적절한 간호중재를 수행해야 한다. 일혈 간호중재가 적절하게 이루어지지 못할 경우 환자의 치료 경과에 부정적 영향을 미칠 수 있음을 인지하고 있어야 한다. 중심정맥관 관리와 일혈 간호 중재 및 관리의 중요성에 대해 교육을 시행하였고, 이 환자의 경우 입원 기간 동안 일혈 부위 증상의 변화양상을 관찰, 기록하도록 하며, 수포, 발적 등의 증상 악화 시 보고하도록 하였다.

질문 6 대상자에게 필요한 F/U 계획은 무엇인가?

1. 관련 증상 확인 및 추후관리

1) 일혈 부위 증상 관찰 및 퇴원 시 외래 진료 예약

입원 기간 동안 매일 환자의 증상을 관찰하고 퇴원 후 전화 상담을 시행하기로 하였다. 항암제 투여 후 약 1주일 후 골수기능 저하로 인하여 일혈 증상이 악화될 염려가 있으므로, 퇴원 3-7일 후 피부과, 감염내과 등의 진료가 필요하다. 염증으로 진행 시 증상 정도에 따라 항생제, 소염진통제, 스테로이드 연고 등의 보존적 치료가 도움이 될 수 있다.

2) 케모포트 사용 여부 확인

외과 협진 시 포트 기능 확인 후 헤파린이 주입된 상태로, 이번 항암제 투여 주기에는 항암제를 말초로 주입하기로 하였다. 다음 주기 치료 시 일혈 부위 부종, 발적, 통증 정도에 따라 재사용을 고려해 볼 수 있다.

2. 통증조절 양상 확인

필요 시 투여되는 속효성 진통제(옥시코돈 5 mg) 복용 횟수를 파악하여 진통제 용량 조절이 필요하다.

3. 불안감, 신체상 손상 등과 관련한 상담

갑작스러운 일혈로 인해 케모포트를 사용하지 못하게 된 것과 일혈로 인해 항암치료의 효과가 떨어지는 것에 대한 불안감이 생길 수 있다. 또한 일혈 부위의 피부 문제로 인해 신체상 손상 등이 나타날 수 있으므로 환자와의 주기적인 증상 상담이 필요하다. 입원 시마다 관련 증상에 대해 사정하고, 필요시 정신건강의학과 협진을 의뢰해야 한다.

사례

일혈 발생 2개월 후 추적관찰시 케모포트 주변에 피부착색, 경결(10x10 cm)이 있으나 수포, 피부괴사 등의 증상은 없었다. 통증 조절을 위해 세타마돌(cetamadol)을 하루 3회 1정씩 복용 중이며 NRS 2-3점으로 감소하였다.

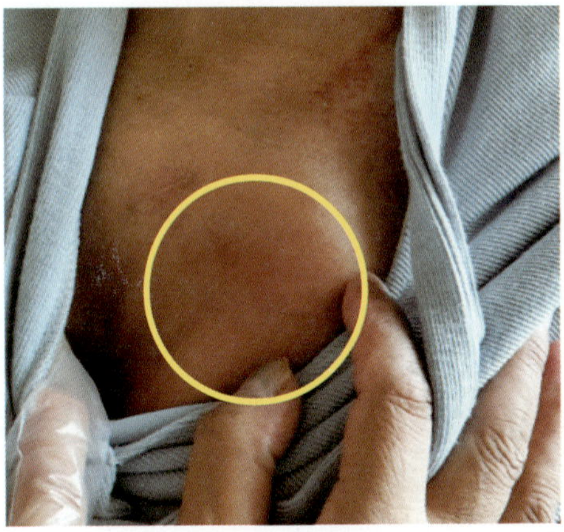

그림 3. 일혈 발생 2개월 후

전문간호사의 역할

일반적으로 항암제의 일혈은 응급 상황이다. 일혈이 의심되면 환자, 간호사, 종양전문의, 종양전문간호사와 함께 협력적 접근을 통하여 체계적으로 사정하고 관리해야 한다. 일혈 발생 시 가장 먼저 항암제 투여를 중단하고 남아있는 약물을 흡인하며, 필요시 해독제를 투여해야 한다. 증상을 완화시켜줄 수 있는 약제 투여 및 온찜질 또는 냉찜질 등의 중재가 필요하다. 시급한 문제인 항암제 일혈과 관련된 중재를 수행하고, 환자의 주된 불편감인 통증을 조절할 필요가 있으며, 불안한 환자를 위해 환자 지지 및 교육과 상담이 필요하다. 종양전문간호사는 최신 근거에 기반하여 관련 증상을 사정하고 임상 추론을 수행하며, 관련 중재를 수행함에 있어 임상 실무 전문간호사의 역할, 간호사 및 환자 교육 및 상담, 자문 등의 역할을 수행하였다.

요약

환자는 항암치료를 위해 케모포트를 삽입하고 항암제 투여를 시작하였으며, 케모포트 주위 통증을 호소하였다. 케모포트가 삽입된 부위 주변으로 20×20 cm가량 부종이 관찰되었다. 당시 옥살리플라틴, 류코보린 항암제를 투여 중이었다. 담당간호사는 항암제 투여를 중단하고 후버바늘을 통해 약물을 약 50 cc가량 흡인했으며, 중단되었던 항암제들은 말초혈관을 통해 투여하였다. 다음날 종양 전문간호사에게 의뢰되었고, 일혈 부위 확인 시 후버바늘은 $\frac{2}{3}$ 가량 빠져 있는 상태였으며, 흡인되는 것은 없었으나 바늘을 제거한 부위에서 약물이 누출되었다. 옥살리플라틴은 자극제이나 때로는 수포제로 작용할 수 있는 약제로 일혈이 의심되는 상황에서는 합병증을 최소화 하기 위해 적극적인 처치가 요구된다. 온찜질 15분씩 하루 4회 2일간 시행하고, 항암제의 다량 누출이 의심되어 덱사메타손 복용을 권고하였고 피부과, 외과 협진을 권고하였다. 추후 지속적인 관리와 환자 교육이 필요하다.

사례로부터 배울 점

- 중심정맥관을 통한 일혈은 드물다. 말초 혈관의 일혈 발생률은 0.1-6%, 중심정맥관을 통한 일혈 발생률은 0.26-4.7%이다. 중심정맥관을 통한 일혈 시 약물은 가슴, 목 등의 피하에 누출될 수 있다. 가장 많이 호소하는 증상은 통증이다. 독소루비신(doxorubicin)의 일혈 시 덱스라족산(dexrazoxane) 등을 해독제로 투여할 수 있지만, 옥살리플라틴의 경우 해독제는 없으며, 남아있는 약물 배액을 위한 수술 등의 외과적 치료보다는 항생제, 스테로이드, 진통제 또는 기타 증상을 조절하는 보존적 치료 등을 선호한다. 고용량 덱사메타손(8 mg, 하루 2회)을 14일간 복용 시 옥살리플라틴 침윤을 감소시켜주었다는 연구결과가 있다.
- 일혈과 관련된 흔한 증상은 저리고 아리는 증상, 통증, 부종, 발적 등이며, 후기 증상으로는 수포, 궤양, 괴사 등이 나타날 수 있다. 일혈이 의심되는 증상은 혈액 역류가 안되거나, 주사 투여 시 저항감이 느껴지거나, 투여 중이던 수액의 투여 속도가 느려지는 등 수액 속도에 변화가 생기는 것이다.
- 일혈이 의심되는 경우 투여 중이던 약제를 즉시 중단해야 한다. 약물을 흡인해 내고, 폐쇄 드레싱을 시행하며, 옥살리플라틴의 경우 온요법을 적용함으로써 혈관을 확장시켜 약물의 제거를 용이하게 하며, 냉요법 적용 시 나타날 수 있는 말초신경병증을 피하도록 도와준다.

- 중심정맥관을 통한 일혈의 가장 흔한 원인은 케모포트에 후버바늘을 부정확하게 삽입하는 것이다. 따라서 중심정맥관을 통해 항암제 투여 시에는 개방성을 확인하고, 정기적으로 중심정맥관 삽입 부위를 관찰하고, 환자로 하여금 수액 줄이 당겨지지 않도록 하고, 불편 사항을 알리도록 교육해야 한다. 특히 케모포트 삽입 당일은 부종, 통증이 나타날 수 있으므로 가능한 다음날 사용하는 것을 권고한다.

참고문헌

- 남민선, 박선영, 박지은, 외. 항암화학요법과 생물학적 요법. 포널스 출판사; 2015.
- 병원간호사회. 근거기반 임상실무지침-중심정맥 주입요법. 2022.
- Azaïs H, Bresson L, Bassil A, et al. Chemotherapy drug extravasation in totally implantable venous access port systems: how effective is early surgical lavage?. J Vasc Access. 2015;16(1):31–7.
- Boesen C, Nielsen SE. Reversibel svær vævsskade efter paravasal infusion af oxaliplatin [Reversible tissue damage after paravasal infusion of oxaliplatin]. Ugeskr Laeger. 2015;177(4):V07140390.
- Jakel P, Schulmeister L. Chemotherapy and Immunotherapy Guidelines and Recommendations for Practice. ONS. 2019.
- Markman M. Toxicities of the platinum antineoplastic agents. Expert Opin Drug Saf. 2003;2(6):597–607.
- Pericay C, López A, Soler JR, Bonfill T, Dotor E, Saigí E. Extravasation of oxaliplatin: an infrequent and irritant toxicity. Clin Transl Oncol. 2009;11(2):114–6.

Index

한글

ㅇ

ㅈ

ㅊ

영어

A B

C

D

E

F

G

H

I

L M

N O

P

R

S

T

V W